がん治療における
アピアランスケア
ガイドライン 2021年版

 日本がんサポーティブケア学会 編

金原出版株式会社

2021 Clinical Guideline
for Appearance Care in Cancer Treatment

edited by

Japanese Association of Supportive Care in Cancer

序

　このたび，日本がんサポーティブケア学会（JASCC）は，「がん治療におけるアピアランスケアガイドライン 2021 年版」を発刊することとなった。本ガイドラインは，がん患者の外見支援に関するガイドラインの構築に向けた研究班（班長：野澤桂子先生）によって上梓された，「がん患者に対するアピアランスケアの手引き 2016 年版」の改訂版である。初版発刊時の改訂規定により JASCC が改訂を引き継がせていただくこととなった。

　脱毛や皮膚障害，瘢痕など，がん治療に伴う外見の変化は，患者の苦痛の上位にあるにもかかわらず，長い間，命と引き換えにやむを得ないものと考えられていた。しかし，患者の生存期間が延長し，働く患者が顕著に増加した現代，外見の問題にかかわるアピアランスケアは，がん治療の継続や推進のためにも，医療者による支持療法の一つといえよう。実際に，この 5 年間で，社会における外見の問題に対する姿勢は大きく変化した。「尊厳を持って安心して暮らせる社会の構築」をうたった 2018 年の第 3 期がん対策推進基本計画に初めて「アピアランス」の課題が取り上げられ，患者の QOL 向上のために医療者が外見の問題を適切に支援することが求められるようになったことは，顕著な変化である。

　しかし，支持療法全般にいえることではあるが，新しい領域ゆえに，EBM の流れからは程遠い現状もある。それでも，ガイドラインを作成することは，新たな知見が生まれる契機となり，アピアランスケアの活性化が期待される。

　本ガイドラインが，治療による外見変化に悩む患者のケアにかかわる多くの医療関係者の方々に活用され，患者と医療関係者が同じ土俵に立つ対話のきっかけとなることを望む。医療者が行う診療や患者指導，情報提供において，患者とともにより良いアピアランスケアの方法を選択するための一助になれば幸いである。

　がん治療に伴う外見の変化は，その症状も治療やケア方法も多種多様であるがゆえに，医学のみならず，看護学，薬学，香粧品学，心理学というまったく異なる専門領域からの検討が必要となる。それゆえ本ガイドラインの作成は，分野を越えた諸学会や団体の理解と協力がなければ実現することができなかった。アピアランスケアガイドライン作成委員会に委員の推薦をいただいた日本皮膚科学会，日本臨床腫瘍学会，日本放射線腫瘍学会，日本がん看護学会，日本臨床腫瘍薬学会，日本香粧品学会，日本心理学会，全国がん患者団体連合会に御礼を申し上げる。また，ガイドラインの作成方法に関しては，日本医療機能評価機構 Minds の森實敏夫先生をはじめ，同機構 EBM 医療情報部，日本医学図書館協会のみなさまの支援をいただいた。そして，完成まで惜しみなくご尽力くださった作成委員会の委員長である野澤桂子先生をはじめとする委員・協力委員の方々，外部評価委員の会員諸氏，パブリックコメント募集に有益な示唆をくださった先生方，金原出版，すべてのみなさまに，心より感謝を申し上げる。

2021 年 10 月

日本がんサポーティブケア学会

理事長　佐伯　俊昭

ガイドライン委員長　内富　庸介

日本がんサポーティブケア学会 アピアランスケアワーキンググループ
「がん治療におけるアピアランスケアガイドライン 2021 年版」作成委員一覧

【ガイドライン作成委員会】（◎領域グループリーダー, ○サブリーダー）

●委員長
野澤　桂子　　目白大学看護学部 看護学科
　　　　　　　国立がん研究センター中央病院 アピアランス支援センター

●化学療法
◎清水千佳子　国立国際医療研究センター病院 がん総合診療センター/乳腺・腫瘍内科
○下井　辰徳　国立がん研究センター中央病院 腫瘍内科
　宇田川涼子　国立がん研究センター中央病院 薬剤部
　齊藤　典充　なごみ皮ふ科
　齋藤　昌孝　慶應義塾大学医学部 皮膚科
　齊藤　光江　順天堂大学医学部 乳腺腫瘍学講座
　玉井　奈緒　東京大学大学院医学系研究科 社会連携講座イメージング看護学
　渡辺　隆紀　国立病院機構仙台医療センター 乳腺外科

●分子標的療法
◎清原　祥夫　静岡県立静岡がんセンター 支持療法センター/皮膚科
○吉川　周佐　静岡県立静岡がんセンター 皮膚科
　久保　晶子　国立がん研究センター中央病院 薬剤部
　中井　康雄　三重大学医学部附属病院 皮膚科
　西野　和美　大阪国際がんセンター 呼吸器内科
　山﨑　直也　国立がん研究センター中央病院 皮膚腫瘍科
　柳　　朝子　国立がん研究センター中央病院 看護部

●放射線療法
◎角　美奈子　東京都健康長寿医療センター 放射線治療科
○齋藤アンネ優子　順天堂大学医学部附属浦安病院 放射線科
　荒平　聡子　関東労災病院 放射線治療科
　飯野　京子　国立看護大学校 成人看護学
　関口　建次　苑田会放射線クリニック
　全田　貞幹　国立がん研究センター東病院 放射線治療科

●日常整容
◎髙田　定樹　大阪樟蔭女子大学学芸学部 化粧ファッション学科
○藤間　勝子　国立がん研究センター中央病院 アピアランス支援センター
　阿部　恭子　東京医療保健大学千葉看護学部
　伊藤　隆司　花王株式会社 ヘアケア研究所
　今西　宣晶　慶應義塾大学医学部 解剖学教室
　酒井　瞳　　昭和大学先端がん治療研究所
　佐藤　隆　　東京薬科大学薬学部 生化学教室
　塩澤　綾　　神奈川県立がんセンター 看護局

高山かおる　　済生会川口総合病院　皮膚科
南野　美紀　　武庫川女子大学薬学部　健康生命薬科学科
春木ひかる　　東京大学医学部附属病院　看護部
真覚　　健　　宮城大学看護学群
松本　　学　　共愛学園前橋国際大学国際社会学部
山崎多賀子　　美容ジャーナリスト
●患者代表
多和田奈津子　若年がん患者会ローズマリー/ 社) グループ・ネクサス・ジャパン
古谷　　浩　　精巣腫瘍患者友の会
山口　典子　　CSR プロジェクト

【作成協力委員】
奥村　真之　　名古屋大学医学部附属病院　放射線科
尾関　理恵　　順天堂大学医学部　乳腺腫瘍学講座
河合冨士美　　聖路加国際大学学術情報センター/日本医学図書館協会
岸　　悟史　　アサヌマコーポレーション株式会社　化粧品研究所
筒井　啓太　　国立がん研究センター中央病院　皮膚腫瘍科
富田　知子　　山野美容芸術短期大学　美容総合学科
原田　輝一　　寺元記念病院　形成外科

【外部評価委員】
遠藤　源樹　　順天堂大学医学部　公衆衛生学講座
沖田　憲司　　札幌医科大学　消化器・総合，乳腺・内分泌外科学講座
奥山　　徹　　名古屋市立大学医学部附属西部医療センター　精神科・緩和ケアセンター
高山　智子　　国立がん研究センターがん対策研究所

【作成委員推薦協力学会および団体】
日本皮膚科学会，日本臨床腫瘍学会，日本放射線腫瘍学会，日本がん看護学会，
日本臨床腫瘍薬学会，日本香粧品学会，日本心理学会，全国がん患者団体連合会

【協力団体】
日本医療機能評価機構（Minds），日本医学図書館協会

（委員名は五十音順）

目　次

本ガイドラインについて

Ⅰ．治療編

Ⅱ．日常整容編

Ⅲ．参考資料

項目一覧

本ガイドラインについて

1. 本ガイドラインの目的

　がん治療におけるアピアランスケアガイドライン 2021 年版（以下，本ガイドライン）は，国立がん研究センターがん研究開発費「がん患者の外見支援に関するガイドラインの構築に向けた研究」班が作成した「がん患者に対するアピアランスケアの手引き 2016 年版」（以下，手引き）の改訂版として作成された。その目的は，手引きと同様，①がん治療に伴い外見に生じる症状に関する治療行為，患者指導および情報提供に際して，医療者がより良いアピアランスケアの方法を選択するための基準を示すこと，②現在までに集積しているエビデンスを記すことによって，アピアランスケア研究の現状と課題を明らかにすることである。

　長い間，外見に現れる副作用は，医療のなかでは直接生命に関わらないことから軽視され，その作用機序はもちろん，予防法や治療法も科学的に検証されてきたとは言い難い。例えば，脱毛や皮膚症状の程度は，有害事象として定性的にグレード分類（CTCAE）されているが，評価者の主観が影響しやすく，再現性に欠ける指標であり，それを用いた医学・看護学の研究自体も少ない。また，外見変化に関して提供される情報やケアは，治療法としての薬剤の処方に始まり，スキンケア，ときには化粧などを含む広範囲の行為が対象である（図 1）。そのため，医学・看護学，香粧品学などが積極的に関わる必要があるが，その学際性ゆえに，十分に検討されてこなかった。その結果，研究も僅少であり，医療者のコントロールの及び難い外見に関する多くの情報は，有効性や安全性に関する科学的根拠が乏しいまま流布されている状況にある。

　しかし，近年，がん患者を取り巻く環境は大きく変化した。患者の生存期間が延長し，通院治療環境の整備が進み，働く患者が増加した現代のがん医療において，がん治療の継続や推進は，外見の支援なくして語れない時代になっている。実際，「尊厳を持って安心して暮らせる社会の構築」をうたった第 3 期がん対策推進基本計画（2018 年 3 月閣議決定）に，初めて「アピアランス」の課題が取り上げられ，患者の生活の質（quality of life；QOL）向上のために医療者が外見の問題を適切に支援できることが求められるようになったことは，顕著な変化である。これらの状況を踏まえ，患者への情報提供の質を向上させ，今後の多領域の連携推進やさらなる研究の発展を目指して，本ガイドラインが作成された。

　本ガイドラインが，患者と医療者が外見に現れる症状への対処方針を決める材料となれば幸いである。

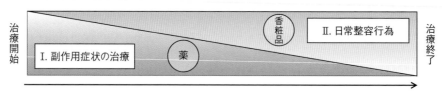

図 1　外見の変化に対する対処法の 2 側面（患者にとっては，常に同時性・連続性を有する）

2. 改訂の経緯および相違点

　本ガイドラインは，手引きの「改訂手続き」の項に「今後，JASCC の協力を得て改訂を行う予定である。」と記載した通り，JASCC 皮膚障害部会（現 Oncodermatology 部会）アピアランスケアワーキンググループ（WG）がガイドライン作成委員会となり，作成した。今回の改訂は，①手引き出版から 5 年が経過し，頭皮冷却法や免疫チェックポイント阻害薬など，重要な臨床課題において新たな研究知見が蓄積され，改訂を行う必要が生じたこと，②第 3 期がん対策推進基本計画に記載されたように，がん医療において外見の問題に対する認知が高まり，医療者にも evidence based medicine（EBM）に基づく適切な情報提供や質の高いケアの実施が求められるようになったことによるものである。

　手引きとの相違点は，①作成主体および委員選任手続き，②作成手続き，③研究資金である。

　①作成主体は，前述したように国立がん研究センターがん研究開発費の研究班から，日本がんサポーティブケア学会のアピアランスケア WG に変更となった。そして，委員の選任手続きの透明性は，手引きでは，原案作成後の 4 学会から推薦された 8 名からなる外部評価委員会により担保したが，ガイドラインでは，最初の作成段階から関連学会推薦の研究者を委員に加えた。すなわち，手引き作成時の委員をベースに，日本皮膚科学会，日本臨床腫瘍学会，日本放射線腫瘍学会，日本がん看護学会，日本臨床腫瘍薬学会，日本香粧品学会，日本心理学会から各 2 名，全国がん患者団体連合会から 3 名の委員の推薦を受け，ガイドライン作成委員会を構成した。そして，全員が日本がんサポーティブケア学会から，皮膚障害部会アピアランスケア WG のメンバーとして任命された。

　②作成手続きは，準拠するガイドライン作成マニュアルの変更によるものである。2014 年に Minds（Medical information network distribution service）が，GRADE アプローチを参考として新しい診療ガイドラインの作成方法「Minds 診療ガイドライン作成の手引き 2014」を示した。しかし，手引き作成当時は，2007 年の同手引きからの移行期であり，研究の少ないアピアランスケアの領域においては 2007 年版に従うほうが適切であるとの専門家の意見もあったため，2007 年版に則って作成した。その後，多くのガイドラインが新しいマニュアルに則ることになったため，本ガイドラインも，着手時の最新版である「Minds 診療ガイドライン作成マニュアル 2017」に従い，厳格な手続きで検討を行った。

　③研究資金は，国立がん研究センター研究開発費から厚生労働科学研究費に変更となった。本ガイドラインの作成は，令和 2 年度厚生労働科学研究費「がん患者に対する質の高いアピアランスケアの実装に資する研究」（20EA1016：研究代表者　野澤桂子）における研究の一部，「アピアランスケアのガイドライン 2021 改訂版作成研究」として行われた。質の高いアピアランスケアの推進には，エビデンスに基づく情報基盤の整備が不可欠だからである。

3. 特徴および注意点

　本ガイドラインの第一の特徴は，医学（皮膚科・腫瘍内科・放射線科・形成外科・乳腺科）のみならず，看護学，薬学，香粧品学，心理学（外見と心理）というまったく異なる専門領域の専門家が，がん患者の外見支援という目的のもとに協働して作成したことであり，学際的で画期的な試みといえる。第二の特徴は，医療者が本来行う副作用症状に対する治療行為や患者指導（治療編）に加えて，本来は患者の自由裁量に基づくべき日常整容行為でありながら，医療者が患者から質問されやすい項目（日常整容編）も臨床課題として採用した点である。

　なお，本ガイドラインは，現在得られるエビデンスを集積・整理・検討し，現時点での患者支援

に有用な情報提供を目的とするものであり，本ガイドラインに記載されていない治療法や患者指導，情報提供が行われることを制限するものではない。

4．対象患者

　がん治療による外見の変化が問題となる患者（化学療法・分子標的療法・放射線療法・手術療法を，これから受ける/現在受けている/過去に受けた患者）を対象とし，痩せや皮膚転移など，がんそのものにより外見の変化が生じた患者を含まない。

5．想定する利用者

　本ガイドラインは，医師，看護師，薬剤師，その他の医療従事者を対象とする。

6．ガイドラインの構成

　本ガイドラインは，各領域の基本事項やトピックからなる「総論」のほか，重要臨床課題に対する「BQ」「CQ」「FQ」から構成される。前回の手引きに比べ，新たに「BQ」「FQ」の項目が加わったこと，「CQ」の作成手続きが厳格になったことが大きく異なる点である。

BQ（background question：バックグランドクエスチョン）：すでに標準治療として位置付けられるなど，その知識や技術が広く臨床現場に浸透し，十分なコンセンサスを得ていると考えられる内容についても，重要な臨床課題については概説した。また，本来 CQ で扱うべき内容であるが，古いデータしかなく，今後も新たなエビデンスが出てくることはないと予想される内容も BQ に含めた。

CQ（clinical question：クリニカルクエスチョン）：判断に迷う重要臨床課題を取り上げ，システマティックレビューや推奨決定会議の投票などの厳格な作成手続きを経て，推奨を決定し，その内容について概説した。

FQ（future research question：フューチャーリサーチクエスチョン）：CQ として取り上げるにはデータが不足しているが，今後の課題や将来の研究対象と考えられる事項について現状を概説した。

7．作成手続き

　基本的な作業の流れは，①項目作成，②スコープ作成，③システマティックレビュー，④推奨作成，⑤JASCC ガイドライン委員会による評価（外部評価），⑥パブリックコメントの募集により行われた。ただし，BQ と FQ に関しては，ステートメントを委員会内のディスカッションやピアレビュー（領域グループ内査読およびグループ間交換査読を実施）に基づいて決定し，②〜④の手続きは行っていない。作成準備段階から，セミナー受講を含めて Minds の先生方の指導を受けながら，「Minds 診療ガイドライン作成マニュアル 2017」の手続きに則り作成した。

1）当該テーマの現状把握と BQ・CQ・FQ 項目の作成

　本ガイドラインのベースとなる手引き作成に際しては，7つの調査研究を行い，がん患者の外見支援の現状と課題を，医療者・患者・製薬企業・美容専門家・WEB の観点から明確にした。その結果，外見支援に関する情報の全体像と手引きにおいて提示すべき課題が明らかとなり，「化学療法」「分子標的治療」「放射線療法」「日常整容」の4領域（50項目）が決定された。内容は，その当時

行われている皮膚障害の予防や薬剤による対処方法などの医学的処置を検証する「治療編」と，問題となっている副作用症状に対する美容的処置（ex. 化粧品やアートメイク，ネイルケアなど）を中心に，その安全性や有用性を明らかにする「日常整容編」とに大別された。

　本ガイドラインでも，手引き同様 4 領域に分け，第 1 回ガイドライン委員会（2020 年 2 月 11 日）で方向性を共有した後，領域グループごとに手引き 50 項目の重要臨床課題について，BQ・CQ・FQの分類を含めて再検討を行った。その結果，最近の研究や問題状況を反映して，13 項目が削減され，新規 14 項目を含む 51 項目の候補が出された。その後の作成過程において，独立した項目とするには時期尚早と判断された項目は，総論のトピックスに含めるなどして，最終的に 43 項目になった。なお，手引きと異なり，日常整容編には，スキンケアやヘアケア，化粧などの「香粧品」のみならず，ウィッグ・下着・紫外線遮断生地に関する「被服」も追加された。

2）スコープの作成

　51 項目の重要臨床課題のうち，CQ に選定された項目に関しては，その構成要素を PICO（P：Patients，I：Intervention，C：Comparisons，O：Outcome）という形式で抽出した。アウトカムについては，益と害が含まれるように設定し，それぞれに臨床における重要度評価（1～9 点）を行い，最終的な推奨の強さを決定する際に判断基準の一つとした。

3）文献検索

　文献は，特定非営利活動法人日本医学図書館協会診療ガイドライン作成支援事業に対し，項目とそれに関するスコープ，キーワード，代表的な既知論文を提出して検索を依頼するとともに，担当者によるハンドサーチも行い，収集した。文献データベースは，「PubMed（MEDLINE）」「医中誌Web」「CINAHL」「Cochrane Library」を基本に，領域に応じて「J-STAGE」「PsycINFO」等も検索対象とした。検索対象期間は，原則として前回の手引きでの検索期間以降の 2015 年 4 月～2020 年3 月としたが，新設項目に関しては，開始年度を 2000 年 1 月とした。手引き作成時に検索対象とした文献（2000 年 1 月～2015 年 3 月）については，手引きに引用した文献のみならず，すべての検索結果を引き継ぎ，確認することとした。また，本ガイドライン作成中に報告された文献等についても，委員会で必要と認められたものはエビデンスとして追加採用した。

　検索式を用いて抽出された論文については，領域ごとに担当委員 2 名が独立して一次スクリーニング（抄録のみ対象）および二次スクリーニング（本文も対象）を行い，解析対象となるか否かを決定した。また，採用するエビデンスは，PICO フレームワークを基準に，システマティックレビューおよび個々のランダム化比較試験（RCT）を優先することとした。これに対して，アウトカムの情報が十分でないと判断されたエビデンスは基本的に評価対象外とした。ただし，エビデンスが少ない領域のため，単群の前向き試験や観察研究も評価対象とし，領域によっては，症例報告や総説，テキストからも必要に応じて選択した。また，原則として「ヒトが対象のもの」のみを採用したが，日常整容などのエビデンスの極めて少ない領域においては，*in vivo* や *in vitro* の研究も含めた。なお，わが国では保険適用外の治療法についても，科学的根拠があり，ガイドラインとして掲載することが適当と判断したものについては採用した。各項目で引用した文献には，ガイドライン使用者の利便性を考えて PubMed ID と**表 1** の研究分類を付記した。

表 1　本ガイドラインにおける文献の研究分類

	略語	内容
1	SR（メタ）	メタアナリシスを用いたシステマティックレビュー （本来 2 に含まれるべきものだが，読み手の利便性を考え，明示する）
2	SR	一般的なシステマティックレビュー
3	ランダム	ランダム化比較試験
4	非ランダム	非ランダム化比較試験
5	単群試験	単一の介入条件のみを設定し，介入前後を比較することで介入の効果を検証 例：第 II 相試験
6	コホート	分析疫学的研究（コホート研究）
7	ケースコントロール	分析疫学的研究（症例対照研究）
8	横断	分析疫学的研究（横断研究）
9	ケースシリーズ	記述研究（症例報告やケースシリーズ）
10	ガイドライン	診療ガイドライン
11	レビュー	総説的なまとめ
12	記載なし	患者データに基づかない，専門委員会や専門家個人の意見。参考にしたがエビデンスとしては用いないこととした文献

注）この順は，エビデンスレベルを表すものではない。

4）システマティックレビュー

①個々の報告に対する評価（Step 1）

　アウトカムごとにまとめられた文献集合の個々の論文について，研究デザイン（介入研究・観察研究）ごとにバイアスリスク，非直接性を評価し，対象人数を抽出した。効果指標の提示方法が異なる場合は，リスク比，リスク差などに統一し，エビデンス総体として記載した。

②エビデンス総体の評価（Step 2）

　1 つのアウトカムで選択・抽出された複数の論文をまとめて，エビデンス総体を評価した。具体的には，RCT や観察研究などの研究デザインごとにそれぞれの文献集合をまとめ直し，改めてバイアスリスク，非直接性を評価したうえで，非一貫性，不精確性，出版バイアスなども評価し，アウトカム全般に関する全体的なエビデンスの強さを決定した（**表 2**）。その際，Minds のマニュアルに従い，RCT では，エビデンスの強さを「強」から始めて上記マイナス 5 要因があれば段階を下げることとし，逆に，観察研究は「弱」から始めて介入効果の大きさ，用量–反応勾配，可能性のある交絡因子による効果の減弱の 3 要素で優れたものについては，1 段階上昇させる評価を行った。

　なお，手引きの際は RCT か否かなど「研究デザイン」のみに基づいてエビデンスレベルを評価していたのに比較して，本ガイドラインでは，バイアスリスクなどの研究の「質」を丁寧に評価して判断した点が大きく異なっている。

③エビデンスの統合（定量的システマティックレビューと定性的システマティックレビュー）

　各 CQ のアウトカムごとに，定量的システマティックレビューが可能なものは，解析ソフト Review Manager（RevMan 5）を用いてメタアナリシスを行い，評価した。定量的に統合して評価することができないものに関しては，論理性や確実性などを文脈から評価する定性的システマティックレビューのみを行った。

表2　推奨決定のためのアウトカム全般のエビデンスの確実性（強さ）

A（強）	：効果の推定値に強く確信がある
B（中）	：効果の推定値に中程度の確信がある
C（弱）	：効果の推定値に対する確信は限定的である
D（とても弱い）	：効果の推定値がほとんど確信できない

表3　推奨の強さ

1	強い推奨	：行うことを強く推奨する
2	弱い推奨	：行うことを弱く推奨する
3	弱い推奨	：行わないことを弱く推奨する
4	強い推奨	：行わないことを強く推奨する

注）各 CQ の「推奨の強さ」には上記数字のみを記載した。

5）推奨決定

①推奨案の作成

　各領域グループにおいて，複数回の Zoom 会議を開催し，CQ ごとに「推奨」と「推奨の強さ（1～4）」（表3）を決定したうえで推奨文案を推奨決定会議に提出した。推奨決定の際に考慮したのは，「アウトカム全般に対するエビデンスの強さ」「益と害のバランス」「患者の価値観や好み」「コスト（ただし，報告やガイドラインがある場合のみ評価）」の4要素である。

②推奨決定会議の出席者

　推奨決定会議には，各領域グループからの代表1名（サブリーダー）を含め，専門領域ごとに2名の計18名の委員，および委員長が議長として参加し，19名で構成された。専門領域は，腫瘍内科，皮膚科，放射線治療，形成外科，心理学，薬学，看護学，香粧品・美容学，患者代表の9領域である。

③推奨決定の手順

　事前に，本ガイドライン全体の項目概要および各領域グループから提出された CQ 項目案作成資料（推奨文案・エビデンス総体シート・定性的システマティックレビューシート・メタアナリシスシート）を全参加者に郵送した。当日は，各 CQ について，当該項目責任者（不在の場合はサブリーダー）が推奨作成の経緯と文案について説明した。その後，推奨についての議論を行い，推奨決定のための投票に入った。

　投票は，推奨決定方法をあらかじめ次のように定めて実施した。まず，CQ ごとに経済的・学術的 COI を有する者と当該項目作成の責任者は，投票を棄権し，定足数からも除外した。投票による合意形成は，70％に達するまで3回を限度とすることとし，Zoom 会議の投票機能を用いて無記名投票を行った。選択肢は，「行うことを推奨する（強い推奨）・行うことを弱く推奨する（弱い推奨）・行わないことを弱く推奨する（弱い推奨）・行わないことを強く推奨する（強い推奨）・推奨なし・COI や項目責任者のため棄権する」である。

　なお，Minds によると，システマティックレビューチームメンバーと推奨決定会議のメンバーを

分離するように規定されている。この趣旨は，作成者が推奨決定に際して自己に有利な決定に誘導することを回避することである。しかし，本ガイドライン作成メンバーのように，人数に限りがある場合は，システマティックレビューを行った責任者を除外することで，その趣旨を守りながら合理的な作成プロセスを進めることとし，本方法論に関しては事前に Minds と協議を行い，問題ないとの見解を得た。

④推奨決定会議の日時

推奨決定会議は 2021 年 2 月 21 日（日）の午後，長時間，白熱した議論が行われたが，議論が持ち越しになり，同年 3 月 2 日（火）に第 2 回が実施された。第 2 回の欠席者 2 名は，あらかじめ不在者投票を提出した。

6）解説文の作成

推奨決定会議の結果を受け，各領域グループが事前に提出していた CQ の解説文草案を修正した。推奨決定会議には 13 項目の CQ が提出されたが，判断するにはエビデンスが不十分であるとの議論になり，FQ とされたものが 3 項目あった。最終的に 10 項目となった各 CQ の本文は，①CQ，②推奨文（推奨の強さ・エビデンスの強さ・合意率），③背景・目的，④解説，⑤検索キーワード・参考にした二次資料，⑥参考文献の順に記載された。

FQ・BQ も基本的な構成は同様であるが，推奨文ではなく，ステートメントになっている。また，FQ・BQ の解説文草案については，検索文献をベースに執筆担当者が作成後，領域グループ内での交換査読および会議による検討を行ったうえで，領域を越えたグループ間査読（別の 2 領域から 2 名選抜）も実施した。

なお，現場での利便性を考え，治療法別に項目を分類することとした結果，化学療法・分子標的療法において重複する副作用（手足症候群など）の項目が存在することになり，内容に一部重複を生じることになった。

7）JASCC ガイドライン委員会による外部評価

草案修正後，JASCC ガイドライン委員会により，AGREEⅡチェックリストに基づく評価を受けた。JASCC ガイドライン委員会には本ガイドライン作成メンバーは含まれておらず，評価は独立性をもって実施された（評価期間 2021 年 4 月 20 日～5 月 20 日）。その後，本ガイドライン作成委員会において評価内容を精査し，対応策を決定した。すなわち，実施した手続きにもかかわらず未記載と指摘された事項など，軽微な点に関しては追記および再報告を行い，今後の課題となる事項については次期の改訂に反映させることとした。

8）パブリックコメントの募集

JASCC のホームページでパブリックコメントを募集し，協力学会にもその案内を依頼した（募集期間 2021 年 7 月 5～15 日）。パブリックコメントで得られた意見を精査して，必要かつ可能な修正を加えたうえで，アピアランスケアガイドラインの最終案を作成した。

8. 情報の公開

広く利用されるために，本ガイドラインは書籍として出版し，一定期間経過後，Minds ガイドラインライブラリーなどとリンクしながら学会ホームページに公開する予定である。そのうえで，よ

り一層のガイドラインの普及と活用促進を目指して，内外の関連学会における学術集会やセミナーなどで積極的に発表を行うほか，メディア取材にも対応する。2016年の手引き発刊時には，新聞や雑誌 20 紙で広く取り上げられた。また，2022 年度に改訂を予定している医療者向けアピアランスケア e-learning 教育資材に，本ガイドラインの内容を反映させ，エビデンスに基づく適切なアピアランスケアの普及・実装化を図る。なお，普及度調査の実施方法などは今後の課題である。

9. 改訂手続き

本ガイドラインは，日本がんサポーティブケア学会において 5 年を目処に改訂を行う予定である。

10. 資金源

令和 2 年度厚生労働科学研究費「がん患者に対する質の高いアピアランスケアの実装に資する研究」（20EA1016：研究代表者 野澤桂子）の助成を受けて実施した。

11. 利益相反

本ガイドラインの作成にあたり，ガイドライン作成委員および協力委員全員が，COI 自己申告書の基準に基づき，過去 3 年間の経済的利益相反を申告した。関連する者全員において，利益相反規定に抵触するものはないことを確認したが，念のため，一定以上の申告があった者については，各領域グループ内のリーダーやサブリーダーの責務を担わないこととした。また，推奨決定の投票に際しても，CQ ごとに経済的および学術的 COI の有無を確認するとともに，当該項目作成の責任者は投票から除外した。

12. 一般向け概説書

患者や家族，理美容師などの美容ケアに関わる専門家が，広く外見の症状に対する治療法やケア方法についての理解を深めるとともに，エビデンスの現状を知り，いたずらに情報に惑わされないよう本ガイドラインの一般向け概説書の出版を検討中である。

参考文献
1）小島原典子，中山健夫，森實敏夫，他編. Minds 診療ガイドライン作成マニュアル 2017. 公益財団法人日本医療機能評価機構，2017.
　　http://minds4.jcqhc.or.jp/minds/guideline/pdf/manual_all_2017.pdf
2）公益財団法人日本医療機能評価機構 EBM 医療情報部. AGREE Ⅱ 日本語訳. 2016.7.
　　https://minds4.jcqhc.or.jp/minds/guideline/pdf/AGREE2jpn.pdf
3）国立がん研究センター研究開発費　がん患者の外見支援に関するガイドラインの構築に向けた研究班編. がん患者に対するアピアランスケアの手引き 2016 年版. 東京，金原出版，2016.
4）日本乳癌学会編. 乳癌診療ガイドライン 1 治療編　2018 年版. 東京，金原出版，2018.
5）日本乳癌学会編. 乳癌診療ガイドライン 2 疫学・診断編　2018 年版. 東京，金原出版，2018.
6）日本膵臓学会膵癌診療ガイドライン改訂委員会編. 膵癌診療ガイドライン 2019 年版. 東京，金原出版，2019.

I

治療編

化学療法
分子標的療法
放射線療法

化学療法

総 論

1．化学療法（細胞障害性抗がん薬）による外見の変化について

　化学療法による外見変化として脱毛は代表的であるが，そのほかにも多くの外見変化を伴う副作用がある。Nozawa らが外来化学療法中の患者に対して行った調査では，頭髪の脱毛が頻度，苦痛度ともに最も高い副作用であり，女性においては睫毛，眉毛の脱毛，爪の変化も苦痛度の高い外見関連の副作用の上位に挙がった[1]。化学療法による外見変化は生命にかかわるものではないため，見落とされたり，過小評価される可能性がある。また，脱毛以外の外見関連の副作用も，疼痛や機能的な変化によって社会生活を送るうえで患者の生活の質に影響し得るため，留意すべきである。

　本項では，頭髪と睫毛の脱毛のほか，化学療法による爪変化，色素沈着，手足症候群（手掌・足底発赤知覚不全症候群）への対処方法についてのエビデンスを評価した。総論では，代表的な外見変化である脱毛と色素沈着および手足症候群の起きる機序と特徴について記載した。浮腫も比較的苦痛度の高い外見上の変化で，タキサン系抗がん薬の代表的な副作用の一つではあるが，その他の病態でも起こり得るため，CQ とはせず，総論におけるトピックとして扱うこととした。また，薬剤性皮疹に関しても本項では扱わない。

　本項で取り扱う副作用の CTCAE ver 5.0-JCOG* によるグレード評価の定義については，Ⅲ．参考資料3．CTCAE を参照。

*有害事象共通用語規準 v5.0 日本語訳 JCOG 版

1）脱毛について

　化学療法による脱毛は成長期脱毛の一つである。化学療法や放射線療法，その他 colchicine，タリウム，水銀，銅などの重金属，boric acid（ホウ酸），ヒ素などによって成長期毛包細胞の増殖，分化が抑制され，傷害された成長期毛が抜けて1〜3週間の比較的急性に頭部のびまん性脱毛を引き起こす（表1）。残存する毛髪のほとんどは傷害されずに残った休止期毛である[2]。

　化学療法による脱毛は外見上も大きな変化をきたすためその心理的影響は大きい。化学療法による身体的なダメージに加え，心理的なダメージを被ることは患者にとって負担となる。一般的には一過性で化学療法中止とともに症状は改善するが，完全に回復しない場合もある。したがって，脱毛に対する効果的な予防法や治療法，そして日常の頭皮ケアやヘアケアの方法，さらに QOL を改善させる方策など，幅広い対策が確立されることが望まれる。近年，頭皮冷却による脱毛予防の有用

表1　成長期脱毛の原因（文献2より）

- 悪性腫瘍に対する化学療法
- 放射線療法
- Colchicine
- タリウム，水銀，銅などの重金属
- Boric acid（ホウ酸）
- ヒ素
- Loose anagen syndrome（成長期脱毛症候群）　ほか

性に関するエビデンスが蓄積されつつあり，わが国でも頭皮冷却システムが医療機器として承認されたため，CQ として取り上げ，その有効性と安全性を検討することとした。

（1）疫学

　化学療法による脱毛は 65～80％の患者に生じる。脱毛の程度は化学療法の種類，投与量，投与スケジュールによって決定される。化学療法のなかでも，脱毛を生じやすい薬剤と，ときに脱毛を生じる薬剤，脱毛を生じにくい薬剤とに分類される（表 2）[3)4)]。また，主な 4 つの化学療法のグループによって脱毛を生じる頻度は異なる。微小管阻害薬（例：パクリタキセル）では 80％以上の患者に，抗トポイソメラーゼ薬（例：ドキソルビシン）では 60～100％，アルキル化薬（例：シクロホスファミド）では 60％以上，代謝拮抗薬（例：フルオロウラシル）では 10～50％の患者に脱毛を生じると報告されている。また，いくつかの薬剤を組み合わせて治療を行った場合には，脱毛を生じる割合は高くなり，症状も重症化する。また，レジメン別の脱毛の頻度と程度について**表 3** に示す[5)]。Watanabe らの行った乳がん患者に対するアンケート調査では，脱毛の有無に関し回答のあった 1,458 人のうち，99.8％が化学療法により脱毛がみられたと回答している[6)]。

（2）機序

　近年，マウスやラットの動物モデルを用いて化学療法による脱毛の機序を明らかにするための研究が進み，シクロホスファミドやドキソルビシンによる脱毛の機序が解明されつつある。その研究から毛乳頭周囲の毛包細胞に発現した Fas と Fas ligand を介した p53 依存性のアポトーシスが，化学療法による脱毛に重要な役割を果たすことが明らかにされてきている[7)8)]。

（3）特徴

　毛包は活発に増殖する上皮成分で構成され，毛球部では特に活発に細胞が増殖する。化学療法は活発に増殖する細胞に作用するため，成長期毛は傷害を受けやすい。化学療法により傷害を受けた毛髪では毛幹は狭小化し，毛上皮が破壊される。脱毛は化学療法開始 1～3 週間後に生じる。通常頭髪の 90％以上は成長期毛であるため，多くの毛髪が傷害を受け，頭髪のほとんどが脱落する。脱毛はひげや睫毛，眉毛，腋毛，陰毛にも生じる。通常脱毛は一過性であり，化学療法が終了してから 3～6 カ月後には毛髪の再発毛がみられる。ただし，再伸長した毛髪の質や色調が脱毛する前の毛髪

表 2　脱毛を生じる細胞障害性抗がん薬（文献 3，4 より作成）

脱毛を生じやすい薬剤	ときに脱毛を生じる薬剤	脱毛を生じにくい薬剤
アドリアマイシン	Amsacrine	カルボプラチン
シクロホスファミド	ブレオマイシン	カペシタビン
ダウノルビシン	ブスルファン	カルムスチン
ドセタキセル	シタラビン	シスプラチン
ドキソルビシン	フルオロウラシル	フルダラビン
エピルビシン	ゲフィチニブ	メトトレキサート
エトポシド	ゲムシタビン	マイトマイシン C
イダルビシン	Lomustine	ミトキサントロン
イホスファミド	メルファラン	プロカルバジン
イリノテカン	Teniposide	Raltritrexate
パクリタキセル	チオテパ	6-Mercaptopurine
トポテカン	ビンブラスチン	ストレプトゾシン
ビンデシン	ビンクリスチン	
ビノレルビン		

表3　レジメン別脱毛の頻度

がん種	レジメン	全 Grade (%)	Grade 1 (%)	Grade 2 (%)
悪性リンパ腫	R-CHOP（リツキシマブ＋CPA＋ADM＋VCR＋PSL）	97		39
ホジキンリンパ腫	ABVD（ADM＋BLM＋VLB＋DTIC）			24
大腸がん	mFOLFOX6（F＋l-LV＋OX）		17.2	8.2
	FOLFIRI（F＋l-LV＋IRI）		32.7	21.8
	IRIS（IRI＋S-1）＋ベバシズマブ	59.8		
	XELOX（CAP＋OX）	4		
胃がん	S-1＋CDDP	12.8		
	SOX（S-1＋OX）	4.4		
	PTX（weekly）	83		
	トラスツズマブ＋XP	56.1		
	ラムシルマブ＋wPTX	50.8		1.2
	weekly nabPTX	82.6		
食道がん	FP（F＋CDDP）	9		
	DTX	93.9		
膵臓がん	FOLFIRINOX（F＋l-LV＋IRI＋OX）	66.7		11.4
	nabPTX＋GEM	76		
乳がん	EC（EPI＋CPA）	85		
	AC（ADM＋CPA）		3	69.5
	DTX	91.2		
	weekly PTX	97.1		
	PTX＋ベバシズマブ	98		
	nabPTX（3週1回投与）	90.4		
	TC（DTX＋CPA）	100	1.9	98.1
	エリブリン	45		
	ペルツズマブ＋トラスツズマブ＋DTX	60.9		
	T-DM1	2.2		
卵巣がん	TC（PTX＋CBCDA）		7	89
	DC（DTX＋CBCDA）		18	75
	PLD		24.3	0
子宮頸がん	weekly CDDP	25.7		
子宮体がん	AP（ADM＋CDDP）		6	69
非小細胞肺がん	CDDP＋PEM			11.9
	PTX＋CBDCA＋ベバシズマブ	86.5		45
	PEM＋CBDCA＋ベバシズマブ	6.6		
	DTX＋CBDCA	68.3		
	nabPTX＋CBDCA	55.8		0.4
	ニボルマブ	0.04		
小細胞肺がん	CPT-11＋CDDP			31
	ETP＋CDDP	44.4		
	AMR	70.4		
前立腺がん	DTX＋DEX	65.1		

ADM：ドキソルビシン，AMR：アムルビシン，BLM：ブレオマイシン，CAP：カペシタビン，CBCDA：カルボプラチン，CDDP：シスプラチン，CPA：シクロホスファミド，DEX：デキサメタゾン，DTIC：ダカルバジン，DTX：ドセタキセル，EPI：エピルビシン，ETP：エトポシド，F：フルオロウラシル，GEM：ゲムシタビン，IRI, CPT-11：イリノテカン，l-LV：l-ロイコボリン，OX：オキサリプラチン，PEM：ペメトレキセド，PLD：ペグ化リポソームドキソルビシン，PSL：プレドニゾロン，PTX：パクリタキセル，T-DM1：トラスツズマブ エムタンシン，VCR：ビンクリスチン，VLB：ビンブラスチン

と異なる場合がある。毛髪の形態は縮毛となり，白毛となっていることがある。ただし，この変化は通常一過性である[9]。永久的な脱毛は，ブスルファンや骨髄移植後にシクロホスファミドを使用した場合，慢性的な graft-versus-host reaction や事前に X 線照射を行った症例などで報告されている[10]。前述の Watanabe らの報告によると，脱毛は化学療法開始から平均 18.0 日後に始まり，治療終了から平均 3.4 カ月で再発毛がみられるとされている[6]。

（4）QOL に対する影響

化学療法による副作用にはさまざまなものがある。QOL に及ぼす影響については過去にいくつかの報告があり，脱毛は常に 1 位から 3 位の上位に位置する。2002 年の Carelle らの報告によると，化学療法を受けたがん患者の苦痛のなかで「脱毛」は「家族や配偶者に対する悪影響」に次いで 2 番目に高い[11]。また，前述の Watanabe らのアンケートによると，脱毛は化学療法中に感じた苦痛のなかで最も多いと報告されている[6]。

2）色素沈着について

（1）機序

色素沈着は主に表皮または真皮におけるメラニンの増加によって生じる。化学療法は，皮膚の基底細胞の細胞分裂や増殖を阻害し，メラノサイトを活性化することで色素沈着をきたすと考えられているが，詳細な機序の報告は乏しい。

（2）特徴

アルキル化薬，白金製剤，代謝拮抗薬などの化学療法では特徴的な色素沈着をきたすことが報告されている[12]。

アルキル化薬のなかではシクロホスファミド，イホスファミド，チオテパなどが色素沈着となり得る。シクロホスファミドによる色素沈着は投与後 4 週頃から手掌，足底，爪や歯牙に出現し，治療終了後 6～12 カ月で消退する[13]。イホスファミドによる色素沈着は屈曲部位に多く，1 サイクルだけの投与でも出現することがあれば，何カ月も投与してから出現することもある[14]。チオテパによる色素沈着も屈曲部位に多い[15]。

白金製剤についてはシスプラチンの投与を受けた患者の 7 割程度が色素沈着をきたし，限局性であることもあれば，不規則に出現することもあり，毛髪や爪，口腔粘膜にも出現し得る[16]。

代謝拮抗薬のなかでもフッ化ピリミジン系薬剤（5-FU，カペシタビン，テガフールなど）は色素沈着をきたすことが多い。カペシタビンとテガフールは末端性の色素沈着が多いが，皮膚の折れ目に沿った色素沈着，斑状の色素沈着などもきたす[12]。またその他の薬剤では，ブレオマイシンでは投与後 12～24 時間から 6 カ月後にかけて 20～30％の患者に線状の紅色調の色素沈着をきたす[12]。

3）手足症候群（手掌・足底発赤知覚不全症候群）について

（1）機序

手足症候群の詳細な機序の報告は乏しい。特に，化学療法が，同じ手足症候群をきたすメカニズムによるという根拠はないが，最も可能性の高い原因として直接的な毒性であろうと考えられている。特に，ペグ化リポソームドキソルビシン（PLD）は，エクリン汗腺への薬物濃度の集積を伴って，表皮角質層へ浸透することが報告されている。

（2）特徴

当初，患者は手掌や足底にチリチリするような感覚をきたす。その後，手掌や足底の紅斑を認め，

表4　レジメン別の手足症候群の頻度（文献17より）

エージェント	発現率（すべての Grade）	発現率（高い Grade）
ドキソルビシン＋5-FU 持続投与	89%	24%
ドセタキセル＋カペシタビン	56～63%	24～26%
ペグ化リポソームドキソルビシン	40～50%	1～20%
カペシタビン	50～60%	11～24%
ドキソルビシン	22～29%	
シタラビン	14～33%	
5-FU（持続注入）	34%	7%
5-FU（ボーラス投与）	6～13%	0.5%
ドセタキセル	6～58%	0～4%

＊5-FU：5-フルオロウラシル

重症化すると水疱を認める。発現は通常投与から 2～21 日以内とされるが，継続的な投与を受けた患者では例えば 10 カ月を超えてから発現する場合もある。

　シタラビン，カペシタビン，ドキソルビシン，PLD，フルオロウラシル，ドセタキセルなどが報告されており，多くの薬剤は用量依存性に頻度が増えるとされる。ボーラス投与よりも持続投与やリポソーム化による表皮への化学療法薬の濃度の増加が影響すると考えられる。発現率は 6～64% の範囲で報告されているが，薬剤ごとに頻度は異なる（**表4**）[17]。投与を受けた患者の手足症候群の頻度は，カペシタビンで 4～5 割程度，PLD で 5～6 割程度とされている。

（3）対応

　手足症候群に対する最も効果的な対応方法は，治療中断または用量の減量であり，症状は典型的には 1～2 週間で改善する。その他の治療法としては，対症療法であり，抗炎症作用に期待した局所ステロイド軟膏，炎症と感染を予防するための創傷治療，保湿薬塗布などが行われる。予防がこれまで数多くの前向き研究で検討されているが，冷却は PLD やドセタキセルによる手足症候群の減少が報告されている[18)19)]。また，カペシタビン投与時のセレコキシブが発現予防に役立ったとする大規模ランダム化比較試験もある[20)]。

トピック：浮腫

　浮腫は皮下組織に余分な水分が貯留した状態であり，心疾患，腎疾患，肝疾患，低栄養等さまざまな病態で生じ得る。患者から，外見上の問題として訴えられる場合もあるが，身体的な問題が背景にある可能性があるため，がん治療中に生じた浮腫については，十分な医学的な鑑別診断を要する。

　ここでは化学療法による副作用として生じる浮腫について述べる。なお，手術や放射線療法に起因する四肢のリンパ浮腫については，一般社団法人日本リンパ浮腫学会による「リンパ浮腫診療ガイドライン 2018 年版」（金原出版，2018）に詳しいため，そちらを参照されたい。

（1）機序と病態

　浮腫をきたす直接の原因となる化学療法薬としてタキサン系薬剤が知られている。タキサン系薬剤による浮腫は血管透過性の亢進が原因であり，累積投与量が増加するとともに全身性浮腫を起こすリスクが高まる。浮腫は下肢から発現し，体重増加を伴う全身性浮腫になる場合があるが，一般に急性の乏尿や低血圧は伴わず，ドセタキセルの投与を中止すると，浮腫は徐々に軽快する。

（2）頻度

　乳がん術後化学療法としてドセタキセル 75 mg/m² の 3 週 1 回投与を検討した NSAS-BC02 試験では，Grade 3/4 の浮腫の発現率は，ドセタキセル 8 回投与群で 12.6％ であったが，4 回投与で 1.1％ であった[21]。一方，ドセタキセル 60～70 mg/m² および支持療法としてデキサメタゾン 8 mg/日 3 日間で投与された転移乳がん患者 77 人を対象とした後ろ向き研究では，約半数に浮腫を認めたが，Grade 3 以上の浮腫の出現は 4 人にとどまった[22]。また，ドセタキセル 70 mg/m²＋プレドニゾロン併用療法を受けたホルモン療法抵抗性前立腺がん患者 55 人を検討した後ろ向き研究においても，約半数に浮腫の発現を認めたが，Grade 3 以上の浮腫の出現は 1 人であった[23]。

（3）対応

　ドセタキセルの浮腫の予防については，ランダム化比較試験によりステロイドが有効であることが示されている[24]。

　浮腫に対する治療としては，利尿薬が多用されている。利尿薬はヘンレループや遠位尿細管に作用し，体内血液量を減少させ，その結果，間質液を減少させることが期待される。しかし，科学的根拠としてはゲムシタビン投与後の末梢浮腫が利尿薬投与により軽快したとの症例報告がある程度であり[25]，投与においては慎重に判断する必要がある。また，浮腫に対する治療としてのステロイド投与の有用性も確立していない[26]。ステロイドや利尿薬は，それぞれ副作用があるため，病態に応じて慎重に用いられるべきである。

参考文献

1) Nozawa K, Shimizu C, Kakimoto M, et al. Quantitative assessment of appearance changes and related distress in cancer patients. Psychooncology. 2013；22(9)：2140-7. [PMID：23436588]

2) 天羽康之. 毛包幹細胞から考える薬剤性脱毛症の病態. 北里医学. 2014；44：1-5.

3) Trüeb RM. Chemotherapy-induced alopecia. Semin Cutan Med Surg. 2009；28(1)：11-4. [PMID：19341937]

4) Caroline Y, Elise AO. Hair Disorders Associated with Anticancer Agents. Dermatologic Principles and Practice in Oncology：Conditions of the Skin, Hair, and Nails in Cancer Patients. Lacouture ME, ed. Wiley-Blackwell. 2014. p100-114.

5) 高原悠子. がん薬物療法によるレジメン別脱毛頻度. がん看護. 2018；23(7)：705-7.

6) Watanabe T, Yagata H, Saito M, et al. A multicenter survey of temporal changes in chemotherapy-induced hair loss in breast cancer patients. PLoS One. 2019；14(1)：e0208118. [PMID：30625139]

7) Sharov AA, Siebenhaar F, Sharova TY, et al. Fas signaling is involved in the control of hair follicle response to chemotherapy. Cancer Res. 2004；64(17)：6266-70. [PMID：15342414]

8) Hendrix S, Handjiski B, Peters EM, et al. A guide to assessing damage response pathways of the hair follicle：lessons from cyclophosphamide-induced alopecia in mice. J Invest Dermatol. 2005；125(1)：42-51. [PMID：15982301]

9) Trüeb RM. Chemotherapy-induced hair loss. Skin Therapy Lett. 2010；15(7)：5-7. [PMID：20700552]

10) Vowels M, Chan LL, Giri N, et al. Factors affecting hair regrowth after bone marrow transplantation. Bone Marrow Transplant. 1993；12(4)：347-50. [PMID：8275033]

11) Carelle N, Piotto E, Bellanger A, et al. Changing patient perceptions of the side effects of cancer chemotherapy. Cancer. 2002；95(1)：155-63. [PMID：12115329]

12) Giménez García RM, Carrasco Molina S. Drug-induced hyperpigmentation：review and case series. J Am Board Fam Med. 2019；32(4)：628-38. [PMID：31300585]

13) Youssef M, Mokni S, Belhadjali H, et al. Cyclophosphamide-induced generalised reticulated skin pigmentation：a rare presentation. Int J Clin Pharm. 2013；35(3)：309-12. [PMID：23468078]

14) Yule SM, Pearson AD, Craft AW. Ifosfamide-induced hyperpigmentation. Cancer. 1994；73(1)：240-1. [PMID：8275433]

15) Horn TD, Beveridge RA, Egorin MJ, et al. Observations and proposed mechanism of N,N′,N″-triethylenethiophosphoramide (thiotepa)-induced hyperpigmentation. Arch Dermatol. 1989；125(4)：524-7. [PMID：2539058]

16) Al-Lamki Z, Pearson P, Jaffe N. Localized cisplatin hyperpigmentation induced by pressure. A case report. Cancer. 1996；77(8)：1578-81. [PMID：8608546]

17) Miller KK, Gorcey L, McLellan BN. Chemotherapy-induced hand-foot syndrome and nail changes：a review of clinical presentation, etiology, pathogenesis, and management. J Am Acad Dermatol. 2014；71(4)：787-94. [PMID：24795111]

18) Bun S, Yunokawa M, Tamaki Y, et al. Symptom management：the utility of regional cooling for hand-foot syndrome induced by pegylated liposomal doxorubicin in ovarian cancer. Support Care Cancer. 2018；26(7)：2161-6. [PMID：29372396]

19) Mangili G, Petrone M, Gentile C, et al. Prevention strategies in palmar-plantar erythrodysesthesia onset：the role of regional cooling. Gynecol Oncol. 2008；108(2)：332-5. [PMID：18083217]

20) Zhang RX, Wu XJ, Wan DS, et al. Celecoxib can prevent capecitabine-related hand-foot syndrome in stage II and III colorectal cancer patients：result of a single-center, prospective randomized phase III trial. Ann Oncol. 2012；23(5)：1348-53. [PMID：21940785]

21) Watanabe T, Kuranami M, Inoue K, et al. Comparison of an AC-taxane versus AC-free regimen and paclitaxel versus docetaxel in patients with lymph node-positive breast cancer：Final results of the National Surgical Adjuvant Study of Breast Cancer 02 trial, a randomized comparative phase 3 study. Cancer. 2017；123(5)：759-68. [PMID：28081304]

22) Hosonaga M, Ito Y, Tokudome N, et al. A lower dose of docetaxel at 60 mg/m(2) could be continued longer for controlling peripheral edema in patients with metastatic breast cancer. Breast Cancer. 2012；19(4)：329-34. [PMID：21863309]

23) Miura N, Numata K, Kusuhara Y, et al. Docetaxel-prednisolone combination therapy for Japanese patients with hormone-refractory prostate cancer：a single institution experience. Jpn J Clin Oncol. 2010；40(11)：1092-8. [PMID：20587613]

24) Piccart MJ, Klijn J, Paridaens R, et al. Corticosteroids significantly delay the onset of docetaxel-induced fluid retention：final results of a randomized study of the European Organization for Research and Treatment of Cancer Investigational Drug Branch for Breast Cancer. J Clin Oncol. 1997；15(9)：3149-55. [PMID：9294478]

25) Shitara K, Ishiguro A, Munakata M, et al. A case of pancreatic cancer complicated by gemcitabine-induced peripheral edema. Gan To Kagaku Ryoho. 2005；32(12)：1981-4. [PMID：16282740]

26) Katsenos S, Psara A, Panagou C. Pemetrexed-induced cellulitis：a rare toxicity in non-small cell lung cancer treatment. J Oncol Pharm Pract. 2013；19(1)：93-4. [PMID：22357637]

化学療法誘発脱毛の予防や重症度軽減に頭皮クーリングシステムは勧められるか

> **推奨**　化学療法誘発脱毛の予防や重症度軽減に対する頭皮クーリングシステムは，周術期化学療法を行う乳がん患者に限定して，行うことを弱く推奨する。
>
> 〔推奨の強さ：2，エビデンスの強さ：B（中），合意率：100%（18/18）〕

背景・目的

　脱毛症は化学療法の副作用の一つであり，患者の QOL に影響を与える。化学療法誘発脱毛の軽減を目的とした頭皮冷却には 50 年ほどの歴史がある。しかしながら，温度を均一に保ち，冷却時間を明確に規定したシステムとしての頭皮冷却は，FDA の承認を目指した 2 システム（DigniCap，Paxman）の臨床試験を機に，ようやく科学的根拠と呼べるデータが蓄積されはじめるようになった。Rugo らのシステマティックレビューは，2017 年 2 月までの 10 件の研究を解析し，654 人の患者から構成された[1]。そのうち 523 人（80%）が乳がん患者であり，全体のうち 432 人（66%）は主にアンスラサイクリン系薬剤投与の際の頭皮冷却を前向き，後ろ向きで解析しているが，経時的に一定の温度が保てない古典的な冷却方法（Gel cap，Cryogel bag，Chemocap，Spenco hypothermia cap など）が 8 件（80%）であり，ランダム化比較試験（RCT）は 1 件のみ[2]であった。

　以上より，化学療法誘発脱毛の予防や重症度軽減に頭皮クーリングシステムは推奨されるかを検証した。

解説

　化学療法誘発脱毛の予防や重症度軽減に頭皮クーリングシステムは勧められるかという CQ に対して，合致する RCT が 3 編[2~4]みつかった。これらの試験で使用された頭皮クーリングシステムは DigniCap が 1 試験，Paxman が 2 試験であり，実施されたクーリング時間は化学療法前に 30 分，化学療法中，化学療法後に 60~120 分であった。対象患者はすべて初期の乳がん患者であり，対象となったレジメンはアンスラサイクリンとタキサン，アンスラサイクリンまたはタキサンであり，そのうち 1 試験はタキサンを先に投与するレジメンを含んでいた。評価法は CTCAE v4.0 または Dean Scale が用いられていたが，どちらも 50%未満の非脱毛を成功と定義していた。

　検討が可能であったアウトカムは，①脱毛の予防および脱毛発現後の重症度の軽減について，② QOL であった。このほか，再発毛を促進する可能性も示唆されたが，メタアナリシスに耐えられる研究結果の蓄積を待ちたい。以下にアウトカムごとに解説する。

①脱毛の予防および重症度の軽減について

　3 試験について，50%以下の脱毛を成功と定義した場合の脱毛予防をアウトカムとして，メタアナリシスを実施した（図 1）。この結果，リスク比（RR）は 0.52［95%信頼区間（CI）0.45-0.61］と，頭皮クーリングシステム使用により，脱毛予防成功割合が有意に高いことが示された。また，Nangia らの試験によると，頭皮クーリングシステム使用により，5 例（5.3%）の無脱毛も期待できる。

　重症度に関しては，客観的指標（外部評価者[2]もしくは研究責任者[4]）が撮影写真を評価し，CTCAE v4.0 のグレーディングで Grade 0~1）と主観的評価[3]（Dean Scale；Grade 0~2，あるいはウィッグ

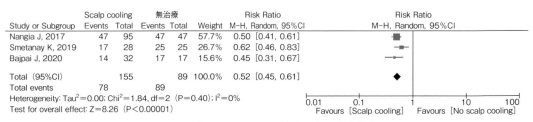

図1　メタアナリシス：頭皮クーリングシステムによる脱毛予防の成功割合

などを必要としたかで評価）が存在しており，Smetanay らの論文は非直接性に影響があることが考えられたが，メタアナリシスの結果では，頭髪全体の 50％以上の脱毛は，頭皮冷却を実施しないすべての症例に起こり，頭皮冷却によって 52％に抑えられる可能性が示されたことになる。評価時期に関して，1 サイクル後，4 サイクル後，6 週以内，12 週以内という短期の観察であったが，レジメン別の特徴もある程度明らかになった。

②QOL について

　大規模 RCT である Nangia らの試験では，QOL は，EORTC，QLQ-C30，HADS，BIS の尺度を用いて評価されたが，頭皮冷却をして脱毛予防が成功した人と，頭皮冷却をしても脱毛を招いた人と，冷却をしなかった人の間に有意差はなかった[2]。Smetanay らの試験では，QOL は EORTC QLQ-C30 と BR23 を用いて調査され，両群に有意差を認めなかった[3]。Bajpai らの試験では，QOL は EORTC BR23 を用いて調査されたが，冷却群で有意に高かったのは，唯一脱毛に関するスケールであった[4]。

Limitation について；盲検化に関していえば，実施が困難であるうえ，ここで取り上げた研究で使用された化学療法レジメンでは，対照群が 100％の脱毛を誘発するものであるため，非盲検が科学性を失うという懸念は最小限と考えてよいと判断した。頭皮冷却システムは，有意差をもって化学療法誘発脱毛を改善したが，レジメン依存性でもあった。興味深いことに，タキサンを先行させた場合のほうが，アンスラサイクリンを先行させるより，有意に成功率が高いという結果〔13/17（77％）：5/15（33％）（$p=0.0307$）〕が示されている。リアルワールドにおいては，装着技術やそのほかの設定条件（温度，冷却時間）に依存する可能性がある。また，これを運用するためには，設備と人と時間と場所を確保する必要があり，また保険制度が適用できない環境においては，患者の費用負担の面で，経済性にも課題がある。これらの制約のなか，現時点では広く活用することに限界がある。QOL 調査で，冷却群と対照群にほとんど有意差が出なかったことも，アピアランスに関する QOL を十分に反映できる尺度がないということかもしれないが，課題の一つである。さらに，取り上げた 3 つの RCT は，対象がすべて女性の早期乳がんであり，1 年以内の短期的な観察結果が示されたにとどまっていた。長期的な有効性や，晩期の有害事象は今後の課題である。頭皮転移に関しては，Rugo らのシステマティックレビュー[5]の結果はネガティブであったが，今後，他の臓器への転移も含めて，頭皮冷却システムが長期的にも安全で有効であるか否かを検証することは重要課題である。

　頭皮冷却システムの有害事象については，使用回数に基づく有害事象頻度であり，試験ごとに評価方法が異なっており，メタアナリシスは実施できなかった。重篤な有害事象はなく，すべての試験で，寒気と頭痛が最も多く，ほかにめまい，悪心，しびれなどの報告もあった。脱落例について

は，Nangia らの試験で 95 例中 6 例が脱落し，理由としては 4 例が装置の冷たさと不快感，1 例が不安，1 例が閉所恐怖症であった。ほか 2 試験では有害事象や脱毛が原因であった。

　エビデンスとしては 1 つの大きな RCT があるが，2 つについては小規模 RCT のため，最終的なエビデンスの強さは「B（中）」とした。益は脱毛予防について示されており，有害事象，脱落例などを勘案しても，害より益が勝ると考えた。そして介入の手間と保険適用の問題もあり，患者の意向のばらつきも存在すると考えられる。

　推奨決定会議の投票では 1 回目の投票で合意率 100％（18/18）であった。

　化学療法誘発脱毛には，一部の患者集団〔固形がん（特に早期乳がん），脱毛を誘発する化学療法を受ける患者〕において，脱毛予防や重症度軽減に頭皮クーリングシステムが有効であることを支持する強いエビデンスがある。しかし，益と害のバランス，患者の希望などを勘案し，推奨は「化学療法誘発脱毛の予防や重症度軽減に対する頭皮クーリングシステムは，周術期化学療法を行う乳がん患者に限定して，行うことを弱く推奨する」とした。

●検索キーワード・参考にした二次資料●

　PubMed・Cochrane Library・CINAHL・医中誌 Web で，"Antineoplastic Agents"，"Alopecia or Hair loss or Hair regrowth"，"Scalp Cooling or Hypothermia or Cryotherapy" 等のキーワードで検索した。

　検索期間は，「がん患者に対するアピアランスケアの手引き 2016 年版」の検索以降である 2015 年 1 月〜2020 年 7 月 14 日とし，48 件がヒットした。うち RCT は 6 編であった。二次スクリーニングにより，そのうち 3 編はクーリングの条件設定（温度設定[6]，冷却時間設定[7,8]）に関するものであり，本 CQ に見合った RCT に限定した場合，3 編[2]〜[4]となった。さらに総説 1 編[1]を加え，合計 4 論文をもとに，定性的・定量的システマティックレビューを行った。

参考文献

1) Rugo HS, Voigt J. Scalp hypothermia for preventing alopecia during chemotherapy. A systematic review and meta-analysis of randomized controlled trials. Clin Breast Cancer. 2018；18(1)：19-28.［PMID：28939291］SR（メタ）

2) Nangia J, Wang T, Osborne C, et al. Effect of a scalp cooling device on alopecia in women undergoing chemotherapy for breast cancer：The SCALP randomized clinical trial. JAMA. 2017；317(6)：596-605.［PMID：28196254］ランダム

3) Smetanay K, Junio P, Feißt M, et al. COOLHAIR：a prospective randomized trial to investigate the efficacy and tolerability of scalp cooling in patients undergoing (neo) adjuvant chemotherapy for early breast cancer. Breast Cancer Res Treat. 2019；173(1)：135-43.［PMID：30255454］ランダム

4) Bajpai J, Kagwade S, Chandrasekharan A, et al."Randomised controlled trial of scalp cooling for the prevention of chemotherapy induced alopecia". Breast. 2020；49：187-93.［PMID：31865282］ランダム

5) Rugo HS, Melin SA, Voigt J. Scalp cooling with adjuvant/neoadjuvant chemotherapy for breast cancer and the risk of scalp metastases：systematic review and meta-analysis. Breast Cancer Res Treat. 2017；163(2)：199-205.［PMID：28275922］レビュー

6) Chan A, Bauwens A, Pontre S, et al. Efficacy of scalp cooling in reducing alopecia in early breast cancer patients receiving contemporary chemotherapy regimens. Breast. 2018；41：127-32.［PMID：30048865］ランダム

7) Komen MMC, van den Hurk CJG, Nortier JWR, et al. Prolonging the duration of post-infusion scalp cooling in the prevention of anthracycline-induced alopecia：a randomised trial in patients with breast cancer treated with adjuvant chemotherapy. Support Care Cancer. 2019；27(5)：1919-25.［PMID：30206728］ランダム

8) Komen MM, Breed WP, Smorenburg CH, et al. Results of 20- versus 45-min post-infusion scalp cooling time in the prevention of docetaxel-induced alopecia. Support Care Cancer. 2016；24(6)：2735-41.［PMID：26805558］ランダム

FQ 2

化学療法中の脱毛予防や化学療法後の頭髪の再発毛促進にミノキシジル外用薬は勧められるか

ステートメント

化学療法中の脱毛予防に関しては，ミノキシジルは効果がないと考えられる。化学療法後の頭髪の再発毛促進に関しては2〜5%のミノキシジル外用薬が有用である可能性があるが，現時点では明確なエビデンスがあるとはいえない。

背景・目的

化学療法後に毛髪量や髪質が元に戻らず，長期間薄毛等に悩む患者が存在する[1]。特に前額部や頭頂部は再発毛の程度が弱くなりやすい部位[2]であるが，薬剤によって再発毛が促進されれば患者のQOLの向上が期待される。ミノキシジルは発毛作用があるとされ，わが国でも一般医薬用の育毛剤（外用薬）として市販されている。ミノキシジルが脱毛を予防する効果があるのか，また化学療法誘発脱毛に対して発毛促進作用があるのか文献的に検討した。

解説

化学療法に対するミノキシジル外用薬の脱毛予防効果に関しては以下の2つが報告されている。Granaiらの研究は，婦人科がんの患者20人を2群に分け，2%ミノキシジルを化学療法の1〜2週前から1日2回頭皮に塗布しはじめ，対照群は何も介入をしないというものである[3]。本研究は比較試験ではあるが，ランダム化されたものではなかった。いずれも10人中5人に脱毛を認めた。また，Rodriguezらの報告は，ドキソルビシンを投与された48例が対象で大半が乳がん患者というランダム化比較試験（RCT）の結果である[4]。化学療法の24時間前から2%ミノキシジルを頭皮に塗布開始する群は24例で，うち脱毛が生じたのは21例であった。対照群24例はプラセボを塗布し，脱毛は22例に認められた。Shinらは，化学療法誘発脱毛に関するシステマティックレビューとメタアナリシスを行い，上記の研究[3][4]がミノキシジルの脱毛予防効果を証明できなかったと述べている[5]。

化学療法後のミノキシジルによる再発毛促進効果に関しては，以下の報告がある。Duvicらの研究は，化学療法を終了した乳がん症例22例を対象とし，2%ミノキシジルの再発毛の促進効果をみることを目的としたRCTであるが，ミノキシジル群はプラセボ群に比して，再発毛までの期間が50.2日短縮できたという結果であった[6]。Freites-Martinezらは小規模の観察研究を行った[7]。化学療法終了後6カ月後の再発毛が不十分な状態（持続性化学療法誘発性脱毛症, persistent chemotherapy-induced alopecia；pCIA）の患者54人に対し，5%ミノキシジル外用薬で治療した結果，67%の患者に有意な改善がみられたと報告している。

以上から，2%ミノキシジル外用薬の化学療法誘発脱毛への予防効果は，婦人科がんおよび乳がんなどの女性患者に関して臨床試験が試みられているが，その有効性が証明されていない。一方，再発毛までの期間短縮や，化学療法後の再発毛不良症例に対する発毛促進に関して，ミノキシジルが有用である可能性がある。

　しかし，いずれの試験も登録人数が少ないこと，脱毛や再発毛に関して評価の客観的な指標が確立されていないため，質の高いエビデンスとはいえないのが現状である。なお，化学療法誘発性脱毛症の治療に関する研究の難しさは以前より指摘されており[1]，脱毛と発毛を評価するための標準化された方法論がないことが大きな理由となっている。もちろん，脱毛の評価には世界保健機関（WHO）の化学療法誘発性脱毛症の分類など既存の尺度がいくつか存在するが，例えば WHO 分類は非定量的であるため報告者間のばらつきが大きくなるなどの問題がある。したがって今後，本領域の研究のためには研究の方法論の開発も重要である。

　最近，Sharma らにより，脱毛症に対するミノキシジルの経口投与のレビューが報告された[8]。ミノキシジルの経口投与（1 日 0.25〜5 mg）は適応外使用ではあるが男性型脱毛症や円形脱毛症に有用であり，さらにミノキシジル外用薬には反応しなかった化学療法後の薄毛に対しても増毛が認められた症例を報告しており，今後の研究が待たれるところである。

●検索キーワード・参考にした二次資料●
　「がん患者に対するアピアランスケアの手引き 2016 年版」の同クエスチョンの参考文献に加え，PubMed・Cochrane Library・CINAHL で，"chemotherapy"，"alopecia"，"minoxidil" 等のキーワードで検索した。医中誌 Web では，"化学療法"，"脱毛"，"発毛"，"ミノキシジル" 等のキーワードで検索した。検索期間は，上記手引きでの検索以降である 2015 年 1 月〜2020 年 7 月 14 日とし，44 件がヒットした。重複を除いたうえで，二次スクリーニングにより内容が適切ではないと判断した論文を除外し，さらにハンドサーチでも関連文献を検索した。

参考文献

1) Yeager CE, Olsen EA. Treatment of chemotherapy-induced alopecia. Dermatol Ther. 2011；24(4)：432-42.［PMID：21910801］レビュー

2) Watanabe T, Yagata H, Saito M, et al. A multicenter survey of temporal changes in chemotherapy-induced hair loss in breast cancer patients. PLoS One. 2019；14(1)：e0208118.［PMID：30625139］横断

3) Granai CO, Frederickson H, Gajewski W, et al. The use of minoxidil to attempt to prevent alopecia during chemotherapy for gynecologic malignancies. Eur J Gynaecol Oncol. 1991；12(2)：1 29-32.［PMID：2055226］単群試験

4) Rodriguez R, Machiavelli M, Leone B, et al. Minoxidil（Mx）as a prophylaxis of doxorubicin--induced alopecia. Ann Oncol. 1994；5(8)：769-70.［PMID：7826913］ランダム

5) Shin H, Jo SJ, Kim DH, et al. Efficacy of interventions for prevention of chemotherapy-induced alopecia：a systematic review and meta-analysis. Int J Cancer. 2015；136(5)：E442-54.［PMID：25081068］SR（メタ）

6) Duvic M, Lemak NA, Valero V, et al. A randomized trial of minoxidil in chemotherapy-induced alopecia. J Am Acad Dermatol. 1996；35(1)：74-8.［PMID：8682968］ランダム

7) Freites-Martinez A, Chan D, Sibaud V, et al. Assessment of quality of life and treatment outcomes of patients with persistent postchemotherapy alopecia. JAMA Dermatol. 2019；155(6)：724-8.［PMID：30840033］コホート

8) Sharma AN, Michelle L, Juhasz M, et al. Low-dose oral minoxidil as treatment for non-scarring alopecia：a systematic review. Int J Dermatol. 2020；59(8)：1013-9.［PMID：32516434］SR

FQ 3 化学療法後の睫毛の再発毛促進にビマトプロストは勧められるか

ステートメント

化学療法による睫毛脱毛に対して，ビマトプロストは有用である可能性がある。

背景・目的

　化学療法による脱毛に対してビマトプロストを使用した場合の症状改善効果について，その有用性を検証した。

解　説

　ビマトプロスト（Bimatoprost, 商品名：グラッシュビスタ）は睫毛貧毛症を治療する目的で開発された薬剤である。この合成プロスタグランディン構造誘導体はプロスタマイドとして知られ，これまで開放性隅角緑内障および高眼圧症の患者の治療に用いられてきた。緑内障および高眼圧症の患者の臨床試験でビマトプロストの使用による副作用として睫毛の成長が認められており，この機序は毛包でのビマトプロストとプロスタマイド感受性受容体との相互作用によって生じる影響とされている。ビマトプロストの使用方法は片目ごとに1日1回，1滴を専用のブラシに滴下し，上眼瞼の辺縁部に塗布する。Harii らは，化学療法による睫毛貧毛症36例をビマトプロスト使用群，プラセボ群の2群に分け，二重盲検試験によりその有効性を日本人用画像解析数値化ガイド付き総合的睫毛評価スケール（GEA）により評価した[1]。結果はビマトプロスト使用群では88.9%，プラセボ群では27.8%の症例がベースラインから4カ月後までに GEA スコアで1段階以上の改善が認められ，両群間に有意差を認めた。Wirta らは化学療法による睫毛貧毛症130例を無作為にビマトプロスト使用群，プラセボ群の2群に分け，GEA スコアの1段階以上の改善だけでなく，睫毛満足度質問票（Eyelash Satisfaction Questionnaire；ESQ）で満足度の改善が得られた割合を評価した[2]。その結果，治療後4カ月（37.5%対18.2%，$p=0.041$）と6カ月の時点（46.9%対18.2%，$p=0.004$）でビマトプロスト使用群での改善割合が有意に高かった。さらに，Glaser らも化学療法による睫毛貧毛症130例に対し二重盲検ランダム化比較試験を行い，プラセボ群に比してビマトプロスト使用群での GEA スケールの改善割合が有意に高かったと報告している[3]。

　ビマトプロストの安全性に関しては Wirta らが報告している[4]。2007年4月〜2012年5月に実施された6つの臨床試験に参加し，ビマトプロストを使用した睫毛貧毛症680例の解析では，比較的多い有害事象として結膜充血（6.3%），眼瞼瘙痒症（3.4%），眼瞼色素沈着（3.4%），鼻咽頭炎（3.4%），眼瞼紅斑（3.2%），穿刺性角膜炎（3.2%）などがあった。有害事象の多くは治療の初期に発現し，比較的軽症で治療部位に限局し，治療の中止により可逆的であった。なお，ビマトプロストは睫毛の長さも増加させるが，使用をやめると睫毛の長さは元に戻るので注意が必要である[3]。

●検索キーワード・参考にした二次資料●
　「がん患者に対するアピアランスケアの手引き2016年版」の同クエスチョンの参考文献に加え，PubMed・

Cochrane Library・CINAHL で, "chemotherapy", "hair loss", "eyelashes", "Bimatoprost" 等のキーワードで検索した。医中誌 Web では, "抗癌剤", "脱毛", "睫毛", "ビマトプロスト" 等のキーワードで検索した。検索期間は, 上記手引きでの検索以降である 2015 年 1 月～2020 年 7 月 14 日とし, 44 件がヒットした。重複を除いたうえで, 二次スクリーニングにより内容が適切ではないと判断した論文を除外した。

参考文献

1) Harii K, Arase S, Tsuboi R, et al. Bimatoprost for eyelash growth in Japanese subjects：two multicenter controlled studies. Aesthetic Plast Surg. 2014；38(2)：451-60.[PMID：24643895] ランダム

2) Wirta D, Baumann L, Bruce S, et al. Safety and Efficacy of Bimatoprost for Eyelash Growth in Postchemotherapy Subjects. J Clin Aesthet Dermatol. 2015；8(4)：11-20.[PMID：26060513] ランダム

3) Glaser DA, Hossain P, Perkins W, et al. Long-term safety and efficacy of bimatoprost solution 0.03％ application to the eyelid margin for the treatment of idiopathic and chemotherapy-induced eyelash hypotrichosis：a randomized controlled trial. Br J Dermatol. 2015；172(5)：1384-94.[PMID：25296533] ランダム

4) Wirta D, Pariser DM, Yoelin SG, et al. Bimatoprost 0.03％ for the treatment of eyelash hypotrichosis：a pooled safety analysis of six randomized, double-masked clinical trials. J Clin Aesthet Dermatol. 2015；8(7)：17-29.[PMID：26203317] レビュー

化学療法による脱毛に対する再発毛の促進に，非薬物療法の治療は勧められるか（マッサージなど）

ステートメント

　化学療法による脱毛に対する再発毛の促進の治療として，マッサージなどの非薬物療法の有用性については質の高いエビデンスがなく，今後の検討が待たれる。

背景・目的

　がんにおける化学療法では，抗がん薬の種類により高頻度に脱毛が生じる。脱毛が及ぼす QOL への影響は大きく[1]，患者は早期に治療前の状態に戻ることを望んでおり，化学療法による脱毛の再発毛の促進に，非薬物療法の治療は有用かを検討した。

解 説

　化学療法後の再発毛開始は治療後平均 3 カ月と報告されている一方で[2]，治療前の状態に戻っていない患者が治療後 1 年時点で 47.3%，2 年までで 36%，3 年までで 37.2%，4 年までで 35.7% 存在している[3]。このような状況において，患者は少しでも早い発毛を望むとともに，再発毛の促進にマッサージやスキンケアなどの非薬物療法に期待する患者も多い。

　検索した範囲では，化学療法による脱毛に対する再発毛促進に有効な非薬物療法の効果を示す報告は認められなかった。現時点において，化学療法による脱毛に対する再発毛促進のための治療として，マッサージなどの非薬物療法を推奨する科学的根拠はない。

　一方で，健常人における頭皮マッサージの効果を研究した文献は 3 件が該当した。それぞれ，頭皮マッサージによる身体的・心理的影響を調査した研究[4]，頭皮マッサージによる血中ホルモン濃度などの身体的影響を調査した研究[5]，頭皮に 6 カ月間マッサージを行い，毛髪の数・毛径・伸長速度を客観的に計測した研究[6]であった。

　頭皮マッサージによる身体的および精神的影響を調査した横断観察研究では，30 人の成人女性を対象に身体的効果（唾液中のコルチゾール，分泌型 IgA と心拍，皮膚温）と精神的効果〔Visual Analogue Scale（VAS）と Profile of Mood States-Short Form test（POMS-SF）〕を検討していた[4]。唾液中のコルチゾール，分泌型 IgA はストレス評価としてよく使用されるバイオマーカーである。頭皮マッサージは，10 分間の洗髪を含み，3 分 30 秒のプレマッサージ，5 分間の揉みほぐし，5 分間のリフトアップマッサージ，洗い流した後に 3 分 30 秒の追加マッサージを実施するという内容であった。これらの頭皮マッサージの結果，コルチゾール値はマッサージ前と比較してマッサージ後に有意に低下した（$p<0.001$）。一方，唾液中の分泌型 IgA 値はマッサージ後に有意に増加した（$p<0.001$）。心拍は 11 分後と 16 分後の間で有意な減少（$p<0.001$）を認めたが，それ以外は有意差がなかった。精神的効果として，VAS による評価ではマッサージ後に覚醒・良好な感情・疲れの軽減・リラックス状態にあること，POMS-SF の結果では緊張—不安，抑うつ—落込み，怒り—敵意，疲労，混乱の項目において，マッサージ後で有意な低下がみられた。

　頭皮マッサージによる血中ホルモン濃度等の身体的影響を調査した前向き観察研究では，女性会

社員 34 人を 15 分のマッサージ群（n＝11），25 分のマッサージ群（n＝11），コントロール群（n＝12）に分類し，マッサージ群では週 2 回 10 週間のマッサージを行った[5]。ノルエピネフリン・コルチゾール値は，15 分のマッサージおよび 25 分のマッサージ前後で有意に減少（いずれも $p<0.05$）していた。また，マッサージ後の群間比較では，15 分のマッサージ群，25 分のマッサージ群ともにコントロール群と比較してノルエピネフリン・コルチゾール値が有意に低かった。血圧値も，15 分のマッサージおよび 25 分のマッサージ前後で収縮期血圧・拡張期血圧ともに有意に減少した（いずれも $p<0.05$）。また，マッサージ後の群間比較では，15 分のマッサージ群と 25 分のマッサージ群はいずれもコントロール群と比較して収縮期血圧・拡張期血圧ともに有意に低い結果であった。

　頭皮に 6 カ月間マッサージを行い，毛髪の数・毛径・伸長速度を客観的に計測した前向き観察研究では，頭皮マッサージマシン（EH-HE96，パナソニック社）を用いて，健常男性 9 人に毎日 4 分間の頭皮伸展マッサージを側頭部（片側）に 24 週実施した[6]。対側の側頭部を対照群として比較した結果，いずれの時期においても毛髪の数，毛径，伸長速度に両群間で有意差はみられなかった。ただし，マッサージ部位では，24 週後にベースライン時よりも毛径が有意に大きくなっており，頭皮マッサージが毛の本数や伸びに影響は与えないものの，毛髪の太さを増大させる可能性が示唆された。

　これらの 3 文献より，頭皮マッサージは疲労を軽減し，精神的な安定と満足感をもたらす可能性が示された。一方で，毛髪数や伸びを調査した研究は 1 件であり，有意差も認めておらず，再発毛が促進されるとはいえない。また，いずれの研究も健常人での短時間から 6 カ月間の研究結果であり，頭皮マッサージの具体的方法や至適実施時間には確立した方法やランダム化比較試験のような質の高いエビデンスは存在しない。以上より，化学療法による脱毛の再発毛に対するエビデンスの蓄積が待たれる。

●検索キーワード・参考にした二次資料●

　PubMed で，"antineoplastic agents"，"alopecia"，"hair loss"，"hair regrowth"，"massage"，"skin care" 等，CINAHL で，"neoplasms"，"hazardous substances"，"hair loss"，"scalp"，"massage"，"skin care" 等，Cochrane Library で，"neoplasms"，"antineoplastic agents"，"hair loss"，"hair regrowth"，"massage"，"skin care" のキーワードで検索した。医中誌 Web では，"抗腫瘍剤"，"脱毛"，"発毛"，"マッサージ"，"頭皮"，"スキンケア" 等のキーワードで検索した。検索期間は 2000 年 1 月 1 日～2020 年 3 月 31 日とし，242 件がヒットした。このなかから主要な論文を抽出するとともに，ハンドサーチでも関連文献を検索した。

参考文献

1) Lemieux J, Maunsell E, Provencher L. Chemotherapy-induced alopecia and effects on quality of life among women with breast cancer：a literature review. Psychooncology. 2008；17(4)：317-28.［PMID：17721909］レビュー

2) Franceschini C, Garelli V, Persechino F, et al. Dermoscopy and confocal microscopy for different chemotherapy-induced alopecia（CIA）phases characterization：Preliminary study. Skin Res Technol. 2020；26(2)：269-76.［PMID：31556477］コホート

3) Watanabe T, Yagata H, Saito M, et al. A multicenter survey of temporal changes in chemotherapy-induced hair loss in breast cancer patients. PLoS One. 2019；14(1)：e0208118.［PMID：30625139］横断

4) Shimada K, Tsuchida M, Ohnishi H, et al. Effects of scalp massage on physiological and psychological indices. J Soc Cosmet Chem Jpn. 2013；47(3)：202-8.　単群試験

5) Kim IH, Kim TY, Ko YW. The effect of a scalp massage on stress hormone, blood pressure, and heart rate of healthy female. J Phys Ther Sci. 2016；28(10)：2703-7.［PMID：27821918］非 RCT

6) 波間隆則. 頭皮マッサージが毛髪に及ぼす影響. FRAGRANCE J. 2017；45(2)：60-3. 非 RCT

FQ 5 化学療法による皮膚色素沈着に対する予防や治療としてビタミン C の投与は勧められるか

ステートメント

　化学療法による皮膚色素沈着に対して，ビタミン C に予防および治療効果があるという報告はない。一般的な色素沈着疾患に対して治療効果を示す報告はあるが，化学療法による色素沈着に応用できるとの十分な根拠はない。

背景・目的

　化学療法を行うことで，皮膚の色素沈着をきたすことがある。これは，化学療法薬が基底細胞層に存在するメラノサイトを刺激することによって起こるとされている。

　ビタミン C（アスコルビン酸）は，メラニン合成やチロシナーゼ，活性酸素を阻害することで炎症後色素沈着を改善するといわれている[1]。基礎実験レベルでは，メラノーマ培養細胞に対してビタミン C を投与すると UVA 誘導性のメラニン産生を抑制するという報告がある[2]。また，ラットを対象とした研究で，ミノサイクリンによる皮膚色素沈着に対して，ビタミン C が予防効果を示したという報告もある[3]。ミノサイクリンによる皮膚色素沈着には，真皮内にミノサイクリンがキレートした鉄の沈着による場合と，表皮のメラニン産生が亢進して認められる機序が混在しており，後者が化学療法による色素沈着の機序と同じであると考えられている[4]。

解説

　検索した範囲では，ビタミン C が化学療法による皮膚色素沈着および健常人を対象とした皮膚色素沈着のいずれに対しても，予防効果を示すという論文は認められなかった。また，ビタミン C が化学療法による皮膚色素沈着に対して治療効果を示すという論文報告も認められなかった。一方，健常人を対象とした皮膚色素沈着に対してビタミン C の内服投与を行った報告はある。以下，健常人を対象とした皮膚色素沈着に対して，ビタミン C を内服することの意義を検討した臨床データと基礎データについて概説する。

　内服については，わが国からの報告が 1 件あり，肝斑患者 12 人に対してトラネキサム酸 1,500 mg/日とビタミン C 3,000 mg/日を 3 カ月投与したところ，1 カ月ごとの皮膚の色素濃度評価（著者が独自に開発した Skin Tone Color Scale）が有意に改善したとの報告がある[5]。ほかには中国からの報告で，肝斑のある患者に対して，無治療 30 例，ビタミン C 300 mg を 1 日 3 回，ビタミン E 20 mg を 1 日 3 回内服に加えて Diwei クリーム（市販のクリーム）を 3 カ月投与したところ，無治療に比べて肝斑の範囲と色素斑のスコア（詳細記載なし）が有意に改善したとの報告がある[6]。しかしこれらの報告には，ビタミン C 単独で肝斑の色素沈着改善効果が得られるかは不明であること，臨床的に意味のある色素沈着の改善効果なのかが評価されていないこと，比較試験ではないなどの問題点がある。よって，これらをもとに，皮膚色素沈着にビタミン C が効果を示すと結論付けることはできない。

　外用については，顔面の光損傷に対して 10％ビタミン C 液またはビヒクルセラム（対照）を顔の

半分に 3 カ月間塗布する試験を実施した報告[7]や，肝斑に対してビタミン C の浸透を高めるためにイオンフォトレーシスを用いた報告[8][9]があり，いずれも有意な効果を示した。ただし，Huh らによる試験では，独自のビタミン C 製剤（アスコルビルグルコシド）を用いていること，広スペクトル紫外線 A/紫外線 B 日焼け止め，つばの広い帽子，日焼け回避行動等の厳格な維持管理レジメンを併用していることから，ビタミン C のみの効果を評価することはできない。最近では，ビタミン C の皮膚浸透の悪さと不安定さを改善したビタミン C 誘導体の開発が行われている[10][11]。しかし，いずれも健常人における一般的な色素沈着疾患を対象としており，化学療法による色素沈着に対する検討はされていない。

ビタミン C の有害事象としては，大量摂取によって急性尿細管間質性腎炎の原因である高シュウ酸尿症をきたす（1～10%）。また，1% 未満の頻度であるが，めまい，倦怠感，頭痛を感じることがある。

治療薬との相互作用では，ボルテゾミブの効果減弱や，シクロスポリンの血中濃度低下，エストロゲンの血中濃度増加の可能性があるとされている。

なお，医療用ビタミン C 内服薬の適応症には，ビタミン C 欠乏または代謝障害が関与すると推定される薬物中毒，ならびに炎症後の色素沈着がある。ただし，効果がないにもかかわらず月余にわたって漫然と使用しないこととされている。一般用医薬品としては，しみ・そばかす・日やけ・かぶれによる色素沈着の緩和に内服薬が承認されている。外用薬は医療用および一般用医薬品いずれも認められているものはない。

●検索キーワード・参考にした二次資料●
「がん患者に対するアピアランスケアの手引き 2016 年版」の同クエスチョンの参考文献に加え，PubMed で，"antineoplastic agent"，"antineoplastic drug"，"antitumor agent"，"antitumor drug"，"chemotherapy agent"，"chemotherapy drug"，"chemotherapeutic agent"，"chemotherapeutic drug"，"chemo therapeutic"，"anti cancer agent"，"anti cancer drug"，"hazardous substances"，"hazardous drug"，"cytostatic"，"skin pigmentation"，"pigmentation"，"hyperpigmentation"，"cytotoxins"，"cytostatic agents"，"cytotoxic"，"neoplasms/drug therapy"，"neoplasms"，"pigment"，"skin pigmentation"，"pigmentation disorders"，"chromatosis"，"hyperpigmentation"，"skin lightening preparations"，"nail diseases"，"ascorbic acid"，"vitamin C"，"ascorbate" のキーワードで検索した。Cochrane Library・CINAHL でも同等のキーワードで検索した。医中誌 Web では，"抗腫瘍剤"，"抗がん剤"，"抗がん薬"，"細胞毒性"，"化学療法"，"薬物療法"，"皮膚色素沈着"，"色素沈着"，"ascorbic acid"，"vitamin c"，"アスコルビン酸"，"ビタミン C" のキーワードで検索した。検索期間は 2020 年 7 月までとし，35 件がヒットした。そのうち主要な論文を抽出し，さらにハンドサーチでも関連文献を検索した。

参考文献

1) Kurokawa I, Yoshioka M, Ito S. Split-face comparative clinical trial using glyceryl-octyl-ascorbic acid/ascorbyl 2-phosphate 6-palmitate/DL-α-tocopherol phosphate complex treatment for postinflammatory hyperpigmentation, postinflammatory erythema and atrophic scar in acne vulgaris. J Dermatol. 2019；46(10)：e347-8.[PMID：31149741] 非ランダム

2) Xiao L, Matsubayashi K, Miwa N. Inhibitory effect of the water-soluble polymer-wrapped derivative of fullerene on UVA-induced melanogenesis via downregulation of tyrosinase expression in human melanocytes and skin tissues. Arch Dermatol Res. 2007；299(5-6)：245-57.[PMID：17333222]

3) Bowles WH. Protection against minocycline pigment formation by ascorbic acid(vitamin C). J Esthet Dent. 1998；10(4)：182-6.[PMID：9893512]

4）堀川達弥．異物沈着症．日皮会誌．2005；115(9)：1310-3.

5）Konishi N, Kawada A, Morimoto Y, et al. New approach to the evaluation of skin color of pigmentary lesions using Skin Tone Color Scale. J Dermatol. 2007；34(7)：441-6.[PMID：17584320] 非ランダム

6）Shi HF, Xu B, Guo XC, et al. Effect of Gan-Pi regulatory needling in treating chloasma. Chin J Integr Med. 2010；16 (1)：66-70.[PMID：20131039] ランダム

7）Traikovich SS. Use of topical ascorbic acid and its effects on photodamaged skin topography. Arch Otolaryngol Head Neck Surg. 1999；125(10)：1091-8.[PMID：10522500] ランダム

8）Huh CH, Seo KI, Park JY, et al. A randomized, double-blind, placebo-controlled trial of vitamin C iontophoresis in melasma. Dermatology. 2003；206(4)：316-20.[PMID：12771472] ランダム

9）Taylor MB, Yanaki JS, Draper DO, et al. Successful short-term and long-term treatment of melasma and postinflammatory hyperpigmentation using vitamin C with a full-face iontophoresis mask and a mandelic/malic acid skin care regimen. J Drugs Dermatol. 2013；12(1)：45-50.[PMID：23377327] 非ランダム

10）Ishikawa Y, Niwano T, Hirano S, et al. Whitening effect of L-ascorbate-2-phosphate trisodium salt on solar lentigos. Arch Dermatol Res. 2019；311(3)：183-91.[PMID：30778667] ランダム

11）Aboul-Einien MH, Kandil SM, Abdou EM, et al. Ascorbic acid derivative-loaded modified aspasomes：formulation, in vitro, ex vivo and clinical evaluation for melasma treatment. J Liposome Res. 2020；30(1)：54-67.[PMID：30821553]

FQ 6　化学療法による皮膚色素沈着に対する予防や治療としてトラネキサム酸の投与は勧められるか

ステートメント

化学療法による皮膚色素沈着に対して，トラネキサム酸に予防および治療効果があるという報告はない。トラネキサム酸は，古くから肝斑に対する治療薬として，内服・外用・注射などさまざまな検討がなされ，治療効果を示す報告はあるが，肝斑をきたす機序は明らかではなく，化学療法による色素沈着に応用できるかは今後の研究が待たれる。

背景・目的

化学療法によって，皮膚の色素沈着をきたすことがある。これは，化学療法薬が基底細胞層に存在するメラノサイトを刺激することによって起こるとされている。

トラネキサム酸は，プラスミノーゲンとケラチノサイトとの結合を阻害することで，ケラチノサイトが分泌するプラスミン（メラノサイト刺激因子）活性を阻害し，メラノサイトのメラニン生成を抑制することが示唆されている[1)2)]。化学療法の有害事象である皮膚の色素沈着に対してトラネキサム酸により予防または治療が可能かを検討した。

解説

検索した範囲では，トラネキサム酸が化学療法による皮膚色素沈着に対して予防効果を示すという論文報告は認められなかった。健常人の炎症性色素沈着を対象としてトラネキサム酸等を併用した予防法が公表されているが，エビデンスに基づいたコンセンサスがないため，臨床現場で大きく異なっている[3)]。また，トラネキサム酸が化学療法による皮膚色素沈着に対して治療効果を示すという論文報告も認められなかった。一方，健常人の肝斑や炎症性色素沈着に対する治療にトラネキサム酸が有効との報告はある。以下，健常人を対象とした皮膚色素沈着に対して，トラネキサム酸を内服することの意義を検討した臨床データと基礎データについて概説する。

肝斑患者 130 人において，通常の局所治療（外用ハイドロキノンと日焼け止め）に内服トラネキサム酸（1 回 250 mg 1 日 2 回）を併用する A 群と局所治療単独の B 群に分けて検討した結果，A 群ではベースラインから 8 週目および 12 週目の Melasma Assessment Severity Index（MASI）の平均スコアが有意に低下した[4)]。

Del Rosario らは，中等度から重度の肝斑患者（ヒスパニック女性）を対象に，内服トラネキサム酸のプラセボ対照二重盲検ランダム化比較試験を実施した[5)]。トラネキサム酸 250 mg（TA 群）またはプラセボカプセル（対照群）を 1 日 2 回，3 カ月間投与した。3 カ月目の時点で，ベースラインと比べて TA 群では 49％，対照群では 18％の modified MASI（mMASI）スコアの有意な低下を認めた。

トラネキサム酸の投与量については，Zhu らが多施設ランダム化比較試験（1 日 500 mg，750 mg，1,000 mg，1,500 mg の 4 群）を実施したところ，4 つの用量間の MASI またはメラニン指数に有意な差はなかった[6)]。シンガポールの National Skin Centre において肝斑に対して内服トラネキサム酸（1 回 250 mg 1 日 2 回）を受けた患者 561 例の後ろ向き調査では，有害事象は 40 例（7.1％）に発現し，

ほとんどは腹痛や頭痛等の一過性のものであったが，深部静脈血栓症が1例に認められ，この症例は後に家族性プロテインS欠乏症と判明している[7]。使用開始前に血栓塞栓症の個人的および家族的リスク因子について把握すべきである。

　以上のように，経口トラネキサム酸は，低用量（1日500 mg）でも短期間（8～12週間）で，肝斑に対する有効性が示されており，副作用が少なく安全な治療選択肢であるが，長期的な安全性と有効性を決定するためには，より多くの研究が必要である[8]。トラネキサム酸は血栓塞栓リスクを増加させないことが研究で示されているが，治療を開始する前に禁忌およびリスク因子としての血栓性素因について慎重に検討されるべきである[9]。

　また，これらの報告をもとに，化学療法による色素沈着に対する治療効果があると結論付けることはできない。

　近年では美容の分野で，外用または局所注射が注目されている。2018年に出された肝斑治療におけるトラネキサム酸についてのメタアナリシスにも外用および注射の報告が含まれている[10]。

　なお，医療用内服トラネキサム酸の適応症には湿疹およびその類症，蕁麻疹，薬疹・中毒疹における紅斑・腫脹・瘙痒等の症状があるが，予防投与は基本的に保険適用外である。一般用医薬品としてビタミンCなどとの配合薬が肝斑に対して承認されている。外用トラネキサム酸については，医薬部外品に含まれることがしばしばあるが，医療用医薬品として承認されているものはない。

●検索キーワード・参考にした二次資料●
　「がん患者に対するアピアランスケアの手引き2016年版」の同クエスチョンの参考文献に加え，PubMedで，"antineoplastic agent"，"antineoplastic drug"，"antitumor agent"，"antitumor drug"，"chemotherapy agent"，"chemotherapy drug"，"chemotherapeutic agent"，"chemotherapeutic drug"，"chemo therapeutic"，"anti cancer agent"，"anti cancer drug"，"hazardous substances"，"hazardous drug"，"cytostatic"，"skin pigmentation"，"pigmentation"，"hyperpigmentation"，"cytotoxins"，"cytostatic agents"，"cytotoxic"，"neoplasms/drug therapy"，"neoplasms"，"pigment"，"nail diseases"，"nails"，"pigmentation disorders"，"chromatosis"，"skin lightening preparations"，"tranexamic Acid"，"salicylic acid"のキーワードで検索した。Cochrane Library・CINAHLでも同等のキーワードで検索した。医中誌Webでは，"抗腫瘍剤"，"抗がん剤"，"抗がん薬"，"細胞毒性"，"化学療法"，"薬物療法"，"皮膚色素沈着"，"色素沈着"，"tranexamic acid"，"トラネキサム酸"のキーワードで検索した。検索期間は2020年7月までとし，41件がヒットした。そのうち主要な論文を抽出し，さらにハンドサーチでも関連文献を検索した。

参考文献

1) Tse TW, Hui E. Tranexamic acid：an important adjuvant in the treatment of melasma. J Cosmet Dermatol. 2013；12(1)：57-66.[PMID：23438143] SR

2) Shankar K, Godse K, Aurangabadkar S, et al. Evidence-based treatment for melasma：expert opinion and a review. Dermatol Ther（Heidelb）. 2014；4(2)：165-86.[PMID：25269451] SR

3) Wong ITY, Richer V. Prophylaxis of post-inflammatory hyperpigmentation from energy-based device treatments：a review. J Cutan Med Surg. 2021；25(1)：77-86.[PMID：32929988] SR

4) Karn D, Kc S, Amatya A, et al. Oral tranexamic acid for the treatment of melasma. Kathmandu Univ Med J(KUMJ). 2012；10(40)：40-3.[PMID：23575051] ランダム

5) Del Rosario E, Florez-Pollack S, Zapata L Jr, et al. Randomized, placebo-controlled, double-blind study of oral tranexamic acid in the treatment of moderate-to-severe melasma. J Am Acad Dermatol. 2018；78(2)：363-9.[PMID：28987494] ランダム

6) Zhu CY, Li Y, Sun QN, et al. Analysis of the effect of different doses of oral tranexamic acid on melasma：a multi-

centre prospective study. Eur J Dermatol. 2019；29(1)：55-8.［PMID：30734717］ランダム

7) Lee HC, Thng TG, Goh CL. Oral tranexamic acid (TA) in the treatment of melasma：A retrospective analysis. J Am Acad Dermatol. 2016；75(2)：385-92.［PMID：27206758］ ケースシリーズ

8) McKesey J, Tovar-Garza A, Pandya AG. Melasma treatment：an evidence-based review. Am J Clin Dermatol. 2020；21(2)：173-225.［PMID：31802394］ SR

9) Bala HR, Lee S, Wong C, et al. Oral tranexamic acid for the treatment of melasma：a review. Dermatol Surg. 2018；44(6)：814-25.［PMID：29677015］ SR

10) Zhang L, Tan WQ, Fang QQ, et al. Tranexamic acid for adults with melasma：a systematic review and meta-analysis. Biomed Res Int. 2018；2018：1683414.［PMID：30533427］ SR（メタ）

I
治療編 – 化学療法

FQ 7　化学療法による皮膚色素沈着に対してハイドロキノンの外用は勧められるか

ステートメント

　化学療法による皮膚色素沈着に対して，ハイドロキノンの外用に治療効果があるという報告はない。健常人における皮膚の色素沈着（肝斑や炎症性色素沈着）に対して治療効果を示す報告はあるが，長期使用に伴う有害事象が懸念されており，非ハイドロキノン製剤の開発が進んでいる。

背景・目的

　化学療法による皮膚の色素沈着は，化学療法薬が基底細胞層に存在するメラノサイトを刺激することによって起こるとされている。

　ハイドロキノンは，メラニン生成の鍵となる酵素であるチロシナーゼを阻害することでメラニン生成を阻害するといわれている[1]。化学療法の有害事象である皮膚の色素沈着に対してハイドロキノン外用により治療が可能かを検討した。

解　説

　検索した範囲では，ハイドロキノンが化学療法による皮膚色素沈着に対して治療効果を示すという論文報告は認められなかった。一方で，健常人を対象として，皮膚の色素沈着（肝斑や炎症性色素沈着など）に対して，ハイドロキノンが治療効果を示したという報告はある。以下，健常人を対象とした皮膚色素沈着に対して，ハイドロキノンを塗布することの意義を検討した臨床データと基礎データについて概説する。

　肝斑に対するハイドロキノンのプラセボ対照ランダム化比較試験が報告されている（プラセボ：Sun Protection Factor 25 を昼間に併用）[2]。12 人を対象に，頬の左右に 4％ハイドロキノンとプラセボを 3 カ月間塗布した結果，ハイドロキノン塗布部で 76.9％の改善を示したが，副作用として，皮膚の刺激が 25％に認められた。

　2010 年代から併用療法が検討されるようになり，ハイドロキノンのチロシナーゼ阻害作用によるメラニン生成阻害効果を高めることが期待されるトレチノインとの併用療法が 3 件報告されている[3]~[5]。従来 3 カ月かかるといわれていたハイドロキノンによる肝斑治療であったが，トレチノインと併用することによって 4 週間で有意な効果を示した（$p \leqq 0.001$）とのことであるが，いずれも特定のハイドロキノンケアシステム（Nu-Derm®）を併用した臨床試験であることに注意が必要である。そのうち Grimes らは，参加者 20 人中 3 人で治療に関連すると思われる有害事象（乾燥，紅斑，皮剥け，刺すような感覚）を，Rendon らは，39 人中 1 人で紅斑を報告した。Taylor らが報告した 2 つの大規模多施設試験では，トリプルコンビネーションクリーム（TCC：4％ハイドロキノン，0.05％トレチノイン，0.01％フルオシノロンアセトニド）は，これら成分の 2 剤併用よりも効果的であり，8 週目終了時に TCC 群では，2 剤併用群と比較して有意に多くの患者が完全治癒を示した（26.1％ vs. 4.6％，$p < 0.0001$）。すべての群で紅斑，落屑，灼熱，乾燥，瘙痒症が認められた[6]。

その後，肝斑患者 120 人を対象として，TCC 1 日 1 回または 4％ハイドロキノン 1 日 2 回（対照）を8 週間塗布する非盲検対照試験では，TCC は対照群に比べて 4 週目以降の効果が有意に高く（病変が周囲の皮膚とほぼ同等に改善した患者は，対照群 5％，TCC 群 35％），有害事象は両群で同様であった[7]。以上より，肝斑などの色素沈着症を認めた健常人に対して，TCC は他の治療よりも有効な可能性がある。

ただし，化学療法による色素沈着に，ハイドロキノンが有効であると結論付けることはできない。

2018 年には，ハイドロキノン使用例におけるこれまで報告されていなかった眼の有害事象（角膜後筋や強膜の菲薄化・斑点など）も報告されており[8]，ハイドロキノンの長期使用の安全性に関する懸念が FDA より提起されている。こういった背景をもとに，近年，非ハイドロキノン製剤の開発が進められている。2020 年には非ハイドロキノンとハイドロキノンのランダム化比較試験が 2 件報告されている[9][10]。

ハイドロキノンは国内では化粧品への 2％までの配合が厚生労働省から認可されているが，医療用医薬品としては未承認である。

●検索キーワード・参考にした二次資料●

「がん患者に対するアピアランスケアの手引き 2016 年版」の同クエスチョンの参考文献に加え，PubMedで，"antineoplastic agent"，"antineoplastic drug"，"antitumor agent"，"antitumor drug"，"chemotherapy agent"，"chemotherapy drug"，"chemotherapeutic agent"，"chemotherapeutic drug"，"chemo therapeutic"，"anti cancer agent"，"anti cancer drug"，"hazardous substances"，"hazardous drug"，"cytostatic"，"skin pigmentation"，"pigmentation"，"hyperpigmentation"，"cytotoxins"，"cytostatic agents"，"cytotoxic"，"neoplasms/drug therapy"，"neoplasms"，"pigment"，"pigmentation disorders"，"chromatosis"，"skin lightening preparations"，"hydroquinone" のキーワードで検索した。Cochrane Library・CINAHL でも同等のキーワードで検索した。医中誌 Web では，"抗腫瘍剤"，"抗がん剤"，"抗がん薬"，"細胞毒性"，"化学療法"，"薬物療法"，"皮膚色素沈着"，"色素沈着"，"Hydroquinones"，"ハイドロキノン"，"皮膚美白剤"，"美白" のキーワードで検索した。検索期間は 2020 年 3 月までとし，76 件がヒットした。そのうち主要な論文を抽出し，さらにハンドサーチでも関連文献を検索した。

参考文献

1) Shimogaki H, Tanaka Y, Tamai H, et al. In vitro and in vivo evaluation of ellagic acid on melanogenesis inhibition. Int J Cosmet Sci. 2000；22(4)：291-303.[PMID：18503416]

2) Haddad AL, Matos LF, Brunstein F, et al. A clinical, prospective, randomized, double-blind trial comparing skin whitening complex with hydroquinone vs. placebo in the treatment of melasma. Int J Dermatol. 2003；42(2)：153-6.[PMID：12709008] ランダム

3) Gold M, Rendon M, Dibernardo B, et al. Open-label treatment of moderate or marked melasma with a 4% hydroquinone skin care system plus 0.05% tretinoin cream. J Clin Aesthet Dermatol. 2013；6(11)：32-8.[PMID：24307923] 単群試験

4) Grimes P, Watson J. Treating epidermal melasma with a 4% hydroquinone skin care system plus tretinoin cream 0.025%. Cutis. 2013；91(1)：47-54.[PMID：23461059] 単群試験

5) Rendon M, Dryer L. Investigator-blinded, single-center study to evaluate the efficacy and tolerability of a 4% hydroquinone skin care system plus 0.02% tretinoin cream in mild-to-moderate melasma and photodamage. J Drugs Dermatol. 2016；15(4)：466-75.[PMID：27050702] 単群試験

6) Taylor SC, Torok H, Jones T, et al. Efficacy and safety of a new triple-combination agent for the treatment of facial melasma. Cutis. 2003；72(1)：67-72.[PMID：12889718] ランダム

7) Ferreira Cestari T, Hassun K, Sittart A, et al. A comparison of triple combination cream and hydroquinone 4%

cream for the treatment of moderate to severe facial melasma. J Cosmet Dermatol. 2007；6(1)：36-9.［PMID：17348994］ランダム

8）Hollick EJ, Igwe C, Papamichael E, et al. Corneal and scleral problems caused by skin-lightening creams. Cornea. 2019；38(10)：1332-5.［PMID：31219884］ケースシリーズ

9）Kalasho BD, Minokadeh A, Zhang-Nunes S, et al. Evaluating the safety and efficacy of a topical formulation containing epidermal growth factor, tranexamic acid, vitamin C, arbutin, niacinamide and other ingredients as hydroquinone 4% alternatives to improve hyperpigmentation：a prospective, randomized, controlled split face study. J Cosmet Sci. 2020；71(5)：263-90.［PMID：33022197］ランダム

10）Bronzina E, Clement A, Marie B, et al. Efficacy and tolerability on melasma of a topical cosmetic product acting on melanocytes, fibroblasts and endothelial cells：a randomized comparative trial against 4% hydroquinone. J Eur Acad Dermatol Venereol. 2020；34(4)：897-903.［PMID：31858658］ランダム

化学療法による手足症候群の予防や重症度の軽減に保湿薬の外用は勧められるか

> **推奨**　細胞障害性抗がん薬投与患者に対して，手足症候群の予防や重症度の軽減に保湿薬の外用を行うことを弱く推奨する。
>
> 〔推奨の強さ：2，エビデンスの強さ：D（とても弱い），合意率：94%（17/18）〕

背景・目的

　細胞障害性抗がん薬による手足症候群（hand-foot syndrome；HFS）は手掌・足底発赤知覚不全症候群や手掌・足底紅斑，肢端紅斑，手足皮膚反応とも呼ばれ，手掌や足底に疼痛および皮膚変化をもたらす副作用である。症状が進行すると，腫脹，水疱，落屑，潰瘍を伴う場合もある。細胞障害性抗がん薬のなかでもカペシタビンは高頻度に HFS を起こすことが知られており，その発現頻度は 45～68% との報告がある[1)2)]。これらの症状の緩和や予防に，保湿薬の使用が推奨されるか検討した。

解 説

　HFS を引き起こす可能性のある細胞障害性抗がん薬としては，フルオロウラシル，カペシタビン，ドキソルビシン，シタラビン，ビノレルビン，ドセタキセルなどが知られ，6～67% の発現頻度とされている[3)]。

　HFS の明確な発現機序は不明であるが，最も報告が多いフッ化ピリミジン系薬剤で生じる HFS は当初，手掌足蹠・指(趾)腹・足踵にびまん性の浮腫性紅斑を生じ，慢性に経過し，表皮の萎縮（有棘層と角層の菲薄化）による指紋の消失や乾燥の亢進のため手足の腹側全体に亀裂や鱗屑を認め，強い疼痛を伴う。また，手足の辺縁部や指趾関節部に色素沈着が目立つようになる。確立した治療法と予防法はなく，HFS の最も確実な処置は原因薬剤の休薬と減量のみとされている[4)]。HFS に対する保湿薬の使用に関して，質の高いエビデンスは少なく，日常臨床では HFS の予防・症状緩和のために保湿薬の塗布が行われている。

　細胞障害性抗がん薬における HFS の予防や重症度の軽減のための保湿薬外用について記述された論文は，スクリーニングの結果，4 文献であった。このなかに，保湿薬の有無で HFS の予防や重症度を比較した前向き研究は調べた限りでは存在しなかった。一方で，保湿薬の種類による HFS の予防や重症度の軽減効果を検討した前向き比較試験の論文が含まれていた。

　保湿薬使用の効果についての検討は，1 本の後ろ向き観察研究[5)]があった。カペシタビン 2 コース以上を実施した乳がん患者 66 人を調査し，尿素含有軟膏やヘパリン類似物質含有軟膏，市販ハンドクリームといった保湿薬を使用した群と保湿薬を使用しなかった群を比較した。その結果，HFS 発生率は保湿薬使用群では 48.8%（21/43 例），保湿薬使用なし群では 73.9%（17/23 例）であった。Grade 2 以上の発生率は，保湿薬使用群では 11.6%（5/43 例），保湿薬使用なし群では 47.8%（11/23 例）であった。保湿薬の外用が HFS の発生率や重症度を軽減する可能性はあるが，本研究は後ろ向き研究であり，症例数も少なく，背景因子も調整されていないため，保湿薬の効果を示すエビ

| | Urea | | Others | | | Risk Ratio | |
Study or Subgroup	Events	Total	Events	Total	Weight	IV, Random, 95%CI	IV, Random, 95%CI
Wolf SL, 2010	22	67	16	60	49.1%	1.23[0.72, 2.12]	
Hofheinz RD, 2015	17	76	30	76	50.9%	0.57[0.34, 0.94]	
Total(95%CI)		143		136	100.0%	0.83[0.39, 1.77]	

Total events 39 46
Heterogeneity: Tau^2=0.23; Chi^2=4.24, df=1(P=0.04); I^2=76%
Test for overall effect: Z=0.48(P=0.63)

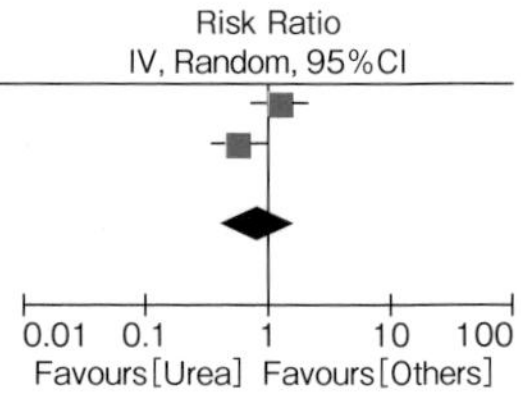

Favours[Urea] Favours[Others]

図1　メタアナリシス：尿素含有保湿薬とその他保湿薬における全 Grade の HFS の発現割合

デンスが十分であるとはいい難い。

　以上より，1本の後ろ向き研究だけであり，エビデンスの強さは「D（とても弱い）」とした。一方で，益に対して害はほとんどないと考えられ，患者の意向のばらつきも少ないと考えられる。

　臨床でよく使用される保湿薬には，油脂性基材製剤（白色ワセリンやジメチルイソプロピルアズレン含有軟膏），ヘパリン類似物質含有製剤，尿素製剤などがある。保湿薬の種類による効果を比較した3文献は，いずれもランダム化比較試験（RCT）であった。使用した保湿薬は，それぞれ①尿素含有保湿薬と保湿クリーム[6]，②抗酸化物質配合軟膏と尿素含有クリーム[7]，③抗酸化物質配合軟膏とプラセボ軟膏（抗酸化物質を配合していない基材のみで構成）[8]であった。これらのうち，Jungらの研究はプラセボ群7例，介入群10例という小規模かつ試験のバイアスリスクに問題のあるRCTであったうえ，他の2試験がカペシタビンによるHFSに対する保湿薬の検討がなされていたのに対して，Jungらの研究はドキソルビシン塩酸塩 リポソーム注射剤に対するHFSの検討であり，統合解析の対象ではないと考えた。さらに，WolfらとHofheinzらの2試験は尿素含有保湿薬を1つの治療群として評価しているRCTであったことから，HFSに対する尿素含有保湿薬の有用性について，定性的および定量的システマティックレビューを行った。抽出された2件[6][7]は，いずれもカペシタビンによる治療であり，対照群は保湿クリームもしくは抗酸化物質配合軟膏であった。検討可能なアウトカムは，①全 Grade の HFS の発現割合，②Grade 2 以上の HFS の発現割合，③HFS 発現までの期間，④QOL であった。

　全 Grade の HFS 発現割合のメタアナリシスでは（図1），リスク比（RR）は 0.83（95%CI 0.39-1.77）で，尿素含有保湿薬の使用はHFSの発現割合を減少させる方向であったが，統計学的に有意差を認めなかった（p=0.63）。

　Grade 2 以上の HFS の発現割合のメタアナリシスでは（図2），リスク比（RR）は 0.83（CI 0.41-1.68）で，尿素含有保湿薬の使用はHFSの発現割合を減少させる方向であったが，統計学的に有意差を認めなかった（p=0.88）。

　発現までの期間については，Grade 1 以上[7]，Grade 2 以上[6]と，報告している Grade が異なっているため，統合できなかった。定性的システマティックレビューでは，いずれの報告も発現までの期間に有意差を認めなかった。以上より，尿素含有保湿薬が，尿素を含まない保湿薬に比べて，HFSの発現時期を延長させると結論付けることはできなかった。

　QOL については，1文献[7]のみの報告であった。European Organization for Research and Treatment of Cancer（EORTC）QLQ-C30 と Dermatology Life Quality Index（DLQI）を用いてベースライン・1・2・3週間後および研究終了時の評価を行っていた。回答率は84%であり，EORTC QLQ-C30 は両群間で差がなく，全般的な健康関連 QOL は同様であった。DLQI の結果では，治療終了時点において尿素を含まない保湿薬が尿素含有保湿薬に比べて，皮膚の状態が QOL 低下に及ぼす影響

Study or Subgroup	Urea Events	Total	Others Events	Total	Weight	Risk Ratio IV, Random, 95%CI
Wolf SL, 2010	5	67	5	60	35.0%	0.90[0.27, 2.94]
Hofheinz RD, 2015	8	76	10	76	65.0%	0.80[0.33, 1.92]
Total(95%CI)		143		136	100.0%	0.83[0.41, 1.68]
Total events	13		15			

Heterogeneity: Tau^2=0.00; Chi^2=0.02, df=1 (P=0.88); I^2=0%
Test for overall effect: Z=0.51(P=0.61)

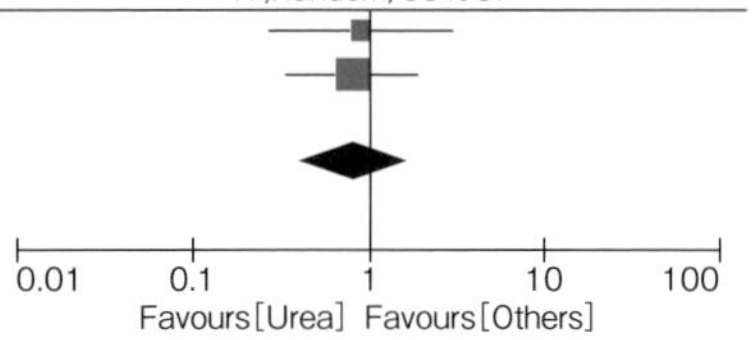

Risk Ratio IV,Random, 95%CI
0.01　0.1　1　10　100
Favours[Urea]　Favours[Others]

図2　メタアナリシス：尿素含有保湿薬とその他保湿薬における Grade 2 以上の HFS の発現割合

が有意に大きいという結果であった（p＝0.03）。尿素含有保湿薬は皮膚の乾燥やかゆみを改善させる効果がある[9]ため，皮膚のバリア機能が改善されたことで，特に良好な皮膚関連の QOL を示した可能性が考えられる。ただし，1 文献による報告であり，尿素含有保湿薬の使用が QOL 改善につながると結論付けることはできない。

また，尿素含有保湿薬を評価している 2 件の RCT いずれにおいても，対象疾患（乳がん・大腸がん・肺がん・食道がん）および治療内容（カペシタビン）が限定的であるため，注意が必要である。

CQ に合致した後ろ向き研究ならびに，尿素含有保湿薬の効果を評価した 2 件の RCT いずれにおいても，保湿薬塗布が直接影響を及ぼすような副作用の報告はなかった。

HFS の発現については，後ろ向き解析から，保湿薬を使用するほうがしない場合よりも発現割合および重症度軽減に役立つ可能性がある。ただし，保湿薬使用はべたつきなどもあり，患者の希望にはばらつきが想定される。

保湿薬のなかで，尿素含有保湿薬は他の保湿薬と比較して，HFS の発現予防や重症度の軽減には有益とはいえなかった。また，今回の研究では特に有害事象が増えるという報告はなかったが，尿素含有保湿薬には易刺激性が一般に報告されている。以上より，尿素含有保湿薬は注目されているものの，他の保湿薬と比較して有意に優れているとはいえず，積極的に尿素含有保湿薬を選択する必要はないと考える。

推奨決定会議の投票では，1 回目の投票で合意率 94%（17/18）であった。

以上より，エビデンスの程度，益と害のバランス，患者の希望などを勘案し，推奨は「細胞障害性抗がん薬投与患者に対して，手足症候群の予防や重症度の軽減に保湿薬の外用を行うことを弱く推奨する」とした。

●検索キーワード・参考にした二次資料●

「がん患者に対するアピアランスケアの手引き 2016 年版」の同クエスチョンの参考文献に加え，PubMed で，"antineoplastic agents"，"hand-foot syndrome"，"ointment"，"cream"，"lotion"，"moisturizer" 等のキーワードで検索した。Cochrane Library・CINAHL でも同等のキーワードで検索した。医中誌 Web では，"抗腫瘍剤"，"手足症候群"，"皮膚保湿剤"，"軟膏"，"クリーム"，"ローション" 等のキーワードで検索した。検索期間は，上記手引きでの検索以降である 2015 年 1 月～2020 年 7 月 31 日とし，8 件がヒットした。二次スクリーニングにより内容が適切ではないと判断した論文を除外し，上記手引きに使用した RCT 1 件と後ろ向き観察研究 1 件を加えた 4 件をもとに，定性的・定量的システマティックレビューを行った。

参考文献

1) Heo YS, Chang HM, Kim TW, et al. Hand-foot syndrome in patients treated with capecitabine-containing combina-

治療編 – 化学療法

tion chemotherapy. J Clin Pharmacol. 2004；44(10)：1166-72.[PMID：15342618]　コホート

2）Abushullaih S, Saad ED, Munsell M, et al. Incidence and severity of hand-foot syndrome in colorectal cancer patients treated with capecitabine：a single-institution experience. Cancer Invest. 2002；20(1)：3-10.[PMID：11853000]　コホート

3）Nagore E, Insa A, Sanmartín O. Antineoplastic therapy-induced palmar plantar erythrodysesthesia（'hand-foot'）syndrome. Incidence, recognition and management. Am J Clin Dermatol. 2000；1(4)：225-34.[PMID：11702367]　レビュー

4）Scheithauer W, Blum J. Coming to grips with hand-foot syndrome. Insights from clinical trials evaluating capecit-abine. Oncology（Williston Park）. 2004；18(9)：1161-8, 1173.[PMID：15471200]　レビュー

5）藤井千賀, 阿南節子, 藤野美佐子, 他. Capecitabine 投与患者における手足症候群のマネジメント. 癌と化療. 2008；35(8)：1357-60. ケースコントロール

6）Wolf SL, Qin R, Menon SP, et al；North Central Cancer Treatment Group Study N05C5. Placebo-controlled trial to determine the effectiveness of a urea/lactic acid-based topical keratolytic agent for prevention of capecitabine-induced hand-foot syndrome：North Central Cancer Treatment Group Study N05C5. J Clin Oncol. 2010；28(35)：5182-7.[PMID：21060036]　ランダム

7）Hofheinz RD, Gencer D, Schulz H, et al. Mapisal versus urea cream as prophylaxis for capecitabine-associated hand-foot syndrome：a randomized phase Ⅲ trial of the AIO quality of life working group. J Clin Oncol. 2015；33(22)：2444-9.[PMID：26124485]　ランダム

8）Jung S, Sehouli J, Chekerov R, et al. Prevention of palmoplantar erythrodysesthesia in patients treated with pegylat-ed liposomal doxorubicin（Caelyx®）. Support Care Cancer. 2017；25(11)：3545-9.[PMID：28653108]　ランダム

9）横関博雄, 片山一朗, 松永　剛, 他. 尿素軟膏（ウレパール®）のアトピー性皮膚炎乾皮症に対する臨床効果. 皮膚. 1996；38(2)：276-82. ケースシリーズ

FQ 9　化学療法による手足症候群に対する治療として副腎皮質ステロイド外用薬は勧められるか

ステートメント

化学療法による手足症候群に対する治療として副腎皮質ステロイド外用薬は実臨床でしばしば用いられているが，その推奨度については今後の検討が待たれる。

背景・目的

化学療法による手足症候群（HFS）は手掌・足底発赤知覚不全症候群や手掌・足底紅斑，肢端紅斑，手足皮膚反応とも呼ばれ，手掌や足底に疼痛および皮膚変化をもたらす副作用である。症状が進行すると，腫脹，水疱，落屑，潰瘍を伴う場合もある。抗がん薬のなかでもカペシタビンは高頻度に HFS を起こすことが知られており，その発現頻度は 45～68％との報告[1)2)]がある。ドキソルビシン塩酸塩 リポソーム注射剤についても，78.3％との報告[3)]がある。これらの HFS の発現機序は明らかになっておらず，有効な治療法はまだない。そのなかで，化学療法による HFS の治療として副腎皮質ステロイド外用薬（以下，ステロイド外用薬）は勧められるかを検討した。

解 説

HFS を起こす可能性のある抗がん薬としては，フルオロウラシル，ドキソルビシン，カペシタビン，シタラビン，ビノレルビン，ドセタキセルなどが知られ，6～67％の発現頻度とされている[4)]。

HFS の明確な発現機序は不明であるが，最も報告が多いフッ化ピリミジン系薬剤で生じる HFS は当初，手掌足蹠・指(趾)腹，足踵にびまん性の浮腫性紅斑を生じ，慢性に経過し，表皮の萎縮（有棘層と角層の菲薄化）による指紋の消失や乾燥の亢進のため，手足の腹側全体に亀裂や鱗屑を認め，強い疼痛を伴う。また，手足の辺縁部や指趾関節部に色素沈着が目立つようになる。確立した治療法と予防法はなく，HFS の最も確実な処置は原因薬剤の休薬と減量のみとされている[5)]。そのため，日常臨床では HFS に対して保湿薬の塗布が行われたり，感染予防のための創部ケア等が中心に行われたりしている。

検索した範囲では，化学療法による HFS の治療として，ステロイド外用薬の有効性を検討した報告は認められなかった。そのため，ステロイド外用薬を積極的に推奨する科学的根拠は乏しい。しかしわが国では，厚生労働省から発表されている重篤副作用疾患別対応マニュアル・手足症候群のなかで症状出現時にはステロイド外用薬を使用することが記載されている。

HFS の病理組織像は，真皮乳頭の浮腫と血管周囲リンパ球浸潤を伴う空胞変性と角化細胞の壊死を認める非特異的皮膚炎所見とされている[4)]。このことは，表皮から真皮にかけての炎症と，抗腫瘍剤による作用および手掌・足底への圧迫や物理的刺激による細胞障害の両方の所見が混在していることを示している。ステロイド外用薬はこのうち炎症を抑制する効果はあるものの，細胞障害を抑制する効果は期待できない。したがって HFS の症状をコントロールするためには，細胞障害を抑制する外用薬の開発が必要である。今後，新たな機序をもつ外用薬の登場が待たれる。

●検索キーワード・参考にした二次資料●

　PubMed で，"Antineoplastic Agents"，"hand-foot syndrome"，"steroid" 等のキーワードで過去 5 年分を検索した。医中誌 Web では，"抗腫瘍剤"，"手足症候群"，"ステロイド外用" 等のキーワードで，2015 年 1 月〜2020 年 7 月 16 日を検索した。いずれの検索においても，システマティックレビューや二重盲検試験など質の高い論文はヒットしなかった。また，「がん患者に対するアピアランスケアの手引き 2016 年版」の文献も引用した。

参考文献

1) Heo YS, Chang HM, Kim TW, et al. Hand-foot syndrome in patients treated with capecitabine-containing combination chemotherapy. J Clin Pharmacol. 2004；44(10)：1166-72.[PMID：15342618] コホート

2) Abushullaih S, Saad ED, Munsell M, et al. Incidence and severity of hand-foot syndrome in colorectal cancer patients treated with capecitabine：a single-institution experience. Cancer Invest. 2002；20(1)：3-10.[PMID：11853000] コホート

3) Katsumata N, Fujiwara Y, Kamura T, et al. Phase Ⅱ clinical trial of pegylated liposomal doxorubicin (JNS002) in Japanese patients with mullerian carcinoma (epithelial ovarian carcinoma, primary carcinoma of fallopian tube, peritoneal carcinoma) having a therapeutic history of platinum-based chemotherapy：a Phase Ⅱ Study of the Japanese Gynecologic Oncology Group. Jpn J Clin Oncol. 2008；38(11)：777-85.[PMID：18927230] 単群試験

4) Nagore E, Insa A, Sanmartín O. Antineoplastic therapy-induced palmar plantar erythrodysesthesia ('hand-foot') syndrome. Incidence, recognition and management. Am J Clin Dermatol. 2000；1(4)：225-34.[PMID：11702367] レビュー

5) Scheithauer W, Blum J. Coming to grips with hand-foot syndrome. Insights from clinical trials evaluating capecitabine. Oncology (Williston Park). 2004；18(9)：1161-8, 1173.[PMID：15471200] レビュー

化学療法による手足症候群の予防や発現を遅らせる目的で，ビタミンB6を投与することは勧められるか

推奨 細胞障害性抗がん薬投与患者に対して，手足症候群の予防や発現を遅らせる目的のビタミンB6投与は，明確に有効であるというエビデンスは存在せず，行わないことを弱く推奨する。〔推奨の強さ：3，エビデンスの強さ：B（中），合意率：94%（16/17）〕

背景・目的

　化学療法による手足症候群（HFS）は手掌・足底発赤知覚不全症候群や手掌・足底紅斑，肢端紅斑，手足皮膚反応とも呼ばれ，手掌や足底に疼痛および皮膚変化をもたらす副作用である。症状が進行すると，腫脹，水疱，落屑，潰瘍を伴う場合もある。

　HFSを起こす可能性のある抗がん薬としては，フッ化ピリミジン系抗がん薬，ドキソルビシン，ドセタキセルなどが知られている[1]。抗がん薬のなかでもカペシタビンは高頻度にHFSを起こすことが知られており，その発現頻度は73%との報告がある[1,2]。ドキソルビシン塩酸塩 リポソーム注射剤についても78.3%との報告がある[3]。HFSの発現機序は明らかになっておらず，有効な治療法はまだない。そのため日常臨床では保湿薬の塗布，感染予防のための創部ケア等が中心に行われているのが現状である。その一方で，HFSはビタミンB6不足によって発現する肢端疼痛症に類似しているため，カペシタビンによるHFSに対して，経験的にビタミンB6が用いられてきた背景がある[4]。

　今回，HFSの予防や発現を遅らせるために，ビタミンB6内服が有効であるかについて検討した。

解説

　細胞障害性抗がん薬投与患者のHFSの予防や発現を遅らせる目的で，ビタミンB6を投与することは有効かというCQに対して，文献検索の結果に基づいて，全症例数が200例を超える大規模なランダム化比較試験（RCT）2件，少数例のRCT 5件を対象として，メタアナリシス，定量的または定性的システマティックレビューを実施した[5)~11)]。この試験間で，投与されるビタミンB6の1日用量は60~200 mgの幅があった。また，ベースに投与された細胞障害性抗がん薬は，カペシタビン単剤のみが3試験[7)9)10)]，カペシタビン含有レジメンが3試験，ドキソルビシン塩酸塩 リポソーム注射剤単剤が1試験[6]であった。

　検討が可能であったアウトカムは，①全GradeのHFSの発現割合，②Grade 2以上のHFSの発現割合，③QOL，④細胞障害性抗がん薬の治療継続率，⑤ビタミンB6投与による有害事象の追加，⑥HFSの発現までの期間である。

　このほか，患者の満足度のアウトカムについては，抽出できた文献のなかで評価しているものが存在せず，今回検討できなかった。以下に，アウトカムごとに解説する。

①全GradeのHFSの発現割合について

　全GradeのHFSの発現割合は7つのRCT（Kangら，von Gruenigenら，Corrieら，Braikら，Otaら，Yapら，Toyamaら[5)~11)]）を対象として，メタアナリシスを実施した（図1）。この結果，リ

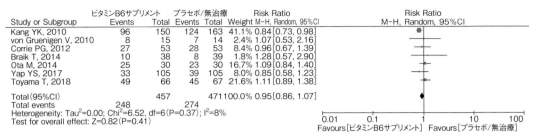

図 1　メタアナリシス：ビタミン B6 内服の有無による全 Grade の HFS の発現割合

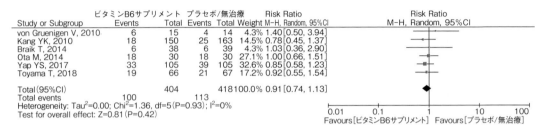

図 2　メタアナリシス：ビタミン B6 内服の有無による Grade 2 以上の HFS の発現割合

スク比（RR）は 0.95（95％CI 0.86-1.07）と，ビタミン B6 併用で HFS の発現割合は減少する方向ではあったが，統計学的に有意差を認めなかった。

②Grade 2 以上の HFS の発現割合

Grade 2 以上の HFS の発現割合は 6 つの試験（Kang ら，von Gruenigen ら，Braik ら，Ota ら，Yap ら，Toyama ら）を対象として，メタアナリシスを実施した（図 2）。RR は 0.91（95％CI 0.74-1.13）とビタミン B6 併用で HFS の発現割合は減少する方向ではあったが，統計学的に有意差を認めなかった。

③QOL について

両群の QOL については 3 件（von Gruenigen ら，Corrie ら，Yap ら）[6)7)10)]で報告されているが，von Gruenigen らは FACT-G，Corrie らは EORTC QLQ-C30，Yap らは EQ-5D-3L というように使用している QOL 評価スケールが異なっており，これらの 3 試験の定量的システマティックレビューは実施できなかった。いずれの報告においても，QOL は介入による統計学的な有意差を認めず，ビタミン B6 投与が QOL を改善または悪化させるとは結論付けることはできなかった。

④細胞障害性抗がん薬の治療継続率について

抗がん薬の継続性は，1 試験のみで報告されていた。Corrie らの報告では，12 週時点での継続割合はビタミン B6 群で 37％，プラセボ群で 23％であり，統計学的な有意差は認めなかった［ハザード比（HR）0.59（95％CI 0.29-1.20，$p=0.152$）][7]。一方で，time to first dose modification については HR 0.512（95％CI 0.31-0.84，$p=0.008$）と統計学的に有意にビタミン B6 併用が良好であった。この結果からは，RCT 1 件の報告だけであり，細胞障害性抗がん薬の治療継続率に対するビタミン B6 投与の影響については，結論付けることはできない。

⑤ビタミン B6 投与による有害事象の追加について

安全性については 5 試験（von Gruenigen ら，Corrie ら，Ota ら，Yap ら，Toyama ら）[6)7)9)~11)]で

Study or Subgroup	ビタミンB6サプリメント Events	Total	プラセボ/無治療 Events	Total	Weight	Risk Ratio M-H, Random, 95%CI
Ota M, 2014	5	30	10	30	18.1%	0.50[0.19, 1.29]
Yap YS, 2017	14	103	18	104	39.2%	0.79[0.41, 1.49]
Toyama T, 2018	15	66	16	67	42.6%	0.95[0.51, 1.76]
Total(95%CI)		199		201	100.0%	0.79[0.52, 1.18]
Total events	34		44			

Heterogeneity: $Tau^2=0.00$; $Chi^2=1.25$, df=2(P=0.54); $I^2=0\%$
Test for overall effect: Z=1.17(P=0.24)

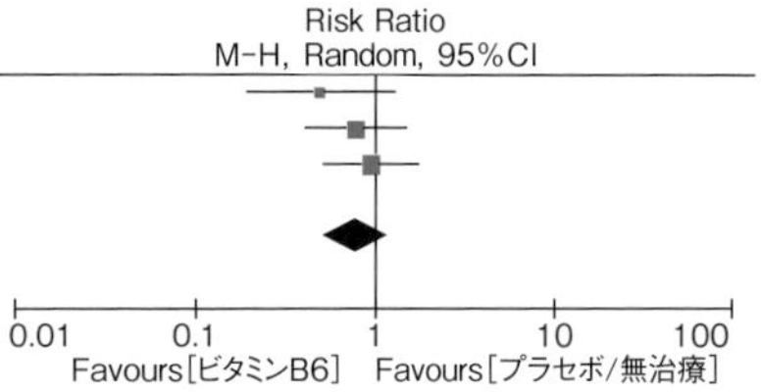

図 3　メタアナリシス：ビタミン B6 内服の有無による悪心の割合

報告されていたが，ビタミン B6 投与群とプラセボまたは無投与群の全有害事象頻度を比較した報告は 1 件も認められなかった。そのため，介入であるビタミン B6 投与で全有害事象頻度が改善するかまたは増加するかについては，評価できなかった。少なくとも，ビタミン B6 の追加使用による HFS 以外の有害事象について，増加が報告されているものはない。

ビタミン B6 過剰摂取による有害事象としては，一般的にはほとんど問題がないものの，厚生労働省における，NIH の説明の翻訳事業『「統合医療」に係る情報発信等推進事業』[12)]においては，感覚性神経障害，痛みを伴い外観を損なう皮膚病変，光線過敏症，消化器症状（悪心や胸やけなど）があるとされる。

有害事象が報告されていた 5 試験においては，感覚性神経障害，皮疹，光線過敏症についての報告は認められなかった。このため，2 つ以上の試験で全 Grade の悪心の頻度が報告されていた 3 試験（Ota ら，Yap ら，Toyama ら）[9)~11)]について，メタアナリシスを実施した（**図 3**）。全 Grade の悪心の発現割合は RR 0.79（95%CI 0.52-1.18）と，ビタミン B6 併用で悪心の発現割合は減少する方向であったが統計学的な有意差は認めなかった。これら 3 試験からは，1 日あたり 60 mg か 200 mg のビタミン B6 併用による，明らかな悪心の頻度上昇は報告されていない。

⑥HFS の発現までの期間について

HFS の発現時期に関して検討されていたのは 3 試験（Kang ら，Yap ら，Toyama ら）[5)10)11)]の報告であったが，それぞれカペシタビンの累積投与量，Grade 2 の HFS 発現までのサイクル数，月数といった 3 つであり，報告内容が異なり統合できなかった。そのため，定性的システマティックレビューを行った。Kang らの報告では，HFS 発現までの累積投与量は統計学的に差を認めなかった（全 Grade；$p=0.205$，Grade 2 以上の HFS；$p=0.788$）。Yap らの報告では，Grade 2 以上の HFS が出現するまでの期間は，プラセボ群およびビタミン B6 介入でサイクル数はいずれも 3 サイクルであり（$p=0.38$），中央値はいずれも not reached（$p=0.73$）と，有意差を認めなかった。Toyama らの報告では，発現までの期間中央値はいずれも 1.8 カ月（HR 0.92，95%CI 0.61-1.38，$p=0.18$），Grade 2 以上の HFS 発現までの期間はビタミン B6 投与群で 13.6 カ月，非投与群で 10.6 カ月（HR 0.75，80%CI，0.50-1.13，$p=0.18$）といずれも差を認めなかった。以上より，ビタミン B6 投与が，プラセボまたは不投与に比べて，HFS の発現時期を変えると結論付けることはできなかった。

そのほか，HFS の予防に関する報告ではないが，Wiernik らは hexamethylmelamine とシスプラチンの併用療法を受ける卵巣がん患者に対し，hexamethylmelamine による神経毒性の軽減目的でビタミン B6 の 300 mg/m^2/日の投与を行ったところ，ビタミン B6 投与なし群と比べて神経毒性を軽減したが，抗腫瘍効果の持続期間を短縮させたと報告しており[13)]，抗腫瘍効果減弱の可能性も否定できない。

　以上より，細胞障害性抗がん薬による HFS に対する予防や発現を遅らせる目的としてのビタミンB6 内服の効果は，上記で説明した①，②，④，⑥といった有効性に関するアウトカムで定量的なメリットが示されておらず，また，安全性に関しては，③QOL や⑤HFS 以外の何らかの有害事象が変化するという報告もない。そのため，益と害のバランスに関しては，害はほとんどないと推定されるが，益が害に勝るとまでは結論付けられない。

　小規模な RCT を中心とした報告であること，試験対象がばらついていることなどを踏まえて，エビデンスの確実性は「B（中）」とした。主アウトカムに置く価値の大きさにばらつきは少ないと考えるが，一部，有害事象の追加が明確でなければ，何でも行いたいという価値観をもつ患者もおり，患者の希望はばらつく可能性もあり得る。内服薬であり，投薬に関する患者の負担は少ないと考える。

　ビタミン B6 製剤は「ビタミン B6 欠乏症の予防および治療（薬物投与によるものを含む），ならびにビタミン B6 の欠乏または代謝障害が関与すると推定される急・慢性湿疹，脂漏性湿疹，接触皮膚炎」の効能および効果として薬価収載されている。今回の CQ で採用した RCT では，ビタミンB6 は 1 日あたり 60～200 mg の投与がなされており，（保険の適用前の）薬価総額としては，4 週間投与した場合で 3,000 円程度である。

　推奨決定会議では，1 回目の投票で，行わないことを弱く推奨するが 94％（16/17），行うことを弱く推奨するが 6％（1/17）であった。

　以上より，エビデンスの程度，益と害のバランス，患者の希望などを勘案し，推奨は「細胞障害性抗がん薬投与患者に対して，手足症候群の予防や発現を遅らせる目的のビタミン B6 投与は，明確に有効であるというエビデンスは存在せず，行わないことを弱く推奨する」とした。

●検索キーワード・参考にした二次資料●

　PubMed・Cochrane Library で，"Antineoplastic Agents"，"hand-foot syndrome"，"pyridoxine" 等のキーワードで検索した。医中誌 Web では，"抗腫瘍剤"，"手足症候群"，"ビタミン B6" 等のキーワードで検索した。

　検索期間は，「がん患者に対するアピアランスケアの手引き 2016 年版」での検索以降である 2015 年 1 月～2020 年 7 月 11 日とし，48 件がヒットした。二次スクリーニングにより内容が適切ではないと判断した論文を除外し，また上記手引き作成に使用した RCT 4 編のうち，1 編は抄録以外にアクセス不可能であり，除外した。残り 3 編を本検討の対象とし，今回の新たな検索でみつかった RCT 4 編を加えた合計 7 論文をもとに，定性的・定量的システマティックレビューを行った。

参考文献

1) Kwakman JJM, Elshot YS, Punt CJA, et al. Management of cytotoxic chemotherapy-induced hand-foot syndrome. Oncol Rev. 2020；14(1)：442.[PMID：32431787] レビュー

2) Kwakman JJM, Simkens LHJ, van Rooijen JM, et al. Randomized phase Ⅲ trial of S-1 versus capecitabine in the first-line treatment of metastatic colorectal cancer：SALTO study by the Dutch Colorectal Cancer Group. Ann Oncol. 2017；28(6)：1288-93.[PMID：28383633] ランダム

3) Katsumata N, Fujiwara Y, Kamura T, et al. Phase Ⅱ clinical trial of pegylated liposomal doxorubicin（JNS002）in Japanese patients with mullerian carcinoma（epithelial ovarian carcinoma, primary carcinoma of fallopian tube, peritoneal carcinoma）having a therapeutic history of platinum-based chemotherapy：a Phase Ⅱ Study of the Japanese Gynecologic Oncology Group. Jpn J Clin Oncol. 2008；38(11)：777-85.[PMID：18927230] 単群試験

4) Fabian CJ, Molina R, Slavik M, et al. Pyridoxine therapy for palmar-plantar erythrodysesthesia associated with con-

tinuous 5-fluorouracil infusion. Invest New Drugs. 1990；8(1)：57-63.[PMID：2345070] 単群試験

5）Kang YK, Lee SS, Yoon DH, et al. Pyridoxine is not effective to prevent hand-foot syndrome associated with capecitabine therapy：results of a randomized, double-blind, placebo-controlled study. J Clin Oncol. 2010；28(24)：3824-9.[PMID：20625131] ランダム

6）von Gruenigen V, Frasure H, Fusco N, et al. A double-blind, randomized trial of pyridoxine versus placebo for the prevention of pegylated liposomal doxorubicin-related hand-foot syndrome in gynecologic oncology patients. Cancer. 2010；116(20)：4735-43.[PMID：20629022] ランダム

7）Corrie PG, Bulusu R, Wilson CB, et al. A randomised study evaluating the use of pyridoxine to avoid capecitabine dose modifications. Br J Cancer. 2012；107(4)：585-7.[PMID：22814578] ランダム

8）Braik T, Yim B, Evans AT, et al. Randomized trial of vitamin B6 for preventing hand-foot syndrome from capecitabine chemotherapy. J Community Support Oncol. 2014；12(2)：65-70.[PMID：24971407] ランダム

9）Ota M, Tatsumi K, Suwa H, et al. The effect of pyridoxine for prevention of hand-foot syndrome in colorectal cancer patients with adjuvant chemotherapy using capecitabine：a randomized study. Hepatogastroenterology. 2014；61(132)：1008-13.[PMID：26158157] ランダム

10）Yap YS, Kwok LL, Syn N, et al. Predictors of hand-foot syndrome and pyridoxine for prevention of capecitabine-induced hand-foot syndrome：a randomized clinical trial. JAMA Oncol. 2017；3(11)：1538-45.[PMID：28715540] ランダム

11）Toyama T, Yoshimura A, Hayashi T, et al. A randomized phase Ⅱ study evaluating pyridoxine for the prevention of hand-foot syndrome associated with capecitabine therapy for advanced or metastatic breast cancer. Breast Cancer. 2018；25(6)：729-35.[PMID：29948956] ランダム

12）厚生労働省. 厚生労働省『「統合医療」に係る情報発信等推進事業』. ビタミン B6(Vitamin B6). https://www.ejim.ncgg.go.jp/pro/overseas/c03/15.html（翻訳公開日 2021 年 3 月 12 日，2021 年 3 月 15 日閲覧）

13）Wiernik PH, Yeap B, Vogl SE, et al. Hexamethylmelamine and low or moderate dose cisplatin with or without pyridoxine for treatment of advanced ovarian carcinoma：a study of the Eastern Cooperative Oncology Group. Cancer Invest. 1992；10(1)：1-9.[PMID：1735009] ランダム

FQ 11　タキサン系薬剤による爪障害の予防に冷却療法は勧められるか

ステートメント

タキサン系薬剤による爪障害の予防として，冷却療法の有用性が検討されている。

背景・目的

　タキサン系薬剤による化学療法では，有害事象として爪障害が生じる頻度が高いことが知られており，強い痛みを伴う場合や，爪の剝離あるいは脱落などの影響で細かい作業や安定した歩行ができなくなる場合には，日常生活動作が制限されて QOL の著しい低下を招くことになる。また，特に手の爪は人目につくことから，外見（爪の色調など）のみの変化であったとしても，しばしば精神的なストレスをもたらす。さらに，爪障害の発現によって化学療法を変更（用法・用量やサイクル数）または中止せざるを得なくなれば，それが治療効果に影響して患者の不利益につながる可能性もあるため，爪障害を予防する対策の重要性は高い。近年，タキサン系薬剤による爪障害の予防に，冷却療法が有効であることが報告されている。

解　説

　化学療法で用いられるタキサン系薬剤（パクリタキセル，ドセタキセル）は，有害事象として爪障害をきたすことが最も多い抗がん薬であり，タキサン系薬剤による爪障害の頻度に関するシステマティックレビューによると，パクリタキセルで 43.7%，ドセタキセルで 34.9%であったと報告されている[1)2)]。さらに，爪障害の発現は化学療法のサイクル数と強く関連し，タキサン系薬剤の累積投与量の増加に伴って増えることが知られている[2)]。タキサン系薬剤による爪障害の病態生理はよくわかっていないが，爪母や爪床上皮などへの直接的な細胞毒性や，抗血管新生活性，神経原性炎症の関与などが示唆されている[3)～5)]。タキサン系薬剤による爪障害として，薬剤の影響が爪母に及べば，爪の色調変化（褐色調や白色調），爪表面の横溝形成（ボー線条），爪の脱落などが生じ，爪床上皮に及べば爪の剝離など，そして爪周囲の皮膚に及べば爪囲炎が引き起こされ，さらには爪の下に血腫を形成するなどの出血性変化を伴うことも少なくない[1)]。

　化学療法中に生じる脱毛の予防には頭皮の冷却が有効であると報告されている[6)]。これは，冷却によって頭皮の血管が収縮して血流が減るため，毛囊へ到達する抗がん薬の量も減るからであると考えられている。同様に，フルオロウラシル投与後の口腔粘膜炎の発現が口腔内の冷却によって抑制されることも報告されている[7)]。その後，この考え方はタキサン系薬剤による爪障害の予防にも応用され，手足など局所の冷却療法の有効性に関しての報告が増えつつある[8)～14)]。

　タキサン系薬剤による爪障害の予防を目的とした冷却療法の有効性に関しては，2005 年に Scotté らが 75 mg/m^{2}のドセタキセルを投与するがん患者 45 人を対象として行った多施設臨床試験が皮切りとなった[8)]。本試験では，それぞれの患者において，右手に冷却手袋を着用，左手は着用せずコントロールとし，主要評価項目である爪の剝離の予防効果に関して比較したところ，全 Grade の爪障害の発現率は，冷却手袋を着用した側で 11%，着用していない側で 51%であり（$p=0.0001$），

Grade 2 に相当する爪の剥離の発現率に至っては，それぞれ 0％と 22％であり（$p=0.0001$），冷却手袋を着用した側で爪障害の発現率の有意な低下が認められた。また，副次評価項目として皮膚障害の発現率についても比較しており，冷却手袋を着用した側が 24％，着用していない側が 53％であった。一方で，爪障害や皮膚障害が発現するまでの期間については有意差が認められなかった。冷却手袋着用に関する満足度調査も行われており，評価可能であった 43 人のうち 37 人（86％）の患者が満足と回答している。なお，対象となった 45 人の患者のうちの 5 人が手袋の冷たさに耐えられず脱落している。

　Scotté らの報告以降も，タキサン系薬剤による化学療法に際して冷却療法が試みられてきたが，2014 年には McCarthy らによって初めてのランダム化比較試験（RCT）が行われた[14]。本試験においても，Scotté らの報告と同様に，ドセタキセルによる爪障害と皮膚障害の予防として，冷却手袋を着用することの有効性について検討された。冷却手袋の温度を−25℃とした予備試験にて，手袋の冷たさの不快感に耐え切れずに脱落した例が多かったことなどから，本試験では手袋の冷却温度を−4℃とした。本試験の対象はドセタキセルが投与されるがん患者 53 人であり，同一患者で冷却手袋を着用した側と着用していない側の比較が行われ，爪障害と皮膚障害いずれの発現率においても有意差が認められないという結果であった。しかし，本試験対象者の 60％に相当する 32 人もの患者が，冷却手袋着用に伴う不快感などを理由に脱落している。

　近年報告された，タキサン系薬剤による爪障害の予防法に関するシステマティックレビューならびにメタアナリシス（冷却療法に関しては 1 つの RCT と 6 つの前向き試験が対象）では，冷却療法は有効な予防法の一つであり，同薬剤による爪障害の発現率と重症度を低下させ，日常生活動作および QOL の改善が得られるとしている[15]。ただし，対象となった試験は，サンプル数が比較的少なく，冷却の方法（手段や温度など）がさまざまであり，有害事象としての爪障害を評価する重症度のスケールが同一ではないことや，脱落症例が多いことなど，複数の問題点があり，不均一性も高い。

　以上のように，タキサン系薬剤による爪障害の予防として，冷却手袋に代表される冷却療法が有効であるとする報告は増えつつあるが，実際には解決すべき課題や問題点も少なくない。特に冷却手袋に関しては，冷却温度や着用時間はどのくらいが最適かなど今後検討する必要がある。Scotté らの試験では，冷却手袋（製品名：Elasto-Gel[TM]）を冷凍庫で−25℃から−30℃に少なくとも 3 時間冷却し，患者はドセタキセル投与の前後それぞれ 15 分間と投与中の 1 時間の合計 90 分間にわたり着用した[8]。そして，冷却温度を一定に保つために，中間にあたる 45 分が経過した時点で新しい手袋に交換されている。Ishiguro らの報告によれば，着用に伴う不快感を軽減させるために手袋を家庭用冷凍庫の設定温度である−10℃から−20℃に冷却した場合でも，特殊用途の冷凍庫で−25℃から−30℃に冷却する場合と比べて有効性への影響はみられなかったが，手袋（製品名不詳）の冷却温度を−4℃として行われた McCarthy らの試験では爪障害の予防効果が示されず，さらに半数以上の患者が冷却手袋の不快感を理由に脱落してしまったことを考えると，有効性と忍容性のバランスが取れた最適な冷却温度ならびに着用時間は今後検討すべき重要な課題の一つである[14,16]。また，冷却手袋着用中にその冷たさに我慢できなければ，速やかに自己中断することは可能であるものの，凍傷をきたすリスクもあることから安全性への配慮が不可欠となる[17]。さらには，Huang らも指摘しているように，製品の入手性（凍傷事例の発生により，Elasto-Gel[TM]は米国 FDA のリコール対象のため入手不可であり，爪障害予防の効能・効果についてわが国で薬事承認を受けた冷却用医療機器も今のところ存在しない）やコストのほかにも，低温の冷却手袋などを準備しておける設

備（目標温度まで冷却可能な冷凍庫）が整っているか，マンパワーを割く余裕があるかなどといった現実的な問題もクリアする必要がある[15]。しかし，日常生活動作およびQOLの低下をもたらす爪障害を予防することのメリットは大きいと考えられ，タキサン系薬剤を減量することなく計画通りの化学療法を遂行するためにも，安全性に十分配慮したうえで冷却療法を行うことを考慮してもよいと思われる。

●検索キーワード・参考にした二次資料●

「がん患者に対するアピアランスケアの手引き2016年版」の同クエスチョンの参考文献に加え，PubMedで，"antineoplastic agents"，"taxoids"，"nail changes"，"nail toxicity"，"onycholysis"，"freezing"，"cooling"，"frozen glove"，"frozen sock"のキーワードで検索した。医中誌Webでは，"化学療法"，"タキサン"，"爪変化"，"爪毒性"，"爪甲剝離"，"冷却"，"クーリング"，"冷却手袋"，"冷却靴下"のキーワードで検索した。Cochrane Library・CINAHLでも同等のキーワードで検索した。検索期間は2015年4月1日〜2020年6月27日とし，計88件がヒットした。二次スクリーニングにより，内容が適切ではないと判断した論文を除外し，さらにハンドサーチによって収集した関連文献を含め，計17件を参考とした。

参考文献

1) Sibaud V, Lebœuf NR, Roche H, et al. Dermatological adverse events with taxane chemotherapy. Eur J Dermatol. 2016；26(5)：427-43.[PMID：27550571] SR

2) Capriotti K, Capriotti JA, Lessin S, et al. The risk of nail changes with taxane chemotherapy：a systematic review of the literature and meta-analysis. Br J Dermatol. 2015；173(3)：842-5.[PMID：25704465] SR（メタ）

3) Minisini AM, Tosti A, Sobrero AF, et al. Taxane-induced nail changes：incidence, clinical presentation and outcome. Ann Oncol. 2003；14(2)：333-7.[PMID：12562663] レビュー

4) Battegay EJ. Angiogenesis：mechanistic insights, neovascular diseases, and therapeutic prospects. J Mol Med (Berl). 1995；73(7)：333-46.[PMID：8520966] レビュー

5) Wasner G, Hilpert F, Baron R, et al. Clinical picture：nail changes secondary to docetaxel. Lancet. 2001；357 (9260)：910.[PMID：11289346] ケースシリーズ

6) Katsimbri P, Bamias A, Pavlidis N. Prevention of chemotherapy-induced alopecia using an effective scalp cooling system. Eur J Cancer. 2000；36(6)：766-71.[PMID：10762750] 非ランダム

7) Mahood DJ, Dose AM, Loprinzi CL, et al. Inhibition of fluorouracil-induced stomatitis by oral cryotherapy. J Clin Oncol. 1991；9(3)：449-52.[PMID：1999715] ランダム

8) Scotté F, Tourani JM, Banu E, et al. Multicenter study of a frozen glove to prevent docetaxel-induced onycholysis and cutaneous toxicity of the hand. J Clin Oncol. 2005；23(19)：4424-9.[PMID：15994152] 非ランダム

9) Scotté F, Banu E, Medioni J, et al. Matched case-control phase 2 study to evaluate the use of a frozen sock to prevent docetaxel-induced onycholysis and cutaneous toxicity of the foot. Cancer. 2008；112(7)：1625-31.[PMID：18286527] 非ランダム

10) Sakurai M, Todaka K, Takada N, et al. Multicenter phase II study of a frozen glove to prevent docetaxel-induced onycholysis and cutaneous toxicity for the breast cancer patients（Kinki Multidisciplinary Breast Oncology Group：KMBOG-0605). Cancer Res. 2009；69(2 Suppl)：Abstract nr 4093. 非ランダム

11) Hayashi T, Fujita T, Mase T, et al. Phase II clinical study of protection of nail change and skin toxicity by using a frozen glove in Japanese patients with early breast cancer treated by docetaxel and cyclophosphamide（TC）[TBCRG-03 Study]. Cancer Res. 2009；69(24 Suppl)：Abstract nr 808. 非ランダム

12) Matsumoto K, Hino C, Fukuda K, et al. Prospective study of ice gel pack as less expensive alternative for prevention of skin and nail toxicity in patients with breast cancer receiving docetaxel. Cancer Res. 2009；69(24 Suppl)：Abstract nr 1114. 非ランダム

13) Can G, Aydiner A, Cavdar I. Taxane-induced nail changes：Predictors and efficacy of the use of frozen gloves and socks in the prevention of nail toxicity. Eur J Oncol Nurs. 2012；16(3)：270-5.[PMID：21784705] 非ランダム

14) McCarthy AL, Shaban RZ, Gillespie K, et al. Cryotherapy for docetaxel-induced hand and nail toxicity：randomised

control trial. Support Care Cancer. 2014；22(5)：1375-83.［PMID：24362908］ランダム

15) Huang KL, Lin KY, Huang TW, et al. Prophylactic management for taxane-induced nail toxicity：A systematic review and meta-analysis. Eur J Cancer Care（Engl）. 2019；28(5)：e13118.［PMID：31184794］SR（メタ）

16) Ishiguro H, Takashima S, Yoshimura K, et al. Degree of freezing does not affect efficacy of frozen gloves for prevention of docetaxel-induced nail toxicity in breast cancer patients. Support Care Cancer. 2012；20(9)：2017-24.［PMID：22086405］非ランダム

17) Begon E, Blum L, Fraboulet G, et al. Frostbite as a complication of frozen gloves in the prevention of docetaxel-induced onycholysis. Eur J Dermatol. 2011；21(4)：628-9.［PMID：21697040］ケースシリーズ

分子標的療法

総 論

1．分子標的薬による外見の変化について

　分子標的薬は抗悪性腫瘍薬のうち，腫瘍細胞あるいはその支持細胞（血管など）の増殖維持にかかわる分子の機能抑制により抗腫瘍効果を示す薬である。血中増殖因子やその膜受容体など細胞外分子を標的とする抗体薬（-mab）と，増殖因子の細胞内シグナルを阻害する小分子薬（-ib）がある。多種類の分子標的薬が次々と臨床使用されるようになってきたが，本項では主に皮膚の外見に影響の多い上皮系のがんの治療薬について述べることとする（**表1**）。これらの薬剤は従来薬と異なり標的細胞が限定されているため，上皮系腫瘍を標的とする薬剤では著しい骨髄抑制は回避できる。一方で，標的と同系列の増殖シグナルを用いる皮膚には高頻度に障害を生じる。特に，皮膚障害が問題となるのが上皮系細胞の増殖にかかわる上皮成長因子受容体（epidermal growth factor receptor；EGFR）の機能を抑制する薬剤（EGFR阻害薬）である。EGFRは大腸がん，頭頸部がん，非小細胞肺がん，乳がん，膵臓がんなどで過剰発現がみられる。EGF，TGF-α，HB-EGF，amphiregulin等のリガンドと細胞膜のEGFRとの結合を阻害する抗EGFR抗体（セツキシマブ，パニツムマブ）が大腸がんや頭頸部がんに，EGFRの細胞内チロシンキナーゼを阻害するEGFR-チロシン（tyr）キナーゼ阻害薬（ゲフィチニブ，エルロチニブ，アファチニブ，ダコミチニブ，オシメルチニブ）が非小細胞肺がんや膵がんに適応をもち，EGFRとHER2の双方の細胞内チロシンキナーゼを阻害するEGFR/HER2チロシンキナーゼ阻害薬（ラパチニブ）が乳がんに使用される。

　その他の分子標的薬として，PDGFR，VEGFR，KITなど複数のチロシンキナーゼを阻害するマルチキナーゼ阻害薬としてアキシチニブ，イマチニブ，スニチニブ，ソラフェニブ，パゾパニブ，レゴラフェニブなどがあり，腎細胞がん，消化管間質腫瘍，膵神経内分泌腫瘍，肝細胞がん，甲状腺がん，悪性軟部腫瘍，大腸がんなどに使用されている。さらに広い領域で分子標的薬の開発が進んでいる。最近では，フォロデシン（2017），ネシツムマブ（2019），アパルタミド（2019），チラブルチニブ（2020），カボザンチニブ（2020），セツキシマブ サロタロカンナトリウム（2020），ブリグチニブ（2021）などが上市され，関心が高い。BRAF阻害薬としてダブラフェニブ・エンコラフェニブが悪性黒色腫や結腸・直腸がんに，ダブラフェニブ・トラメチニブは非小細胞肺がんに使用される。新しい分子標的薬や併用療法，適応疾患が次々と追加されているが，近年の分子標的薬の治療法の開発においては皮疹の出にくい工夫がされている。しかし，既存の分子標的薬との組み合わせ（例：EGFR遺伝子変異陽性非小細胞肺がんに対するVEGFR-2阻害薬ラムシルマブとEGFRチロシンキナーゼ阻害薬エルロチニブまたはゲフィチニブの併用投与：RELAY試験）や治療中に逐次追加投与されることもあり，依然として皮膚の変化には注意する必要がある。

　EGFRは表皮細胞，外毛根鞘細胞のほか，脂腺，汗腺の基底細胞にも発現している[1)2)]。EGFR阻害はEGFRのリン酸化を抑制し，p27[KIP1]（サイクリン依存キナーゼ）発現上昇とPI回転，ジアシルグリセロール，細胞増殖マーカーKi-67，MAPK（分裂促進因子活性化蛋白質キナーゼ）の低下をもたらす[1)2)]。表皮の萎縮と角化異常のほか，ケモカイン産生増加と好中球，樹状細胞，ランゲルハンス細胞，リンパ球，マスト細胞浸潤による炎症と表皮の一部にアポトーシスを引き起こす。また，表皮増殖は遅延し，有棘層と角層は菲薄となり，STAT3，ケラチン1の発現など有棘層の早期分化

（角化）が起こり，インボルクリンは増加しフィラグリンは減少し，claudin-1 発現の低下をきたし，角層保水能とバリア機能の低下が生ずる[1]~[5]。同時に，同じく上皮系細胞で EGFR を有する皮脂腺の機能が抑制され，皮脂膜の減少を生じ，皮膚バリア機能が低下するとともに，表皮抗菌ペプチド産生の低下から皮膚の易感染性が生じる[5]。また，毛包上皮の角化異常による開口部の閉塞[2][4]が起こり，ざ瘡様皮膚炎を生じるとともに皮脂減少に影響する。さらに，汗腺機能の低下による発汗量の低下も加わり，角層内水分量の低下が生じて皮膚は"乾皮症"状態となる。そのため，四肢，特に掌蹠など角層の厚い部位では亀裂を生じやすくなるが，表皮の再生が抑制されているため治癒が遅延する。また，荷重やずれ圧を受ける足底には水疱を形成し，爪甲端が食い込みやすい爪郭部では上皮に損傷が起こり爪囲炎を生じやすく，欠損した上皮の再生の遅延から創傷治癒が阻害され，血管拡張性肉芽腫様の不良肉芽（爪囲肉芽腫）を生ずることになる。

1）EGFR 阻害薬による皮膚障害

　治療に伴う皮膚症状は，上述のざ瘡様皮疹，乾皮症，爪囲炎のほか，乾皮症に続発する湿疹，瘙痒に加えて，脱毛や毛髪異常など多岐にわたる[6]~[9]（**表1**）。病変は種類と重症度の差はあれ，ほぼ全例に認められる。一般に抗体薬がマルチキナーゼ阻害薬より高頻度で症状も早く出る傾向にある。ただ，Grade 3 以上の皮膚症状は数％程度と少なく，皮疹のため治療を中止する例や死亡に至る例はほとんどないとされている[6]~[8]。しかし，病悩期が延長されるほど皮膚障害による患者のQOL の低下は顕著になり，Grade によらず，治療離脱が高まる傾向にある。これらの対応には皮膚障害の早期発見，対策に加えて，予防的なスキンケア（重要なスキンケアには保湿薬による保湿，丁寧な洗浄，紫外線予防や刺激・過度の外力を避けることなどが含まれる）が必要とされ，患者への指導が重要である[9]~[11]。

　ざ瘡様皮疹[12]は，治療開始 1~4 週後から患者の 45~100％と高頻度に生じ，2~3 週をピークに徐々に減少する（**図1**）。重症例は 10％以下とされている。尋常性ざ瘡同様に顔面，頭頸部や胸背の正中部などの脂漏部位に一致してみられる。露出部に多いため治療が求められる。頭頸部では脂漏性皮膚炎様となることもある。通常のざ瘡と異なり皮脂産生亢進や面皰形成は著しくなく[13]，瘙痒，疼痛を伴う。機序は感染や皮脂産生過多よりも角化異常による毛包の閉塞と炎症反応が主体と推測されている。しかし，慢性期には二次感染がみられる。そのため，抗菌薬の内服，外用に加えてアダパレンゲルも有効であることがあるほか，通常のざ瘡では用いない副腎皮質ステロイド外用薬（以下，ステロイド外用薬）が有効性を示すとされる[1]。ただ，皮疹発現部位では非発現部位より皮脂が多いとされ皮脂の関与も推測されている[3][14]。

　乾皮症（皮膚乾燥，皮脂欠乏症）[15]は，瘙痒とともに患者に強く不快感を与える副作用で[16]，多くの例で治療開始 1~2 カ月後から始まり，6 カ月後には全例にみられるようになり，長期間続く[6][7]（**図1**）。セツキシマブでは 3 週と早期に，エルロチニブでは 7 週頃に始まる[17]。しかしながら，乾皮症として認識されるよりもずっと早期から皮膚バリア機能低下が生じている[18][19]。実際に経表皮水分喪失量（trans epidermal water loss；TEWL）をテヴァメーターで測定した報告[18]では，EGFR-TK 阻害薬（アファチニブあるいはエルロチニブ）投与後 7 日目には顔面皮膚において有意な経表皮水分喪失量 TEWL の増加がみられている。そのため表皮角層は菲薄化し，顆粒層も減少する。表皮細胞，脂腺，汗腺の萎縮，機能低下を生じ，皮脂膜形成が低下し，皮膚バリア機能が低下する。そのため皮膚は乾燥し，鱗屑形成，微細亀裂を生じる。疼痛を伴う顕著な亀裂は乾皮症に伴い生じ，角層の厚い手指に生じる頻度は 15~18％程度とされているが，重症例は 1％程度とされている[20]。

表1　皮疹を生じやすい分子標的薬

	販売名	一般名	標的/性状	適応症	投与経路	主な副作用
1	アービタックス	セツキシマブ (Cetuximab)	抗 EGFR 抗体	結腸・直腸がん 頭頸部がん	IV	ざ瘡様皮疹，皮膚乾燥，発疹，爪囲炎，瘙痒，皮膚亀裂，脱毛，口唇炎，爪障害，手足症候群，蕁麻疹，剥脱性皮膚炎，毛髪障害
2	ベクティビックス	パニツムマブ (Panitumumab)	抗 EGFR 抗体	結腸・直腸がん	IV	ざ瘡様皮疹，皮膚乾燥，爪囲炎，発疹，瘙痒症，皮膚亀裂，皮膚剥脱，爪障害，手足症候群，多毛，紅斑
3	タイケルブ	ラパチニブ (Lapatinib)	EGFR/HER2-TK 阻害薬	乳がん	Po	手足症候群，発疹，爪障害，皮膚乾燥，瘙痒症，脱毛症，ざ瘡様皮膚炎，亀裂，紅斑，爪破損，色素沈着，皮膚剥脱，爪障害
4	イレッサ	ゲフィチニブ (Gefitinib)	EGFR-TK 阻害薬	非小細胞肺がん	Po	発疹，瘙痒，皮膚乾燥，亀裂，ざ瘡様皮疹，爪障害
5	タルセバ	エルロチニブ (Erlotinib)	EGFR-TK 阻害薬	非小細胞肺がん，膵がん	Po	ざ瘡様皮膚炎，皮膚乾燥・亀裂，爪囲炎・爪障害，多毛症，瘙痒
6	ジオトリフ	アファチニブ (Afatinib)	EGFR/HER2,4-TK，HER1-4 阻害薬	非小細胞肺がん	Po	発疹，爪囲炎，皮膚乾燥，ざ瘡様皮疹，瘙痒，爪障害，手足症候群，皮膚剥脱，亀裂，過角化，色素沈着，潰瘍，脱毛，多毛
7	ビジンプロ	ダコミチニブ (Dacomitinib)	EGFR-TK 阻害薬	非小細胞肺がん	Po	ざ瘡様皮膚炎，発疹，斑状丘疹状皮疹，紅斑性皮疹，爪囲炎，口内炎
8	タグリッソ	オシメルチニブ (Osimertinib)	EGFR-TK 阻害薬	非小細胞肺がん	Po	発疹，ざ瘡様皮疹，皮膚乾燥，湿疹，爪囲炎，瘙痒症，
9	インライタ	アキシチニブ (Axitinib)	VEGFR-1,2,3K 阻害薬	腎細胞がん	Po	手足症候群，発疹，皮膚乾燥，瘙痒症，脱毛症，皮膚障害，紅斑，過角化，皮膚剥脱，爪障害
10	ネクサバール	ソラフェニブ (Sorafenib)	PDGFR，VEGFR，KIT，Raf K 阻害薬	腎細胞がん，肝細胞がん，甲状腺がん	Po	脱毛，発疹，瘙痒，皮膚乾燥，紅斑，ざ瘡様皮疹，過角化，手足症候群
11	スーテント	スニチニブ (Sunitinib)	PDGFR，VEGFR，KIT，Fit3，CSF-1R，RET K 阻害薬	消化管間質腫瘍 腎細胞がん 膵神経内分泌腫瘍	Po	皮膚変色，手足症候群，発疹，顔面浮腫，脱毛症，瘙痒，紅斑，皮膚乾燥，紫斑，皮膚剥脱，爪異常，毛髪色素脱失変色，ざ瘡様皮疹，蕁麻疹，皮膚びらん
12	スチバーガ	レゴラフェニブ (Regorafenib)	PDGFR，VEGFR，KIT，Raf K 阻害薬	結腸・直腸がん，消化管間質腫瘍	Po	発疹，脱毛，皮膚乾燥，紅斑，瘙痒，ざ瘡様皮疹，爪障害，多汗症
13	ヴォトリエント	パゾパニブ (Pazopanib)	PDGFR，VEGFR，KIT K 阻害薬	悪性軟部腫瘍，腎細胞がん	Po	毛髪変色，手足症候群，発疹，脱毛症，皮膚色素減少，皮膚乾燥
14	グリベック	イマチニブ (Imatinib)	PDGFR，KIT，BCR-Abl TK 阻害薬	消化管間質腫瘍，慢性骨髄性白血病，急性リンパ性白血病，好酸球増多症候群，慢性好酸球性白血病	Po	ざ瘡様皮疹，水疱性皮疹，血管浮腫，乾癬悪化，皮膚障害，苔癬様角化症，扁平苔癬，点状・斑状出血，手足症候群，発疹
15	ゼルボラフ	ベムラフェニブ (Vemurafenib)	BRAF 阻害薬	悪性黒色腫	Po	発疹，光線過敏，脱毛，過角化，瘙痒症，皮膚乾燥，紅斑，日光性角化症，脂漏性角化症，手足症候群，毛孔性角化症，毛包炎，(ざ瘡様皮疹，皮膚剥脱，色素沈着障害，毛髪異常，蕁麻疹)

（次頁につづく）

表1　つづき

	販売名	一般名	標的/性状	適応症	投与経路	主な副作用
16	タフィンラー	ダブラフェニブ (Dabrafenib)	BRAF 阻害薬	悪性黒色腫 非小細胞肺がん	Po	発疹，皮膚乾燥，皮膚瘙痒症，ざ瘡様皮膚炎，紅斑，日光角化症，寝汗，皮膚過角化，脱毛症，手掌・足底発赤知覚不全症候群，皮膚病変，多汗症，脂肪織炎，皮膚亀裂，光線過敏症
17	ビラフトビ	エンコラフェニブ (Encorafenib)	BRAF 阻害薬	悪性黒色腫 結腸・直腸がん	Po	ざ瘡様皮膚炎，発疹，脱毛症，皮膚乾燥，手足症候群，瘙痒症

TK：チロシンキナーゼ，K：キナーゼ，IV：静脈内，Po：経口
※ダブラフェニブ・エンコラフェニブは，MEK 阻害薬（トラメチニブ・ビニメチニブ）との併用により，皮疹の問題が減少している。

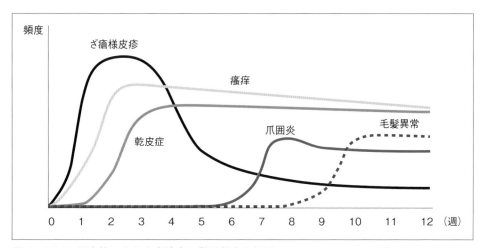

図 1　EGFR 阻害薬による皮膚障害の発現頻度と経過

EGFR 阻害薬による乾皮症に特異的な治療はなく，一般的な乾皮症同様に保湿薬などの外用や過度の洗浄，摩擦を避けるなどの生活指導が重要となる。

瘙痒[21]は，ざ瘡様病変と同時期の 2～3 週頃からみられ（図 1），頻度は高く 36～50％，大多数の症例でみられるとの意見もある。パニツムマブは日本人では 33％[22]，米国人では 17.4％[23]に瘙痒を生じるとされている。治療薬の減量中止に至る Grade 3 の頻度は 2％以下にとどまる[23]。瘙痒はざ瘡様皮疹や乾皮症にもまして QOL を低下させるとされている[16]。乾皮症に湿疹病変（皮脂欠乏性皮膚炎）を生じると湿疹に準じた治療が必要となる。二重盲検試験でテトラサイクリン内服が皮膚瘙痒を抑制した報告もある[24]。抗ヒスタミン薬は皮膚瘙痒症やアトピー性皮膚炎などの瘙痒には有効であるが[25]，単独での分子標的治療に伴う瘙痒への効果は定まってはいない。しかし，一般に抗ヒスタミン薬はヒスタミンを介した皮膚炎の瘙痒に対し効果があることから本症にも有効とされ[1)6)9)26)]，実臨床では頻用されている。

毛髪上皮細胞への障害から，毛髪，体毛に多種類の変化が生じる。EGFR 阻害薬は毛髪の成長サイクルを遅延させるため，毛髪の脱落遅延や成長障害が生じ，多毛，長睫毛症，縮毛や脱毛などの変化を生じる[8]。顔面の多毛や長睫毛症は治療開始 4～8 週頃から始まり長期に続く[9]。剃毛，脱毛処理が勧められている。睫毛も定期的に短くする必要があり，眼科医による処置が必要なこともあ

る[8)9)]。一方，非瘢痕性，瘢痕性の脱毛はやや遅れて7〜12週頃から生じてくる[1)7)9)]。ざ瘡様皮疹に続発することもあり，マイルドなステロイドローションの外用や洗浄による予防を行う。非瘢痕性の脱毛にはミノキシジルの外用も考慮される[9)]。

　爪囲炎は，遅れて1〜2カ月頃より生じ，6カ月以降では50%の患者にみられるとされる[7)9)]。爪周囲（後爪郭・側爪郭）の皮膚の炎症で紅斑，浮腫，鱗屑，亀裂を伴う。運動などで外力が加わると，肥厚弯曲した爪の側縁が脆弱化した側爪郭上皮に刺入し，陥入爪を生じると疼痛を生じ，陥入した爪による不良肉芽（爪囲肉芽腫）を形成すると疼痛もより強くなる。出血は小出血にとどまるが，患者QOLの低下を招く。肉芽は無菌性で血管の過増生によるが，メカニズムは不明で二次的な感染も生じる[7)]。拇趾に多いが，一般的な陥入爪と異なり，拇趾以外の手足の爪にも多発する。陥入部の爪の切除とテトラサイクリン系薬剤の内服を行う。液体窒素による凍結療法や外科的処置も行われる[6)13)]。抗菌薬を併用し，局所の強力なステロイド外用薬も有効とされているが[27)28)]，しばしば治療抵抗性である。テーピング（スパイラル法，アンカーテープ法，ウインドテープ法）も有効な手段となる。セツキシマブ，エルロチニブでは皮膚症状が重症な例は予後が良好とされており，治療上，皮疹の制御が非常に重要である。爪の増殖障害も起こるため，一部に爪の亀裂，形成異常や爪甲剥離も生じる。爪および爪周囲のケアの基本として，丁寧な石鹸洗浄により清潔を保ち，乾燥や外力の刺激を避けることに加え，正しい爪切り（先端は皮膚よりもわずかに長く，直線的にカットし，両角をやすりなどで少しだけ削る）を指導する。

2）マルチキナーゼ阻害薬による皮膚障害

　マルチキナーゼ阻害薬は，PDGF，VEGF，KITなどのチロシンキナーゼはじめ複数の経路のリン酸化酵素の阻害を行う薬で，EGFR阻害薬とは異なる皮膚障害を早期に発現する[29)]。

　手足症候群[30)]が最も重要な症状で疼痛を伴いQOLが低下する。ソラフェニブでは皮疹，手足症候群，脱毛は生じるが瘙痒，乾皮症は比較的少ないとされている[31)]。アジア人に多いとされている[32)]。

　投与開始2〜3週間程度で足底を中心に違和感，紅斑，しびれ，知覚過敏などを生じる。特に強い異常感覚と疼痛はQOLを低下させる。荷重部位を中心に紅斑，水疱，膿疱，びらんを生ずるようになり疼痛をきたす。フッ化ピリミジン系薬剤による手足症候群と異なり早期に出現し，水疱周囲にリング状紅斑を生ずることが特徴である[27)32)]。薬剤により真皮上層の血管を中心に内皮障害をきたし，次いで表皮の障害をきたすこととなる。そのため，荷重部の圧迫と"ずれ"を起こさないよう注意する。早期の浮腫性紅斑期から炎症を抑制するために局所の安静・保護を図るとともに，強力なステロイド外用薬を用いる。初期症状の抑制が治療継続の可否に関わる。重症例ではミノサイクリン内服薬やステロイド内服薬も併用する[27)32)]。角化，乾燥の頻度は多くはないが[1)]，生じた場合には亀裂を防ぐため保湿薬を使用する[27)]。慢性期には角化が強くなり，胼胝，鶏眼による疼痛が強くなる。局所の荷重が疼痛や重症化の要因となるため，角質コントロールとともに圧の分散を図るため，適切な中敷き，装具の着用など履き物の工夫が重要となる。また，褥瘡予防に用いられる高すべり性創傷被覆材の使用も考慮される[33)]。

　毛髪の変化もマルチキナーゼ阻害薬で認められる。毛髪の変色や皮膚の色素脱失がスニチニブなどKIT阻害作用をもつ薬剤の使用開始後5〜6週で発現する[19)]。この変化は可逆的で投与中止後2〜3週間で回復する。KITシグナルを介したメラノサイトの機能抑制によると推測されている。

　なお，ソラフェニブでは多形紅斑型薬疹を生ずることがあり，鑑別を要する。薬剤は中止し，再投与しない。

3）BCR-ABL 融合遺伝子産物チロシンキナーゼ阻害薬による皮膚障害

BCR-ABL チロシンキナーゼは *abl* 遺伝子と *bcr* 遺伝子が融合した *bcr-abl* 遺伝子をもつフィラデルフィア染色体由来のチロシンキナーゼである。BCR-ABL チロシンキナーゼ活性を阻害するイマチニブは急性リンパ性白血病，慢性骨髄性白血病に使用されるだけでなく，KIT チロシンキナーゼ活性の阻害効果も有することから，消化管間質腫瘍などにも使用され，12％程度に皮膚障害を生じる[28)29)]。臨床症状が播種性紅斑，浮腫性紅斑，多形紅斑など通常のアレルギー性の薬疹と鑑別が困難な症例も少なくなく，Stevens-Johnson 症候群などの重症薬疹も引き起こすことがあり慎重な対応が必要である。強力なステロイド外用薬やステロイド内服薬が適応になることもある[28)]。

トピック：頻度は少ないが重要な皮膚障害と治療

（1）びらん・皮膚潰瘍（図 2）

EGFR 阻害薬はいくつかの典型的な皮膚障害を生じるが，ときにざ瘡様皮疹と皮膚乾燥という表皮の変化が起こった数カ月後，続発性にびらんや多発潰瘍が生じることを経験する。ざ瘡様皮疹は表皮の障害であるが，同部位にびらんが生じ潰瘍へと進行するのは真皮にも障害が起こっているからであるが，障害を受けるのは主に真皮毛細血管と考えることができる[34)]。

表皮に病変が生じ，びらんを経て潰瘍形成に至るにはさまざまな原因が考えられる。そのうち重要なものは真皮の動脈および静脈に生じる血管障害，血圧の変化，感染，好中球による組織障害，血球系あるいは腫瘍随伴性の病態などである。EGFR はその名の通り上皮成長因子受容体であるが，基礎研究では培養皮膚血管内皮には EGFR が発現すること，さらに EGFR を発現した血管内皮細胞は EGFR 阻害薬の存在下で遺伝子組み替え EGF を培養系に添加しても細胞機能が抑制されることが示唆されており，これは真皮血管内皮細胞が EGFR 阻害薬の標的になる可能性を示唆している。病変部に細菌感染や血流のうっ滞が加わるとざ瘡様皮疹の表皮部分が脱落した形状の難治性潰瘍が多発する[35)]。この皮疹に対する局所治療として，細菌感染の合併の有無を確認したのち，抗菌薬や抗潰瘍薬の外用を行う。この皮疹は臀部の臀裂を中心に左右対称にできることが多く，全身状態が悪く座位や臥床の時間が長い患者の場合は褥瘡と同様の理由で難治である。また，臀部以外にも，肘や膝の関節の伸側，下腿の伸側，大腿の屈側など皮膚乾燥の起こりやすい部位や，体位によって圧迫が加わりやすい部位であれば，全身各所に出現する。女性の乳房〔内側下部および外側下部（いわゆる B および D 領域）〕にも生じることがある。

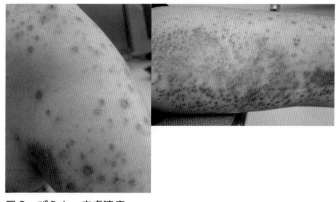

図 2　びらん・皮膚潰瘍

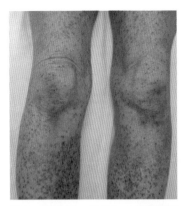

図3　アナフィラクトイド紫斑様
　　　の皮疹

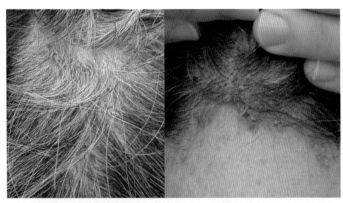

図4　頭部の膿疱・痂皮
（図3，図4左は，「がん薬物療法に伴う皮膚障害アトラス＆マネジメント」（日本
がんサポーティブケア学会編）p60, 30 より転載）

（2）アナフィラクトイド紫斑様の皮疹（図3）

　真皮血管内皮細胞が EGFR 阻害薬による標的ダメージを受け，さらに黄色ブドウ球菌などの細菌感染により血管が破綻し，一見，アナフィラクトイド紫斑様の皮疹を呈することがある。感染菌に有効な抗菌薬の使用により顕著な改善がみられたとの報告がある[36)37)]。

（3）頭部の膿疱・痂皮（図4）

　ざ瘡様皮疹が重症化すると，局所の炎症や搔破の際の刺激などが加わり，角質，滲出液および血液による痂皮が形成される。頭皮では痂皮が皮膚表面に堆積して毛髪とからんで固着するため，外用薬が皮膚に到達せずに症状のコントロールが困難になる。同様の理由で頭皮局所に直接的なスキンケアもできないため，患者の QOL を損なうこととなる。

　そこで，この痂皮を除去するためのスキンケアが必要となるが，これに関しては一定の方法が確立されているわけではない。おそらく全国の施設で創意工夫されたさまざまな方法が考案されていると思われる[38)39)]。重要なことはスキンケアの原点に立ち返り，皮膚を保護しながら清潔に保ち，うるおいを与えるとともに，外用薬の効果が最大限となるよう親身になって指導し，患者にその方法を身につけてもらうことである。

　以下に頭部の膿疱・痂皮に対する適切なスキンケアと治療方法の2つのモデルケースA式・B式を示す。

［スキンケアと治療の手順：A式］

①温タオルやシャワーなどで頭皮を蒸らし，湿らせる。

②オリーブオイルをたっぷりと外用し，さらに温タオルで抑えて痂皮を浸軟させる。

　痂皮が十分に浸軟し，頭皮の表面や頭髪から容易に除去できるようになるまで，焦らずゆっくりと①②を繰り返す（不十分なまま痂皮を剝がそうとすると，疼痛，出血および抜毛を生じる）。

③オリーブオイルを外用しながら，痂皮を愛護的に除去していく。

④泡石けんやシャンプーの泡でオリーブオイルを洗い落とし，頭皮をすすぎ，タオルで押さえ拭きする。

⑤ステロイド外用薬を塗布する。

⑥上記のケアが疼痛のために困難な場合は，キシロカインゼリーやスプレーなどの局所麻酔薬を部分的に使用する。

⑦痂皮が多い場合は一度のケアでは除去できないこともあるため，自宅でも同様にケアができるように指導する。

[スキンケアと治療の手順：B式]

　A式のオリーブ油に代えて尿素含有外用薬をたっぷり（20g）塗布し，ラップで覆う（約20分間ODTとする）。さらに温タオルを用いて蒸らすと効果的である。④以降は同様であるが，尿素含有外用薬により疼痛が生じる場合は，キシロカインゼリーやスプレーなどの局所麻酔薬をあらかじめ使用するとよい。

　以上のように，膿疱と痂皮の形成の原因であるざ瘡様皮疹と，これに伴う毛囊とその周囲の皮膚の炎症を抑えることが重要である。この効果を患者本人が身をもって経験すると，その成功体験から患者のモチベーションが保たれることとなり，膿疱・痂皮の再増悪を防ぐことができる。

4）外用保湿薬の選択はどのようにされるべきか

　分子標的薬の皮膚障害に特異的に有用とされる保湿薬は存在せず，保湿薬単独の臨床試験も限られており[40)41)]，エビデンスは少ない。臨床的には皮膚表面に多数の微細な亀裂形成や鱗屑形成をみる状態となり，魚鱗癬様症状を示すこともある。欠損した皮脂膜を補い，皮膚の被刺激性を緩和し，表皮の再生を補助するとともに，低下した角層水分保持能を補う機能成分により皮膚の柔軟性を確保する。外用治療薬には，乾燥症（皮脂欠乏症）や魚鱗癬に保険適用のある保湿薬として主に使われているものにヘパリン類似物質（以下，ヘパリノイド）外用薬と尿素外用薬がある。ヘパリノイドでは油中水型（W/O）クリーム，水中油型（O/W）クリーム，ローション剤（乳剤性，水溶性）があり，尿素外用薬もW/Oクリーム・O/Wクリーム，ローション剤（乳剤性，水溶性）がある。そのほかクリーム剤としてザーネ軟膏®（クリーム），ユベラ軟膏®（クリーム），親水軟膏があり，疎水性軟膏として白色ワセリン（プロペト®），アズノール軟膏®，紫雲膏などが用いられている。海外ではサルファサリチル酸クリーム[42)]や乳酸クリーム，酪酸アンモニウム[43)]の報告があるが，無認可のため国内では使用されていない。

　剤形：ローションやクリーム剤はべとつかず使用感が良く，外用しやすいため，治療が継続されやすく，推奨されている。界面活性剤を含むため亀裂部には疼痛を生じることもある。特にアルコールを多く含むローションは乾燥を増強することや，亀裂部に熱感や疼痛をきたすため避ける。クリーム剤には脂質の多い順にW/O・O/Wクリーム，乳剤性・水溶性ローションの剤形があるが，予防的外用はローションやクリーム剤から始め，乾燥が進行するに従い順次油分の多いものに変更するのもよい。特に微細な亀裂がある場合には，皮膚の被覆力が高く刺激も少ないW/Oクリームを選択する[44)45)]。鱗屑，亀裂が明らかな場合には被覆力が強く痛みが少ない疎水性基剤の薬剤（軟膏）が適応となる。顔面にはクリーム剤，四肢は疎水系薬剤が勧められる[44)46)47)]。有毛部には毛孔の閉塞による毛包炎を避けるためクリームが，毛孔のない掌蹠には軟膏薬が勧められている[46)]。また，季節変化が激しい日本では，乾燥が著しい冬期には油脂分の多い軟膏薬やW/O型クリームを選択する。発汗量の多くなる夏期は，浸軟や汗孔の閉塞を避けるためローションなど油脂の少ない製剤を選択する。浸軟したときは細菌培養を行う[44)]。

　薬剤：ヘパリノイド（W/O・O/Wクリーム，乳剤性・水溶性ローション）が保湿薬として使用されるのはわが国のみであるが，保湿能が高く，皮脂欠乏症の保険適用をもち，刺激も少ない。ゲフィチニブとエルロチニブ治療患者に対する臨床試験でヘパリノイド外用薬は6週後に無処置群に比し有意に角層内水分量の増加を認め，乾燥スコアにも効果を示しており，有効な治療法の一つといえる[40)]。ただ，ローション剤の基剤の性状には乳剤性や水溶性と製品間に著しい差があるので注意を要する。手足症候群での尿素外用薬との比較では有効性が高いとの報告があるが症例数が限られている[41)]。尿素外用薬は魚鱗癬，老人性乾皮症，足底角化症，足蹠部皸裂性皮膚炎，魚鱗癬の保険適

用をもち，国内では 10〜20％濃度の製剤がある。安価であることもあり広範囲に使用でき，広く国内外で使われ，使用が勧められている[46]。尿素外用薬は角質融解作用があり保湿効果も高く 5〜40％のクリーム剤が推奨されている[9)19]。尿素外用薬の刺激性[42]は pH の低い O/W クリームで強く出ることがあるため[48]，中性の薬剤や W/O クリームを選択してもよい[45]。亀裂が明らかな場合や四肢のざ瘡様皮疹のない部位[46]では，被覆力の強い疎水性薬剤（軟膏薬）が適応となり，白色ワセリン・プロペト®やアズノール軟膏®が用いられる。少数だが紫雲膏が有効との報告もある[49]。ただ，EGFR 阻害薬治療中はバリア障害から感作が懸念され，ラノリンなどの添加物による接触皮膚炎に注意する。亀裂部に二次感染が疑われる場合には，疎水性のテトラサイクリンやゲンタマイシン軟膏のほかキノロン系の外用薬を用いる。亀裂が大きいときはハイドロコロイドドレッシングも使用する[33]。肥厚した角質がある場合，除去の効果のあるスキンケア剤として，サリチル酸含有外用薬[43]が用いられるほか，乳酸クリーム（わが国では保険適用外），酪酸アンモニウム（保険適用外）が用いられることもある。

　そのほか保湿を目的とする OTC 薬，医薬部外品，化粧品には多種の剤形が（W/O・O/W クリーム，ローション，ゲル）市販されており予防的スキンケアに使用される[41)50)〜52]。

　分子標的薬，特に上皮系悪性腫瘍に用いられる EGFR 阻害薬による治療では，いかに皮膚症状を軽減しながら治療の継続を図るかが課題となる。皮膚障害は外見上の変化に加えて瘙痒，疼痛などの症状で患者への負荷が加わるため，速やかで適切な対応が求められている。

5）定義

　ざ瘡様皮疹[12]：CTCAE（Ver. 5）では典型的には顔面，頭皮，胸部上部，背部などに出現する紅色丘疹および膿疱とされ，脂漏部位の毛包・脂腺に一致してみられる。Grade の定義は，Ⅲ. 参考資料 3. CTCAE を参照。

　乾皮症（乾燥皮膚，皮脂欠乏症）[15]：CTCAE（Ver. 5）では鱗屑を伴った汚い皮膚；毛孔は正常だが，紙のように薄い質感の皮膚とされ，皮脂欠乏を伴った皮膚の乾燥状態で，鱗屑や亀裂を伴う。Grade の定義は，Ⅲ. 参考資料 3. CTCAE を参照。

　瘙痒症[21]：CTCAE では強い瘙痒感とされ，強いかゆみを感じる異常な状態。Grade の定義は，Ⅲ. 参考資料 3. CTCAE を参照。

　手足症候群[30]：CTCAE の手掌・足底発赤知覚不全症候群に相当する病態で，手掌や足底の発赤，著しい不快感，腫脹，うずきとされ，手掌・足底発赤知覚異常から腫脹，水疱・膿疱形成を伴い疼痛が著しい。Grade の定義は，Ⅲ. 参考資料 3. CTCAE を参照。

　爪囲炎：CTCAE には正確に一致するものがない[53]。爪周囲（後爪郭・側爪郭）に生じる皮膚炎で浮腫性紅斑，鱗屑，亀裂を伴う。陥入爪を生じ，肉芽病変（爪囲肉芽腫）を伴うと強い疼痛を生じる。拇趾だけでなく，他の手足のゆびにも多発する。文献 53 では，Grade 1：痛みを伴わない，発赤，逆むけ，Grade 2：痛みを伴う爪の周囲の発赤，腫脹，滲出液，Grade 3：肉芽形成，痛みが著しく，日常生活（着衣，脱衣，食事の準備，仕事など）に支障がある，としている。

参考文献

1) Lacouture ME. Mechanisms of cutaneous toxicities to EGFR inhibitors. Nat Rev Cancer. 2006；6(10)：803-12.［PMID：16990857］
2) Albanell J, Rojo F, Averbuch S, et al. Pharmacodynamic studies of the epidermal growth factor receptor inhibitor

ZD1839 in skin from cancer patients：histopathologic and molecular consequences of receptor inhibition. J Clin Oncol. 2002；20(1)：110-24.［PMID：11773160］

3) 中原剛士．上皮成長因子受容体（Epidermal Growth Factor Receptor：EGFR）阻害薬による皮膚障害　臨床症状，治療・対策，病態・発症機序について．西日皮．2015；77(3)：203-9.

4) Han SS, Lee M, Park GH, et al. Investigation of papulopustular eruptions caused by cetuximab treatment shows altered differentiation markers and increases in inflammatory cytokines. Br J Dermatol. 2010；162(2)：371-9. ［PMID：19903175］

5) Lichtenberger BM, Gerber PA, Holcmann M, et al. Epidermal EGFR controls cutaneous host defense and prevents inflammation. Sci Transl Med. 2013；5(199)：199ra111.［PMID：23966300］

6) 山崎直也．分子標的薬剤によっておこる皮膚症状と対策．Visual Dermatol. 2012；11(7)：756-61.

7) Osio A, Mateus C, Soria JC, et al. Cutaneous side-effects in patients on long-term treatment with epidermal growth factor receptor inhibitors. Br J Dermatol. 2009；161(3)：515-21.［PMID：19466958］

8) Agero AL, Dusza SW, Benvenuto-Andrade C, et al. Dermatologic side effects associated with the epidermal growth factor receptor inhibitors. J Am Acad Dermatol. 2006；55(4)：657-70.［PMID：17010747］

9) Lacouture ME, Anadkat MJ, Bensadoun RJ, et al；MASCC Skin Toxicity Study Group. Clinical practice guidelines for the prevention and treatment of EGFR inhibitor-associated dermatologic toxicities. Support Care Cancer. 2011；19(8)：1079-95.［PMID：21630130］

10) Lacouture ME, Mitchell EP, Piperdi B, et al. Skin toxicity evaluation protocol with panitumumab(STEPP), a phase II, open-label, randomized trial evaluating the impact of a pre-Emptive Skin treatment regimen on skin toxicities and quality of life in patients with metastatic colorectal cancer. J Clin Oncol. 2010；28(8)：1351-7.［PMID：20142600］

11) Kobayashi Y, Komatsu Y, Yuki S, et al. Randomized controlled trial on the skin toxicity of panitumumab in Japanese patients with metastatic colorectal cancer：HGCSG1001 study；J-STEPP. Future Oncol. 2015；11(4)：617-27.［PMID：25686117］

12) 日本臨床腫瘍研究グループ（JCOG）．10037847 Rash acneiform. ざ瘡様皮疹．有害事象共通用語規準（Common Terminology Criteria for Adverse Events：CTCAE）v4.0 日本語訳 JCOG 版 2016 年 3 月 10 日版．2016；p54. http://www.jcog.jp/doctor/tool/CTCAEv4J_20160310.pdf

13) 山本有紀，上田弘樹，山本信之，他．EGFR 阻害薬に起因する皮膚障害の治療手引き―皮膚科・腫瘍内科有志コンセンサス会議からの提案―．臨医薬．2016；32(12)：941-9.

14) Nakahara T, Moroi Y, Takayama K, et al. Changes in sebum levels and the development of acneiform rash in patients with non-small cell lung cancer after treatment with EGFR inhibitors. Onco Targets Ther. 2015；8：259-63. ［PMID：25670908］

15) 日本臨床腫瘍研究グループ（JCOG）．10013786 Dry skin 皮膚乾燥．有害事象共通用語規準（Common Terminology Criteria for Adverse Events：CTCAE）v4.0 日本語訳 JCOG 版 2016 年 3 月 10 日版．2016；p53. http://www.jcog.jp/doctor/tool/CTCAEv4J_20160310.pdf

16) Clabbers JMK, Boers-Doets CB, Gelderblom H, et al. Xerosis and pruritus as major EGFRI-associated adverse events. Support Care Cancer. 2016；24(2)：513-21.［PMID：26111953］

17) Curry JL, Torres-Cabala CA, Kim KB, et al. Dermatologic toxicities to targeted cancer therapy：shared clinical and histologic adverse skin reactions. Int J Dermatol. 2014；53(3)：376-84.［PMID：23879247］

18) Kikuchi K, Nozawa K, Yamazaki N, et al. Instrumental evaluation sensitively detects subclinical skin changes by the epidermal growth factor receptor inhibitors and risk factors for severe acneiform eruption. J Dermatol. 2019；46(1)：18-25.［PMID：30402978］

19) Robert C, Soria JC, Spatz A, et al. Cutaneous side-effects of kinase inhibitors and blocking antibodies. Lancet Oncol. 2005；6(7)：491-500.［PMID：15992698］

20) Valentine J, Belum VR, Duran J, et al. Incidence and risk of xerosis with targeted anticancer therapies. J Am Acad Dermatol. 2015；72(4)：656-67.［PMID：25637330］

21) 日本臨床腫瘍研究グループ（JCOG）．10037087 Pruritus そう痒症．有害事象共通用語規準（Common Terminology Criteria for Adverse Events：CTCAE）v4.0 日本語訳 JCOG 版 2016 年 3 月 10 日版．2016；p54. http://www.jcog.jp/doctor/tool/CTCAEv4J_20160310.pdf

22) Muro K, Yoshino T, Doi T, et al. A phase 2 clinical trial of panitumumab monotherapy in Japanese patients with metastatic colorectal cancer. Jpn J Clin Oncol. 2009；39(5)：321-6.［PMID：19287023］

23) Ensslin CJ, Rosen AC, Wu S, et al. Pruritus in patients treated with targeted cancer therapies：systematic review and meta-analysis. J Am Acad Dermatol. 2013；69(5)：708-20.[PMID：23981682]

24) Jatoi A, Rowland K, Sloan JA, et al. Tetracycline to prevent epidermal growth factor receptor inhibitor-induced skin rashes：results of a placebo-controlled trial from the North Central Cancer Treatment Group（N03CB）. Cancer. 2008；113(4)：847-53.[PMID：18543329]

25) Yamanaka K, Motomura E, Noro Y, et al. Olopatadine, a non-sedating H1 antihistamine, decreases the nocturnal scratching without affecting sleep quality in atopic dermatitis. Exp Dermatol. 2015；24(3)：227-9.[PMID：25641045]

26) Lacouture ME, Sibaud V, Gerber PA, et al；ESMO Guidelines Committee. Prevention and management of dermatological toxicities related to anticancer agents：ESMO Clinical Practice Guidelines. Ann Oncol. 2021；32(2)：157-70.[PMID：33248228]

27) 清原祥夫．分子標的薬による皮膚障害とその対策．臨外．2012；67(7)：869-77.

28) 磯田憲一，水谷　仁．抗悪性腫瘍薬の副作用とその対策　皮膚障害．日臨．2014；72（増刊2最新がん薬物療法学）：574-8.

29) Heidary N, Naik H, Burgin S. Chemotherapeutic agents and the skin：An update. J Am Acad Dermatol. 2008；58(4)：545-70.[PMID：18342708]

30) 日本臨床腫瘍研究グループ（JCOG）. 10054524 Palmar-plantarerythrodysesthesia syndrome 手掌・足底発赤知覚不全症候群．有害事象共通用語規準（Common Terminology Criteria for Adverse Events：CTCAE）v4.0 日本語訳 JCOG版 2016年3月10日版．2016；p54.
http://www.jcog.jp/doctor/tool/CTCAEv4J_20160310.pdf

31) Zhang L, Zhou Q, Ma L, et al. Meta-analysis of dermatological toxicities associated with sorafenib. Clin Exp Dermatol. 2011；36(4)：344-50.[PMID：21507035]

32) 清原祥夫．分子標的治療薬と皮膚障害．癌と化療．2012；39(11)：1597-602.

33) Shinohara N, Nonomura N, Eto M, et al. A randomized multicenter phase II trial on the efficacy of a hydrocolloid dressing containing ceramide with a low-friction external surface for hand-foot skin reaction caused by sorafenib in patients with renal cell carcinoma. Ann Oncol. 2014；25(2)：472-6.[PMID：24351402]

34) García-Malinis AJ, Del Valle Sánchez E, Sánchez-Salas MP, et al. Acquired perforating dermatosis：clinicopathological study of 31 cases, emphasizing pathogenesis and treatment. J Eur Acad Dermatol Venereol. 2017；31(10)：1757-63.[PMID：28300323]

35) 西澤　綾．皮膚障害の治療　びらん・潰瘍．薬事．2019；61(8)：1385-9.

36) 白藤宜紀．EGFR阻害薬による皮膚障害と治療．医のあゆみ．2012；241(8)：567-72.

37) 平川聡史．第1章EGFR阻害薬，3-1 アナフィラクトイド紫斑病/IgA血管炎様の皮疹．JASCC がん支持医療ガイドシリーズ がん薬物療法に伴う皮膚障害アトラス＆マネジメント．日本がんサポーティブケア学会編．東京，金原出版，2018. p.60-3.

38) 山﨑直也．第1章EGFR阻害薬，重症化したときのスキンケア．JASCC がん支持医療ガイドシリーズ がん薬物療法に伴う皮膚障害アトラス＆マネジメント．日本がんサポーティブケア学会編．東京，金原出版，2018. p.32-3.

39) 市川智里．皮膚障害の治療　ざ瘡様皮疹のケア（頭皮の乾燥や痂皮含む）．薬事．2019；61(8)：1397-400.

40) 中原剛士，師井洋一，高山浩一，他．上皮成長因子受容体（EGFR）阻害薬における皮膚障害に関する皮膚生理学的変化と保湿剤の有用性の検討．西日皮．2014；76(3)：242-7.

41) 志田敏宏，加藤智幸，冨田善彦，他．マルチキナーゼ阻害剤の手足症候群発現に対する尿素軟膏およびヘパリン類似物質含有軟膏塗布による予防効果の比較．日病薬師会誌．2013；49(12)：1293-7.

42) Gridelli C, Maione P, Amoroso D, et al. Clinical significance and treatment of skin rash from erlotinib in non-small cell lung cancer patients：results of an Experts Panel Meeting. Crit Rev Oncol Hematol. 2008；66(2)：155-62.[PMID：18083041]

43) Balagula Y, Garbe C, Myskowski PL, et al. Clinical presentation and management of dermatological toxicities of epidermal growth factor receptor inhibitors. Int J Dermatol. 2011；50(2)：129-46.[PMID：21244375]

44) Segaert S, Van Cutsem E. Clinical signs, pathophysiology and management of skin toxicity during therapy with epidermal growth factor receptor inhibitors. Ann Oncol. 2005；16(9)：1425-33.[PMID：16012181]

45) 山﨑直也，末木博彦，木村　剛，他．ソラフェニブによる手足症候群　予防法と対処法．皮病診療．2010；32(8)：836-40.

46）Galimont-Collen AF, Vos LE, Lavrijsen AP, et al. Classification and management of skin, hair, nail and mucosal side-effects of epidermal growth factor receptor（EGFR）inhibitors. Eur J Cancer. 2007；43（5）：845-51.［PMID：17289377］

47）Roé E, García Muret MP, Marcuello E, et al. Description and management of cutaneous side effects during cetuximab or erlotinib treatments：a prospective study of 30 patients. J Am Acad Dermatol. 2006；55（3）：429-37.［PMID：16908348］

48）Kiyohara Y, Yamazaki N, Kishi A. Erlotinib-related skin toxicities：treatment strategies in patients with metastatic non-small cell lung cancer. J Am Acad Dermatol. 2013；69（3）：463-72.［PMID：23602600］

49）Hayashi A. 癌治療に関連した皮膚合併症に対する紫雲膏の臨床適用（Clinical application of shiunko for dermal complications related to cancer treatment）. J Tradition Med. 2013；30（1）：27-30.

50）Shah NT, Kris MG, Pao W, et al. Practical management of patients with non-small-cell lung cancer treated with gefitinib. J Clin Oncol. 2005；23（1）：165-74.［PMID：15557594］

51）上川晴己，中村将人，五十嵐和枝，他．進行再発大腸癌に対する cetuximab 療法における皮膚障害に対するセラミドクリームの有用性および安全性の検討．相澤病院医学雑誌．2013；11：21-7.

52）Dreno B, Bensadoun RJ, Humbert P, et al. Algorithm for dermocosmetic use in the management of cutaneous side-effects associated with targeted therapy in oncology. J Eur Acad Dermatol Venereol. 2013；27（9）：1071-80.［PMID：23368717］

53）平川聡史，森ひろみ．第5章 Q1 皮膚障害の評価方法を教えてください．分子標的薬を中心とした皮膚障害　診断と治療の手引き．四国がんセンター化学療法委員会 皮膚障害アトラス作成ワーキンググループ編著．大阪，メディカルレビュー社，2014．p.65-74.

分子標的治療に伴うざ瘡様皮疹に対して保湿薬の外用は勧められるか

ステートメント

分子標的治療に伴うざ瘡様皮疹に対して保湿薬単剤では効果を認めないが，皮膚の状態を健常に保つ目的で，全体の治療の一つである保湿薬を切り離すことはできない。このため分子標的治療に伴うざ瘡様皮疹に対して保湿薬の外用が一般的に行われている。

背景・目的

ざ瘡様皮疹は患者のQOLを低下させる。そこで，ざ瘡様皮疹に対する保湿薬外用の有用性について概説する。

解 説

分子標的治療に伴うざ瘡様皮疹に限定した保湿薬外用について，その単独の有用性を検討した報告はわずかである。したがって，エビデンスは乏しい。一般に保湿薬の主たる目的は，皮膚の乾燥を治療・予防することである。したがって，保湿薬がざ瘡様皮疹を予防あるいは治療し得るかどうかは，慎重に検討する必要がある。

ざ瘡様皮疹を含む皮膚障害について，その予防効果が複数の臨床試験で検討されている。いずれも保湿薬を含んだ複数の薬剤を用いて，皮膚障害に対する予防的介入の有用性を示している[1]~[4]。しかしながら，ステロイド外用薬とテトラサイクリン系薬剤の内服が併用されており，ざ瘡様皮疹に対する保湿薬そのものの予防効果を評価するには至らない。

わが国において，EGFR阻害薬投与時の保湿薬とざ瘡様皮疹の発現を検討した3件の臨床研究が報告されている。ゲフィチニブあるいはエルロチニブを投与された8人の非小細胞肺がん患者で，角層内水分量，皮膚乾燥とざ瘡様皮疹の発現について検討されている。保湿薬の塗布により皮膚乾燥の軽減には効果を認めるも，角層内水分量の変化とざ瘡様皮疹の発現に関連は認められなかった[5]。また，セツキシマブあるいはパニツムマブ治療を受ける大腸がんあるいは頭頸部がん患者22人において，ミノサイクリンの予防内服を行ったうえで，保湿薬を予防的に塗布する群と乾燥や落屑の皮膚症状が出現した後に保湿薬を塗布する群の比較試験が行われた。その結果，皮膚乾燥には保湿薬の予防塗布が有効であったが，ざ瘡様皮疹の発現時期，頻度では両群に差を認めなかった。22人が登録され，最終15人で解析が行われており，リスク因子に関する割り付けがなされていない少数例での研究である[6]。3つ目の研究はエルロチニブの服用開始と同時に保湿薬を1日3回塗布し，ざ瘡様皮疹の発現頻度，発現までの期間ならびにそのGradeを観察した単群の12例の報告である。結果は，ざ瘡様皮疹の発現率は100％であり，発現までの期間中央値は6日で，Grade最大値は観察期間内でGrade 1が67％，Grade 2が33％であった。結論として，過去の報告[7]と比べてエルロチニブによる皮膚障害に対する保湿薬の外用単独は，ざ瘡様皮疹の発現頻度や発現までの期間を遅延させる予防的効果は期待できないことが示唆された[8]。

これらの研究から，ざ瘡様皮疹に対して保湿薬の外用単独だけでは有用ではないと思われる。し

I
治療編 – 分子標的療法

かし，ざ瘡様皮疹の発現や重症化予防のために重要なスキンケアには，保湿薬による保湿，丁寧な洗浄，紫外線予防や刺激の回避などが含まれる。実際，ざ瘡様皮疹に対する予防あるいは治療に対する国内外のコンセンサスあるいはガイドラインでは，保湿薬の予防的外用は他の薬剤とともに推奨されている[9)10)]。保湿薬を推奨する一方，そのエビデンスが不足していることも指摘されている。しかし，EGFR 阻害薬治療に伴う皮膚症状には，ざ瘡様皮疹のみならず皮膚乾燥（乾皮症），皮膚乾燥に続発する湿疹，瘙痒などがあり，複合的な皮膚症状から，保湿薬の予防的外用は推奨されている。

●検索キーワード・参考にした二次資料●

「がん患者に対するアピアランスケアの手引き 2016 年版」の同クエスチョンの参考文献に加え，PubMed で，"Afatinib"，"Erlotinib"，"Gefitinib"，"Panitumumab"，"EGFR"，"Acneiform eruption"，"papulopustular"，"skin toxicity"，"Urea"，"Heparin"，"Ointments"，"Vaseline"，"Skin Cream"，"lotion"，"moisturizer" 等のキーワードで検索した。医中誌 Web・Cochrane Library・CINAHL でも同等のキーワードで検索した。検索期間は 2015 年 4 月 1 日～2020 年 3 月 31 日とし，185 件がヒットした。このなかから主要な論文を抽出するとともに，ハンドサーチでも関連文献を検索した。

参考文献

1) Lacouture ME, Mitchell EP, Piperdi B, et al. Skin toxicity evaluation protocol with panitumumab(STEPP), a phase II, open-label, randomized trial evaluating the impact of a pre-Emptive Skin treatment regimen on skin toxicities and quality of life in patients with metastatic colorectal cancer. J Clin Oncol. 2010；28(8)：1351-7.[PMID：20142600] ランダム

2) Kobayashi Y, Komatsu Y, Yuki S, et al. Randomized controlled trial on the skin toxicity of panitumumab in Japanese patients with metastatic colorectal cancer：HGCSG1001 study；J-STEPP. Future Oncol. 2015；11(4)：617-27.[PMID：25686117] ランダム

3) Yamada M, Iihara H, Fujii H, et al. Prophylactic effect of oral minocycline in combination with topical steroid and skin care against panitumumab-induced acneiform rash in metastatic colorectal cancer patients. Anticancer Res. 2015；35(11)：6175-81.[PMID：26504047] ランダム

4) Nishino K, Fujiwara Y, Ohe Y, et al. Results of the non-small cell lung cancer part of a phase III, open-label, randomized trial evaluating topical corticosteroid therapy for facial acneiform dermatitis induced by EGFR inhibitors：stepwise rank down from potent corticosteroid (FAEISS study, NCCH-1512). Support Care Cancer. 2021；29(5)：2327-34.[PMID：32918131] ランダム

5) 中原剛士，師井洋一，高山浩一，他．上皮成長因子受容体（EGFR）阻害薬投与に伴う皮膚生理学的変化の部位差と保湿剤の有用性の検討．西日皮．2015；77(4)：399-405．非ランダム

6) Watanabe S, Nakamura M, Takahashi H, et al. Dermopathy associated with cetuximab and panitumumab：investigation of the usefulness of moisturizers in its management. Clin Cosmet Investig Dermatol. 2017；10：353-61.[PMID：28932126] ケースシリーズ

7) Nakagawa K, Kudoh S, Ohe Y, et al. Postmarketing surveillance study of erlotinib in Japanese patients with non-small-cell lung cancer (NSCLC)：an interim analysis of 3488 patients (POLARSTAR). J Thorac Oncol. 2012；7(8)：1296-303.[PMID：22610257] コホート

8) 宋 村盛，鈴木豊史，藤井瑞恵，他．ヘパリン類似物質含有軟膏の塗布におけるエルロチニブ誘発皮膚障害の発現時期に及ぼす性別の影響．日病薬師会誌．2015；51(2)：216-9. ケースシリーズ

9) 山本有紀，上田弘樹，山本信之，他．EGFR 阻害薬に起因する皮膚障害の治療手引き—皮膚科・腫瘍内科有志コンセンサス会議からの提案—．臨医薬．2016；32(12)：941-9.

10) Lacouture ME, Sibaud V, Gerber PA, et al；ESMO Guidelines Committee. Prevention and management of dermatological toxicities related to anticancer agents：ESMO Clinical Practice Guidelines. Ann Oncol. 2021；32(2)：157-70.[PMID：33248228] ガイドライン

BQ 13 分子標的治療に伴うざ瘡様皮疹に対して副腎皮質ステロイド外用薬は勧められるか

ステートメント

　ざ瘡様皮疹の治療および悪化の予防に対して副腎皮質ステロイド外用薬を用いることについては，質の高いエビデンスはないが，自覚症状や皮疹の軽減を目的に勧められる。

背景・目的

　EGFR 阻害薬において高頻度に生じるざ瘡様皮疹は，顔面を中心に前胸部や背部に好発する。特に顔面の脂漏部位に一致して出現することが多く[1]，炎症に伴う疼痛や瘙痒感だけでなく，皮疹による外見の変化も QOL を大きく損なう原因となる。EGFR 阻害薬によって出現するざ瘡様皮疹は若年男性に多い傾向があり，また用量依存性との報告もある[2]。外用薬治療が重要な位置を占めることから，分子標的薬に伴うざ瘡様皮疹に対する副腎皮質ステロイド外用薬（以下，ステロイド外用薬）の有用性を検討した。

解 説

　ざ瘡様皮疹に対するステロイド外用薬単独での有用性を検証した臨床試験は，検索した範囲では認められず，現状では本治療の質の高いエビデンスは存在しない。

　海外では，皮疹の Grade にかかわらず，弱いヒドロコルチゾンの外用が推奨されている[3]。国内においては比較的強いステロイド外用薬を用いることが推奨されており，体幹・四肢に対してはベリーストロングクラス以上の外用薬を用い，症状が改善傾向にあるようであれば，ステロイド外用薬の副作用予防の観点から徐々にランクダウンすることが必要とされている[4]~[6]。一方，顔面への外用に対しては，現在，EGFR 阻害薬による顔面のざ瘡様皮疹に対するステロイド外用薬治療に関するランダム化比較第Ⅲ相試験（FAEISS 試験）の解析が行われており，結果が待たれるところである。

　エルロチニブによる皮膚障害に関する国内全例調査（非小細胞性肺がん 9,909 例）の解析では，約60％の症例にざ瘡様皮疹を含む皮膚障害を認めた。皮膚障害が出現した患者の75％では皮疹出現後 4 日以内にステロイド外用薬による治療が開始され，ミディアムクラスのステロイド外用薬から開始された症例の約 30％は治療継続中にストロングクラス以上へのランクアップが必要となった[7]。皮疹の回復までの期間についても，ストロングクラス以上の外用薬で対応を開始した症例は軽快回復まで 40.0 日（中央値）であったが，ミディアムクラスから開始した症例では 71.5 日（中央値）を要し，ストロングクラスから導入した症例のほうが短期間で回復したと報告されている[7]。このことから，ステロイド軟膏を強いクラスから使用することにより皮疹を早期にコントロールできる可能性が考えられた。

　STEPP 試験（パニツムマブを含む薬物療法による皮膚障害に対する予防的治療と対症療法との比較試験）では，予防的治療（保湿薬・サンスクリーン・ステロイド外用薬・ドキシサイクリン内服）をパニツムマブ投与前日から行った群では，皮膚障害出現後から治療を開始した群に比べ，Grade 2

以上の皮膚障害の発現頻度が減少したと報告されている[8]。国内における類似試験である J-STEPP 試験においても，同種の予防的治療によりざ瘡様皮疹の重症度の軽減が報告されている[9]。ただし，これらの試験による予防的治療の効果が，抗菌薬，保湿薬，ステロイド外用薬のいずれによるものかは不明である。

　分子標的治療に伴うざ瘡様皮疹の好発部位は，顔面・前胸部・背部など，酒さ様皮膚炎やステロイドざ瘡等のステロイド外用薬によって生じる副作用の好発部位でもあるため，強いクラスのステロイド外用薬を漫然と塗布することを避け，症状に応じてステロイド外用薬のクラス変更を考慮する必要がある。治療に伴うざ瘡様皮疹のピークは治療開始早期の 2 週間と報告されており[10]，ざ瘡様皮疹にステロイド外用薬を導入しても皮疹が遷延する場合はステロイド外用薬の副作用である可能性も考える必要がある。また，ステロイドの長期外用により白癬菌の発生などを認める場合があることから，ステロイド外用薬の使用によっても皮疹が遷延する場合や，治療開始時と皮疹の形態が変化してきた場合，瘙痒感などの自覚症状が出現してきた場合，排膿などが認められるようになった場合など，有効性が疑わしい場合は積極的に皮膚科専門医へのコンサルトが望ましいと考える。

●検索キーワード・参考にした二次資料●

　「がん患者に対するアピアランスケアの手引き 2016 年版」の同クエスチョンの参考文献に加え，PubMed・Cochran Library・CINAHL で，"EGFR"，"Acneiform Eruption"，"rash"，"Exanthema"，"Steroids"，"Acne-like" 等のキーワードで検索した。医中誌 Web では，"分子標的薬"，"EGFR"，"ざ瘡様皮疹"，"副腎皮質ホルモン"，"ステロイド" 等のキーワードで検索した。検索期間は 2015 年 1 月〜2020 年 3 月とし，134 件が抽出され，このなかから主要な論文を抽出した。加えて重要文献をハンドサーチで検索した。

参考文献

1) Jacot W, Bessis D, Jorda E, et al. Acneiform eruption induced by epidermal growth factor receptor inhibitors in patients with solid tumours. Br J Dermatol. 2004；151(1)：238-41.［PMID：15270903］ケースシリーズ

2) 山崎直也，坂本繁．進行・再発の結腸・直腸癌に対するパニツムマブ投与時の皮膚障害発現についての検討 パニツムマブ特定使用成績調査のサブ解析．日皮会誌．2014；124(14)：3159-70．コホート

3) Lynch TJ Jr, Kim ES, Eaby B, et al. Epidermal growth factor receptor inhibitor-associated cutaneous toxicities：an evolving paradigm in clinical management. Oncologist. 2007；12(5)：610-21.［PMID：17522250］レビュー

4) 川島 眞，清原祥夫，山崎直也，他．分子標的薬に起因する皮膚障害対策　皮膚科・腫瘍内科有志コンセンサス会議の報告．臨医薬．2014；30(11)：975-81．ガイドライン

5) 清原祥夫．がん化学療法による皮膚障害　分子標的抗がん剤（EGFR 阻害薬）を中心に．WOC Nursing. 2014；2(6)：11-6．レビュー

6) Kiyohara Y, Yamazaki N, Kishi A. Erlotinib-related skin toxicities：treatment strategies in patients with metastatic non-small cell lung cancer. J Am Acad Dermatol. 2013；69(3)：463-72.［PMID：23602600］レビュー

7) Yamazaki N, Kiyohara Y, Kudoh S, et al. Optimal strength and timing of steroids in the management of erlotinib-related skin toxicities in a post-marketing surveillance study（POLARSTAR）of 9909 non-small-cell lung cancer patients. Int J Clin Oncol. 2016；21(2)：248-53.［PMID：26499382］コホート

8) Lacouture ME, Mitchell EP, Piperdi B, et al. Skin toxicity evaluation protocol with panitumumab（STEPP）, a phase Ⅱ, open-label, randomized trial evaluating the impact of a pre-Emptive Skin treatment regimen on skin toxicities and quality of life in patients with metastatic colorectal cancer. J Clin Oncol. 2010；28(8)：1351-7.［PMID：20142600］ランダム

9) Kobayashi Y, Komatsu Y, Yuki S, et al. Randomized controlled trial on the skin toxicity of panitumumab in Japanese patients with metastatic colorectal cancer：HGCSG1001 study；J-STEPP. Future Oncol. 2015；11(4)：617-27.［PMID：25686117］ランダム

10) 山崎直也．分子標的薬剤によって起こる皮膚症状と対策．Visual Dermatol. 2012；11(7)：756-61．レビュー

BQ 14 分子標的治療に伴うざ瘡様皮疹に対して抗菌外用薬は勧められるか

ステートメント

軽症のざ瘡様皮疹の治療に抗菌外用薬を用いることについては，質の高いエビデンスはないが，自覚症状や皮疹の軽減を目的に勧められる。

背景・目的

EGFR 阻害薬によるざ瘡様皮疹は，顔面の脂漏部位に最も多く，前胸部や背部にも好発する。炎症に伴う疼痛や瘙痒感だけでなく，皮疹による外見の変化も QOL を大きく損なう原因となる。これらの症状は一般的なざ瘡（ニキビ）にも認められるが，その際，抗菌外用薬は有用な治療法であり，実際の診療において広く使用されている。分子標的治療に伴うざ瘡様皮疹に対する外用療法では，ステロイド外用薬と同様に抗菌外用薬による治療も重要な位置を占めるとされており，分子標的治療に伴うざ瘡様皮疹に対する抗菌外用薬の有用性について検討した。

解 説

ざ瘡様皮疹に対する治療として，重症度にかかわらず，クリンダマイシンの外用が海外のコンセンサスおよびガイドラインで推奨されている[1)2)]。国内では，皮膚科・腫瘍内科有志のコンセンサス会議において，抗菌外用薬は軽症のざ瘡様皮疹に対する選択肢の一つとして挙げられており，ときにステロイド外用薬に代わる治療薬の一つとされている[3)]。ざ瘡様皮疹の発現時期については，EGFR 阻害薬開始から 4～14 日前後に出現する早期型と，半年前後経過してから出現する晩期型に分けることもあり[4)]，早期型では皮疹の細菌培養を行っても多くの場合，細菌は検出されないが，後期型ではほとんどの症例で黄色ブドウ球菌が検出される。このことから，早期型は EGFR 阻害薬自体による毛包および脂腺の炎症が主体であり，細菌との関連は明確ではない。一方，晩期型は黄色ブドウ球菌が関与している可能性が示唆されており，抗菌外用薬の効果も期待できる[5)]。しかし，これらは二次感染の可能性もあるため，注意が必要である。

国内でのざ瘡様皮疹に対する抗菌外用薬としては，クリンダマイシンまたはナジフロキサシンが用いられることが多い[6)～10)]。これらの抗菌外用薬の効果については，ナジフロキサシンの外用によりざ瘡様皮疹に対する治療効果が得られたとの報告[7)～9)]や，クリンダマイシンの外用により皮疹が軽快したなどの報告[6)10)]が国内においても認められる。

そのほか，EGFR 阻害薬自体には免疫抑制作用は認めないが，併用される抗がん薬などにより免疫の低下を認めることがあり，細菌感染やコロナリゼーションの誘因となる。国内においてセツキシマブを使用した症例に生じたざ瘡様皮疹 11 例のうち 10 例に細菌感染を認めており，そのうちの 6 例に黄色ブドウ球菌が検出されている[11)]。また，EGFR 阻害薬を使用した患者の約 20%に細菌感染が認められ，約 5%にメチシリン耐性黄色ブドウ球菌が検出されたとの報告もある[1)]。また，抗菌外用薬を長期に使用する場合には，耐性菌の出現に注意が必要である。

保険適用となる疾患は，ナジフロキサシンはざ瘡・表在性皮膚感染症・深在性皮膚感染症であ

り，クリンダマイシンはざ瘡である。ざ瘡様皮疹に二次感染が疑われるときは，表在性皮膚感染症として保険適用となる。

●検索キーワード・参考にした二次資料●

「がん患者に対するアピアランスケアの手引き 2016 年版」の同クエスチョンの参考文献に加え，PubMed・Cochrane Library・CINAHL で，"EGFR"，"Acneiform Eruption"，"rash"，"Anti-Bacterial agents"，"prevention"，"Acne-like" 等のキーワードで検索した。医中誌 Web では，"分子標的薬"，"EGFR"，"ざ瘡様皮疹"，"抗細菌剤"，"抗生物質" 等で検索した。検索期間は 2015 年 1 月～2020 年 3 月とし，159 件が抽出され，このなかから主要な論文を抽出した。加えて重要文献をハンドサーチで検索した。

参考文献

1) Lynch TJ Jr, Kim ES, Eaby B, et al. Epidermal growth factor receptor inhibitor-associated cutaneous toxicities：an evolving paradigm in clinical management. Oncologist. 2007；12(5)：610-21.[PMID：17522250] レビュー
2) Lacouture ME, Anadkat MJ, Bensadoun RJ, et al；MASCC Skin Toxicity Study Group. Clinical practice guidelines for the prevention and treatment of EGFR inhibitor-associated dermatologic toxicities. Support Care Cancer. 2011；19(8)：1079-95.[PMID：21630130] ガイドライン
3) 川島 眞，清原祥夫，山崎直也，他．分子標的薬に起因する皮膚障害対策　皮膚科・腫瘍内科有志コンセンサス会議の報告．臨医薬．2014；30(11)：975-81.
4) Eilers RE Jr, Gandhi M, Patel JD, et al. Dermatologic infections in cancer patients treated with epidermal growth factor receptor inhibitor therapy. J Natl Cancer Inst. 2010；102(1)：47-53.[PMID：20007525] コホート
5) Amitay-Laish I, David M, Stemmer SM. Staphylococcus coagulase-positive skin inflammation associated with epidermal growth factor receptor-targeted therapy：an early and a late phase of papulopustular eruptions. Oncologist. 2010；15(9)：1002-8.[PMID：20709888] ケースシリーズ
6) 井上多恵，小原美子，米田耕造，他．ゲフィチニブ（イレッサ）により生じた皮膚病変．日皮会誌．2003；113(6)：995-8. ケースシリーズ
7) 宇宿一成，下高原哲郎．ゲフィチニブにより皮疹を生じた 2 例．臨皮．2004；58(11)：914-6. ケースシリーズ
8) 狩野律子，二神綾子，川名誠司．ゲフィチニブ（イレッサ）によるざ瘡様発疹の治療方針について．臨皮．2007；61(8)：589-92. レビュー
9) 藤原美紀，上尾礼子，爲政大幾，他．＜臨床例＞エルロチニブ内服中にざ瘡様発疹と皮下膿瘍が多発した例．皮病診療．2012；34(4)：339-42. ケースシリーズ
10) 須山孝雪，寺本由紀子，山本明史．＜臨床例＞分子標的治療薬による皮膚有害事象．皮病診療．2013；35(3)：291-4. ケースシリーズ
11) 衛藤 光．EGFR 阻害薬による皮膚反応に強力なステロイド外用は必要か？　nine recommendations. Visual Dermatol. 2010；9(8)：812-4. レビュー

FQ 15　分子標的治療に伴うざ瘡様皮疹に対してアダパレンの外用は勧められるか

ステートメント

　分子標的治療に伴うざ瘡様皮疹の予防を目的に，アダパレンを外用することの有用性は低いが，ステロイド外用薬で改善しないざ瘡様皮疹に対する治療効果が期待できる可能性がある。

背景・目的

　ざ瘡様皮疹は患者の QOL を低下させる。そこで，ざ瘡様皮疹に対するアダパレン外用の有用性を検討した。

解 説

　アダパレンは，レチノイド様の作用をもつ誘導体であり，レチノイン酸受容体に親和性をもち，表皮角化細胞の角化抑制作用を示すと考えられている。アダパレンゲル（以下，アダパレン）は，尋常性ざ瘡（いわゆるにきび）に有用な外用薬の一つであり，主に皮膚科領域で使用されている。一方，調べ得た限りでは，分子標的薬によるざ瘡様皮疹に対するアダパレンの有用性を単剤で検証した臨床試験はない。したがって，アダパレンの有用性を支持するエビデンスは乏しい。しかし，アダパレンとミノサイクリンの併用療法が EGFR 阻害薬による皮膚障害予防に有用かどうかを検証した国内臨床試験は実施されている[1]。大腸がん患者 48 人に対し，パニツムマブを投与する際にアダパレン外用が行われた。この結果，ざ瘡様皮疹を含む皮膚障害の出現頻度は 83%，Grade 2 以上のものは 29% で，ステロイド外用薬を用いて皮膚障害の予防効果を検証した STEPP 試験[2]とほぼ同等であった。一方，アダパレンのざ瘡様皮疹に対する予防効果を検証するためのプラセボとのランダム化比較試験が 2019 年に発表され，この試験では予防効果は認められなかった[3]。方法としては，顔面の左右でアダパレンとプラセボ（アダパレンの基材）を塗り分け，両側とも保湿薬とミノサイクリンを併用し，外用開始後 4 週間でのざ瘡様皮疹の数を比較した。その結果，ざ瘡様皮疹の数はむしろアダパレン外用側に多く，ざ瘡様皮疹の予防を目的にアダパレンを使用することは勧められないと結論付けられた。しかし，長期のステロイド外用薬の使用は酒さ様皮膚炎，皮膚の菲薄化などを生じるため，ステロイド外用薬に代わる治療薬の開発が期待される。

　ざ瘡様皮疹が出現した後にアダパレンを用いて治療的介入を行い，その外用効果を検討した臨床試験は，調べ得た限り存在しない。ざ瘡様皮疹の治療に関して，アダパレンの使用例が散見されるが，国内外とも症例報告である[4]~[7]。海外の報告では，3 例のざ瘡様皮疹についてアダパレンを外用した経過が提示され，うち 2 例で明確に有用性が認められた[4]。いずれの症例でもアダパレンが第一選択薬として使用され，このうち 1 例はアダパレン単独による治療例であり，もう 1 例はミノサイクリンを併用されていた。一方，国内で報告された 6 例は最初にステロイド外用薬あるいは抗菌外用薬が使用され，改善しないためアダパレン外用薬に切り替えられた。6 例中 4 例がアダパレン単独で改善し，残り 2 例はミノサイクリン内服薬を併用することにより改善した[5]~[7]。アダパレンの効果は，外用開始後 1 週間から 1 カ月で認められている。このように，アダパレン外用薬はス

テロイド外用薬で改善しないざ瘡様皮疹に対して効果が期待できる可能性がある。アダパレンは，多様なランクが存在するステロイド外用薬とは異なり，一つの薬剤で継続して治療を行うため，ほぼすべての重症度の患者に使用することとなる。また，ステロイド外用薬と比べ，顔面に長期間使用が可能という点においても優れているといえる。しかし，アダパレン外用薬の使用にあたっては副作用に注意する必要がある。アダパレン外用薬の主たる副作用は，外用初期の刺激感である。その後，紅斑，落屑，皮膚乾燥を生じる場合もある。アダパレンの使用方法は1日1回の塗布であるが，隔日に使用するなど，外用回数を減らすことにより，副作用は軽減される場合がある。ざ瘡様皮疹は，強い炎症を伴う場合があり，アダパレンの副作用がより重篤に現れる可能性がある。乾燥に対しては保湿薬の併用で対処する。他の副作用に対しては注意深く経過観察しながら，デメリットがより大きいと判断した場合は中止すべきである。また，アダパレン外用薬の適応症は顔面の尋常性ざ瘡であり，体幹には使用できないことにも留意しなければならない。

　以上より，分子標的治療に伴うざ瘡様皮疹の予防および治療を目的としたアダパレン外用について検討した臨床試験は限られており，その有用性は確立していない。今後の研究が待たれる。

●検索キーワード・参考にした二次資料●

　「がん患者に対するアピアランスケアの手引き2016年版」の同クエスチョンの参考文献に加え，PubMedで，"acneiform eruption"，"papulopustular"，"acne-like"，"skin toxicity"，"adapalene"のキーワードで検索した。医中誌Web・Cochrane Library・CINAHLでも同等のキーワードで検索した。検索期間は2018年11月までとし，60件がヒットした。このなかから主要な論文を抽出するとともに，ハンドサーチでも関連文献を検索した。

参考文献

1) 矢内貴子，橋本浩伸，山﨑直也，他．Panitumumabによる皮膚障害に対するアダパレン・ミノマイシン併用の予防効果．日癌治療会誌．2012；47(3)：2310.

2) Lacouture ME, Mitchell EP, Piperdi B, et al. Skin toxicity evaluation protocol with panitumumab(STEPP), a phase Ⅱ, open-label, randomized trial evaluating the impact of a pre-Emptive Skin treatment regimen on skin toxicities and quality of life in patients with metastatic colorectal cancer. J Clin Oncol. 2010；28(8)：1351-7.[PMID：20142600] ランダム

3) Chayahara N, Mukohara T, Tachihara M, et al. Adapalene gel 0.1% versus placebo as prophylaxis for anti-epidermal growth factor receptor-induced acne-like rash：a randomized left-right comparative evaluation（APPEAR-ANCE）. Oncologist. 2019；24(7)：885-e413.[PMID：30890624] ランダム

4) DeWitt CA, Siroy AE, Stone SP. Acneiform eruptions associated with epidermal growth factor receptor-targeted chemotherapy. J Am Acad Dermatol. 2007；56(3)：500-5.[PMID：17166623] ケースシリーズ

5) Taguchi K, Fukunaga A, Okuno T, et al. Successful treatment with adapalene of cetuximab-induced acneiform eruptions. J Dermatol. 2012；39(9)：792-4.[PMID：22168666] ケースシリーズ

6) 松本奈央，西澤 綾，佐藤貴浩，他．＜臨床例＞抗EGFRモノクローナル抗体によるざ瘡病変—0.1％アダパレンゲルによる治療例．皮病診療．2013；35(3)：287-90. ケースシリーズ

7) 立原素子，德永俊太郎，田村大介，他．EGFR-TKIによるざ瘡様皮疹に対しアダパレンが有効であった2例．肺癌．2014；54(7)：978-82. ケースシリーズ

FQ 16　分子標的治療に伴うざ瘡様皮疹に対して過酸化ベンゾイルゲルの外用は勧められるか

ステートメント

分子標的治療に伴うざ瘡様皮疹に対する過酸化ベンゾイルゲル外用の有用性はエビデンスが不十分であり，使用にあたっては十分な注意が必要である。

背景・目的

分子標的治療に伴うざ瘡様皮疹は患者の QOL を低下させる。そこで，ざ瘡様皮疹に対する過酸化ベンゾイルゲル外用の有用性を検討した。

解　説

分子標的治療に伴うざ瘡様皮疹などの皮膚障害は，患者の QOL を低下させる。一方で，分子標的薬による皮膚障害の重症度と疾患に対する分子標的薬の有効性は相関を示すとの報告があり，皮膚障害を適切にコントロールしつつ，EGFR 阻害薬を継続することが求められる。本症には副腎皮質ステロイド外用薬（以下，ステロイド外用薬）が有効であり，それに加えて，抗炎症効果のあるテトラサイクリン系抗菌薬の予防投与が有用であることが報告されている[1]。実際の臨床の場面では，予防投与もしくはざ瘡様皮疹の出現後に皮疹部にステロイド外用薬を使用し，皮疹の重症度が高ければ，テトラサイクリン系抗菌薬の内服を併用することが一般的治療となっている。近年，EGFR 阻害薬治療の長期化に伴い，これらの一般的治療を長期に継続することにより難治性になる症例が増加してきている。難治化の原因として EGFR 阻害薬による抗菌ペプチドの産出抑制，耐性菌の検出などが推察されている[2]。

過酸化ベンゾイル（ベピオ®）は分解される過程で発生するフリーラジカルが，非特異的な抗菌作用を発揮する。そのため，抗菌薬外用治療と異なり耐性菌のリスクは少なく，長期使用に適していると考えられている。実際にステロイド外用薬抵抗性の症例で耐性菌が検出され，過酸化ベンゾイルゲルの外用が奏効することが報告されている[2][3]。ざ瘡様皮疹は毛孔角栓も伴っており，過酸化ベンゾイルゲルの角栓除去作用も有効であった可能性が指摘されている[4]。ざ瘡様皮疹を発現した 16 人の患者に対して，過酸化ベンゾイルとクリンダマイシンとの合剤である DUAC® を使用した研究では，外用前に比べ，外用開始後 2 週間と 8 週間のざ瘡様皮疹の重症度 Grade が有意に低下したと報告されている[5]。このようにざ瘡様皮疹に対して過酸化ベンゾイルゲルは単剤での報告は限定されているが一定の効果が報告されており，ステロイド外用薬の代替治療薬として使用できる可能性がある。しかしながら，ランダム化試験は行われておらず，エビデンスは乏しい。また，過酸化ベンゾイルの主な副作用として皮膚刺激感や紅斑，落屑があり，患者の QOL をさらに低下させる可能性もあるため，事前に患者に説明し，十分に注意しつつ，使用する必要がある。

●検索キーワード・参考にした二次資料●

PubMed で，"Acneiform eruption"，"papulopustular"，"acne-like"，"skin toxicity"，"EGFR"，"Benzo-

yl Peroxide”，“benzoyl peroxide”等のキーワードで検索した。医中誌 Web では，“分子標的治療”，“EGFR”，
“ざ瘡様皮疹”，“皮膚障害”，“過酸化ベンゾイル”等のキーワードで検索した。内容が適切でないと判断し
た論文を除外し，さらに重要文献をハンドサーチで検索した。

参考文献

1) Lacouture ME, Mitchell EP, Piperdi B, et al. Skin toxicity evaluation protocol with panitumumab（STEPP），a phase
Ⅱ，open-label, randomized trial evaluating the impact of a pre-Emptive Skin treatment regimen on skin toxicities
and quality of life in patients with metastatic colorectal cancer. J Clin Oncol. 2010；28(8)：1351-7.［PMID：
20142600］ランダム

2) 田中美奈子，山田隆弘．セツキシマブによるざ瘡様皮疹に過酸化ベンゾイルが有効であった 1 例．皮膚臨床．
2017；59(1)：52-3．ケースシリーズ

3) Tsutsui K, Kikuchi K, Nozawa K, et al. Efficacy and safety of topical benzoyl peroxide for prolonged acneiform erup-
tions induced by cetuximab and panitumumab：A multicenter, phase Ⅱ trial. J Dermatol. 2021；48(7)：1077-
80.［PMID：33682955］単群試験

4) 正畠千夏，御守里絵，小豆澤宏明，他．過酸化ベンゾイル外用にて改善したセツキシマブによるざ瘡様皮疹の 3
例．皮膚臨床．2018；60(1)：59-62．ケースシリーズ

5) Vaccaro M, Guarneri F, Borgia F, et al. Efficacy of clindamycin phosphate and benzoyl peroxide gel（DUAC（®））
in the treatment of EGFR inhibitors-associated acneiform eruption. J Eur Acad Dermatol Venereol. 2016；30(8)：
1436-8.［PMID：26290481］非ランダム

CQ 17　分子標的治療に伴うざ瘡様皮疹の予防あるいは治療に対してテトラサイクリン系抗菌薬の内服は勧められるか

> **推奨**　分子標的治療に伴うざ瘡様皮疹の予防を目的に，テトラサイクリン系抗菌薬の内服を行うことを弱く推奨する。
>
> 〔推奨の強さ：2，エビデンスの強さ：B（中），合意率：100%（17/17）〕

背景・目的

　尋常性ざ瘡の治療の第一選択薬として，ドキシサイクリン，ミノサイクリンといったテトラサイクリン系抗菌薬の内服が汎用されている。これら抗菌薬は抗菌作用のみならず，抗炎症作用をもつことが知られており，ざ瘡様皮疹への効果も期待できる。ここでは，分子標的治療に伴うざ瘡様皮疹に対して，テトラサイクリン系抗菌薬の内服が推奨されるかを検討した。

解　説

　EGFR 阻害薬に伴う皮膚毒性に対して，抗菌薬の予防内服の有用性に言及したシステマティックレビューが 2016 年に 1 編報告されている[1]。最終解析には 13 件の研究が含まれており，9 件はランダム化比較試験（RCT）（二重盲検試験 4 件，非盲検試験 5 件），4 件は後ろ向き試験であった。また，そのうち 2 件は抄録のみ，2 件は同一試験の中間解析と最終解析の内容だった。今回実施した文献検索では，2016 年以降に新たに報告された RCT はなかった。本 CQ では，このシステマティックレビューに含まれる論文化された 7 件の RCT について評価を行った[2)~8)]。

　対象患者は，大腸がんあるいは非小細胞肺がんであり，3 件が抗 EGFR 抗体薬のセツキシマブまたはパニツムマブの治療，3 件が EGFR チロシンキナーゼ阻害薬（EGFR-TK 阻害薬）の内服治療，1 件が両クラスの薬剤による治療であった。予防的抗菌薬の内服は，2 件がテトラサイクリン[5)6)]，2 件がドキシサイクリン[2)8)]，3 件がミノサイクリン[3)4)7)]であった。

　本 CQ に対するメタアナリシスの結果，テトラサイクリン系抗菌薬予防内服群で，全 Grade の皮疹発現（オッズ比 0.65，95%CI 0.44-0.96，$p＝0.03$）（**図 1a**）および，Grade 3 以上の皮疹発現（オッズ比 0.22，95%CI 0.11-0.42，$p＜0.00001$）（**図 1b**）はともに統計学的に有意に低かった。Grade 3 以上の重症皮疹の発現を低下させることの臨床的意義は非常に大きいと考えられる。なお，Scopeらの皮疹の評価方法は他の試験と異なり，CTCAE を用いた Grade 評価ではなく，皮疹の個数で行っていたため[3]，本解析から除外した。また，Jatoi らの RCT では，Any Grade あるいは Grade 2 以上の分類でのみデータが示されており，Grade 3 以上のデータは不明であったため[6]，Grade 3 以上の皮疹発現の解析からは除外した。

　いずれも小規模な RCT ではあるが，バイアスリスクが低い，同様な質の試験が多く，統合的な解析が行えたため，エビデンスの強さは「B（中）」とした。

　皮疹発現までの期間に関しては，4 試験で評価されていたが[2)4)7)8)]，各試験による評価項目が異なるため，メタアナリシスは困難と判断した。3 試験において，Grade 2 あるいは Any Grade の皮疹発現までの期間が有意に延長していた[2)4)7)]。

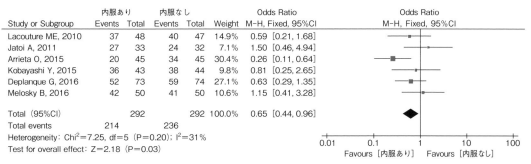

a.　全 Grade の皮疹発現

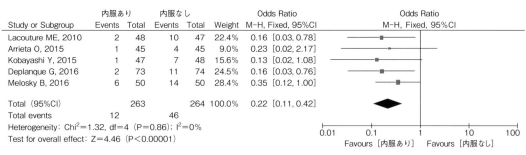

b.　Grade 3 以上の皮疹発現

図1　メタアナリシス：テトラサイクリン系抗菌薬の予防内服の有無における皮疹発現頻度

　QOL に関するアウトカムを記載した文献はなかったが，皮膚関連の QOL 評価を実施した試験は 5 つあった[2)4)6)~8)]。いずれの試験もアウトカムの測定方法（DLQI, SKINDEX-16）やその結果の示し方が異なるため，統合解析はできなかった。Deplanque らは試験開始前後の DLQI スコアの変化量を測定しており，QOL に影響しない変化量（スコア上昇 0~1 ポイント）を示す割合が予防群で有意に高かったと報告している[8)]。一方，3 試験では，予防群と対照群間で皮膚関連 QOL に有意な差は認められなかったと報告している[4)6)7)]。

　コストに関する報告は認められなかったが，抗菌薬の使用による薬剤費の増加と治療効果から得られる症状改善に伴う経費減少との差を考慮する必要があると考えられる。

　また，本 CQ で検討された RCT では，抗 EGFR 抗体薬を用いた単剤療法や化学療法との併用療法，あるいは経口 EGFR-TK 阻害薬の単剤療法など，対象となる治療内容が多岐にわたっている。したがって，介入薬剤であるテトラサイクリン系抗菌薬独自の有害事象をメタアナリシスで評価することは困難と判断した。ただし，各試験において，テトラサイクリン系抗菌薬に関する有害事象の増加は認められなかったと報告されている。また，Melosky らは，ミノサイクリンによるめまいが発現し，抗菌薬内服継続が中断された事例が 1 例あったと報告している[7)]。

　なお，国内の内服テトラサイクリン系抗菌薬は，慢性膿皮症あるいはざ瘡（化膿性炎症を伴うもの）の適応症はあるが，予防投与には保険適用はない。

　また，今回，テトラサイクリン系抗菌薬をざ瘡様皮疹の治療薬として使用した場合の RCT は文献検索でみつからなかったため，今後の研究が待たれる。

　以上より，エビデンスの程度，益と害のバランスなどを勘案し，推奨は「分子標的治療に伴うざ瘡様皮疹の予防に対して，テトラサイクリン系抗菌薬の内服を行うことを弱く推奨する」とした。

●検索キーワード・参考にした二次資料●

　「がん患者に対するアピアランスケアの手引き 2016 年版」の同クエスチョンの参考文献に加え，PubMed で，"acneiform eruptions"，"EGFR"，"prevention"，"management" 等のキーワードで検索した。医中誌 Web・Cochrane Library・CINAHL でも同等のキーワードで検索した。検索期間は 2015 年 4 月〜2020 年 3 月 とし，99 件がヒットした。さらにハンドサーチでも関連文献を検索した。その結果，一次スクリーニング として 47 編の論文が抽出され，二次スクリーニングで内容が適切でないと判断した論文を除外し，最終的 に計 7 編の RCT をもとに，定性的・定量的システマティックレビューを行った。

参考文献

1) Petrelli F, Borgonovo K, Cabiddu M, et al. Antibiotic prophylaxis for skin toxicity induced by antiepidermal growth factor receptor agents；a systematic review and meta-analysis. Br J Dermatol. 2016；175(6)：1166-74.[PMID：27214209] SR（メタ）

2) Lacouture ME, Mitchell EP, Piperdi B, et al. Skin toxicity evaluation protocol with panitumumab(STEPP), a phase Ⅱ, open-label, randomized trial evaluating the impact of a pre-Emptive Skin treatment regimen on skin toxicities and quality of life in patients with metastatic colorectal cancer. J Clin Oncol. 2010；28(8)：1351-7.[PMID：20142600] ランダム

3) Scope A, Agero AL, Dusza SW, et al. Randomized double-blind trial of prophylactic oral minocycline and topical tazarotene for cetuximab-associated acne-like eruption. J Clin Oncol. 2007；25(34)：5390-6.[PMID：18048820] ランダム

4) Kobayashi Y, Komatsu Y, Yuki S, et al. Randomized controlled trial on the skin toxicity of panitumumab in Japanese patients with metastatic colorectal cancer；HGCSG1001 study；J-STEPP. Future Oncol. 2015；11(4)：617-27. [PMID：25686117] ランダム

5) Arrieta O, Vega-González MT, López-Macías D, et al. Randomized, open-label trial evaluating the preventive effect of tetracycline on afatinib induced-skin toxicities in non-small cell lung cancer patients. Lung Cancer. 2015；88 (3)：282-8.[PMID：25882778] ランダム

6) Jatoi A, Dakhil SR, Sloan JA, et al；North Central Cancer Treatment Group. Prophylactic tetracycline does not diminish the severity of epidermal growth factor receptor (EGFR) inhibitor-induced rash；results from the North Central Cancer Treatment Group (Supplementary N03CB). Support Care Cancer. 2011；19(10)：1601-7.[PMID：20820817] ランダム

7) Melosky B, Anderson H, Burkes RL, et al. Pan Canadian Rash Trial；A randomized phase Ⅲ trial evaluating the impact of a prophylactic skin treatment regimen on epidermal growth factor receptor-tyrosine kinase inhibitor-induced skin toxicities in patients with metastatic lung cancer. J Clin Oncol. 2016；34(8)：810-5.[PMID：26573073] ランダム

8) Deplanque G, Gervais R, Vergnenegre A, et al；CYTAR investigators. Doxycycline for prevention of erlotinib-induced rash in patients with non-small-cell lung cancer (NSCLC) after failure of first-line chemotherapy；A randomized, open-label trial. J Am Acad Dermatol. 2016；74(6)：1077-85.[PMID：26946985] ランダム

FQ 18　分子標的治療に伴うざ瘡様皮疹に対してマクロライド系抗菌薬の内服は勧められるか

ステートメント

・マクロライド系抗菌薬の内服の有用性を示す十分な根拠はない。
・テトラサイクリン系抗菌薬が副作用等で使用しづらい場合，代替薬として有用か否か，今後さらなる検討が期待される。

背景・目的

　広く引用されている欧米のガイドラインでは，分子標的治療に伴うざ瘡様皮疹の予防・治療に，ミノサイクリンやドキシサイクリンといったテトラサイクリン系抗菌薬の内服が推奨されているが[1]，マクロライド系抗菌薬に関する記述はない。一方で，尋常性ざ瘡の場合，日本皮膚科学会の「尋常性痤瘡治療ガイドライン」において，炎症性皮疹に対する抗菌薬内服の有用性が示されており，テトラサイクリン系であるドキシサイクリン，ミノサイクリンは推奨度 A，マクロライド系であるロキシスロマイシンは推奨度 B，クラリスロマイシン，エリスロマイシンは推奨度 C とされている[2]。これら抗菌薬は，抗菌作用のみならず，抗炎症効果を期待して使用されている。そこで，ざ瘡様皮疹の予防・治療を目的にマクロライド系抗菌薬の内服が有用かどうかを検討した。

解　説

　EGFR 阻害薬による皮膚障害のメカニズムは，皮膚組織に発現する EGFR の阻害により，正常なケラチノサイトの増殖・分化の障害，さらには炎症性サイトカインの放出が惹起されることで，ケラチノサイトのアポトーシスや組織障害が引き起こされるためと考えられている[3]。

　国内の皮膚科・腫瘍内科コンセンサス会議による，「EGFR 阻害薬に起因する皮膚障害の治療手引き」において，ざ瘡様皮疹の予防・治療には，テトラサイクリン系あるいはマクロライド系抗菌薬の内服が勧められている[4]。詳細なメカニズムについてはまだ不明なところが多いが，これら抗菌薬には抗菌作用以外に炎症性サイトカインの生成抑制等，免疫調整作用・抗炎症作用があることが以前から知られている[5]。ざ瘡様皮疹に対して，テトラサイクリン系抗菌薬は本ガイドラインのCQ17 にもあるように予防的服用の有効性が示されているが，マクロライド系抗菌薬内服の臨床的有用性を検討した報告は少なく，少数例のものにとどまっている。有田らは，EGFR 阻害薬による皮疹が生じた 9 例に対し，ロキシスロマイシン 300 mg/日を内服させた結果，3 例が著効，軽快が 5例，不変が 1 例であったと報告している[6]。

　文献検索の結果では，マクロライド系抗菌薬の有用性を示す十分な根拠は現時点ではない。しかし，マクロライド系抗菌薬のもつ抗炎症作用を考慮すると，テトラサイクリン系抗菌薬によるめまい，肝障害，光線過敏症といった副作用が生じた際の代替薬となる可能性は期待できる。

　ただし，マクロライド系抗菌薬を使用する際に注意すべき点として，使用する分子標的薬との薬物間相互作用が挙げられる。マクロライド系抗菌薬には，CYP3A4 阻害作用や P-糖蛋白阻害作用を有する薬が多い。一方, EGFR チロシンキナーゼ阻害薬(EGFR-TK 阻害薬)は，代謝過程に CYP3A4

やP-糖蛋白が関与する薬があり，マクロライド系抗菌薬との併用によりEGFR-TK阻害薬の代謝が阻害され，血中濃度が上昇する可能性が考えられる。例えば，CYP3A4で一部代謝されるゲフィチニブ，エルロチニブは，マクロライド系抗菌薬との併用により代謝が阻害され，血中濃度が上昇する可能性がある[7)8)]。また，P-糖蛋白の基質であるアファチニブは，P-糖蛋白阻害作用も有するクラリスロマイシンとの併用により血中濃度が上昇する可能性がある[9)]。さらに，QT延長作用があるオシメルチニブは，同じくQT延長作用が知られているマクロライド系抗菌薬との併用で作用が増強される可能性がある[10)]。

　マクロライド系抗菌薬のなかでも，CYP3A4の阻害作用が比較的弱いとされるのはロキシスロマイシンである。先に述べた有田らの有効例の報告はあるが[6)]，併用されている分子標的薬との薬物間相互作用に関する考察はなく，併用する分子標的薬の血中濃度に臨床上どの程度影響するかは不明である。したがって，薬物代謝にCYP3A4やP-糖蛋白が関与するEGFR-TK阻害薬の治療中に，ざ瘡様皮疹の予防や治療を目的としてマクロライド系抗菌薬を併用することは現時点では勧められない。

　一方，抗EGFR抗体薬であるセツキシマブやパニツムマブは，EGFR-TK阻害薬とは異なり，主たる代謝は，ペプチドやアミノ酸への分解と考えられている。したがって，マクロライド系抗菌薬とEGFR-TK阻害薬のような薬物間相互作用の懸念は少ないと考えられる。テトラサイクリン系抗菌薬が副作用等で使用しづらい場合に，マクロライド系抗菌薬を選択肢の一つとして考慮してもよい。

　なお，慢性膿皮症あるいはざ瘡（化膿性炎症を伴うもの）の適応症のあるマクロライド系抗菌薬は，ロキシスロマイシンとクラリスロマイシンである。現在，いずれも予防投与には保険適用はない。

　以上より，分子標的治療に伴うざ瘡様皮疹に対してマクロライド系抗菌薬内服の有用性を示す報告は限られており，その有用性は確立していない。ただし，テトラサイクリン系抗菌薬が使用しづらい場合に，代替薬としての使用は検討の余地がある。今後，EGFR阻害薬とマクロライド系抗菌薬の薬物間相互作用を含めた有用性についてのさらなる研究が待たれる。

●検索キーワード・参考にした二次資料●

　「がん患者に対するアピアランスケアの手引き2016年版」の同クエスチョンの参考文献に加え，PubMedで，"acneiform eruptions"，"papulopustular"，"acne-like"，"skin toxicity"，"Macrolides"等のキーワードで検索した。医中誌Web・Cochrane Library・CINAHLでも同等のキーワードで検索した。検索期間は2015年4月〜2020年3月とし，132件がヒットした。このなかから主要な論文を抽出し，さらにハンドサーチでも関連文献を検索した。

参考文献

1) Lacouture ME, Sibaud V, Gerber PA, et al；ESMO Guidelines Committee. Prevention and management of dermatological toxicities related to anticancer agents：ESMO Clinical Practice Guidelines. Ann Oncol. 2021；32(2)：157-70.[PMID：33248228] ガイドライン
2) 林 伸和，赤松浩彦，岩月啓氏，他. 尋常性痤瘡治療ガイドライン2017. 日皮会誌. 2017；127(6)：1261-302. ガイドライン
3) Lacouture ME. Mechanisms of cutaneous toxicities to EGFR inhibitors. Nat Rev Cancer. 2006；6(10)：803-12.[PMID：16990857] レビュー

4）山本有紀，上田弘樹，山本信之，他．EGFR阻害薬に起因する皮膚障害の治療手引き―皮膚科・腫瘍内科有志コンセンサス会議からの提案―．臨医薬．2016；32(12)：941-9.

5）村田宏爾，戸倉新樹．炎症性ざ瘡の抗菌療法　抗菌剤による新規抗炎症作用を中心に．産業医大誌．2007；29(1)：63-71．レビュー

6）有田 賢，笠井麻希，清水 宏．EGFR阻害剤関連の皮疹に対するロキシスロマイシンの効果．皮の科．2012；11(Suppl 19)：1-3．ケースシリーズ

7）アストラゼネカ株式会社．イレッサ®錠250添付文書．2021年6月改訂（第2版）

8）中外製薬株式会社．タルセバ®錠25 mg, 100 mg添付文書．2020年11月改訂（第3版）

9）日本ベーリンガーインゲルハイム株式会社．ジオトリフ®錠20 mg, 30 mg, 40 mg, 50 mg添付文書．2020年3月改訂（第1版）

10）アストラゼネカ株式会社．タグリッソ®錠40 mg, 80 mg添付文書．2020年11月改訂（第4版）

I
治療編－分子標的療法

FQ 19
分子標的治療に伴う鼻前庭炎に対して推奨される局所治療はあるか

ステートメント

　分子標的治療に伴う鼻前庭炎は高頻度に起こり得る有害事象である。本症に対する確立した治療法はないが，鼻粘膜の乾燥に対する保湿薬外用や感染に対する抗菌薬外用などの局所療法を考慮してもよい。

背景・目的

　がん薬物治療に伴う鼻前庭炎は，分子標的治療で高頻度に起こり得る有害事象であるにもかかわらず，これまで広く認識されてこなかった。鼻前庭炎は患者の QOL を低下させるため医療関係者が鼻前庭炎の発現を早期から認識する必要があり，その症状と治療法について検討した。

解　説

　2015 年に皮膚科医である Ruiz らが初めてがん薬物治療に伴う鼻前庭炎（nasal vestibulitis）について報告をしている[1]。皮膚科受診時に鼻前庭炎を合併していた 115 人の患者の主な受診理由は皮膚の発疹（90％）であった。基礎疾患である悪性腫瘍は，肺がん（43％），乳がん（19％），および結腸・直腸がん（10％）で，患者の 68％は EGFR 阻害薬ベースのレジメンで治療されていた。鼻前庭炎の症状は，痂皮形成（31％），鼻出血（27％），乾皮症/乾燥鼻孔/落屑（7％），膿痂疹（5％），びらん（5％），膿疱（3％），痛み（2％），発赤（2％），および刺激感（2％）であった。鼻腔培養は60％の症例で行われ，そのうち 94％の症例において複数の細菌の感染を認め，黄色ブドウ球菌が最も多く分離された〔メチシリン感受性黄色ブドウ球菌 43％，メチシリン耐性黄色ブドウ球菌（MRSA）3％〕。また，Cathcart-Rake らは全身化学療法を受けている 100 人に，鼻の乾燥，痛み，出血，痂皮形成などの症状について質問したところ，41％の患者が「ある」と回答した[2]。鼻前庭炎は，タキサン系薬剤および血管内皮細胞増殖因子（vascular endothelial growth factor；VEGF）阻害薬の治療を受けている患者に多くみられたが，これらの症状は，主治医によって記録または治療されることはほとんどなく，広く認識されてこなかった。

　しかしながら，ようやく最近の非小細胞肺がん患者に対するオシメルチニブ第Ⅲ相試験において，オシメルチニブ群での鼻咽頭炎（nasopharyngitis）の発現頻度が FLAURA 試験では 11％[3]，ADAURA 試験では 14％[4]と報告され，医療関係者の患者の鼻症状に対する関心も広まってきていると思われる。

　表皮角化細胞は，正常な皮膚の恒常性を保つために EGFR シグナル伝達に依存しており，自然免疫および獲得免疫反応において重要な役割を果たしている[5)6]。EGFR の阻害により，皮膚と鼻前庭でのバリア機能と抗菌活性をもつ蛋白質の合成が減少する。バリア機能の破綻により，感染や細菌コロニー形成が起こりやすくなる[7]。

　鼻粘膜の乾燥性変化によりバリア機能障害が生じるのであれば，局所を湿潤することが治療になり得ると考えられる。Ruiz らは，鼻粘膜軟化剤，生理食塩水よる加湿，および感染を伴う場合は鼻

腔用 2％ムピロシンカルシウム水和物軟膏（バクトロバン鼻腔用軟膏 2％®）を使用している[1]。また，がん薬物治療中の乳がん患者 20 人に対し，ローズゼラニウム，セサミオイル点鼻スプレーを使用した後ろ向き研究では，8 人（40％）に鼻症状の劇的な改善または完治がみられ，11 人（55％）に中程度の改善があり，1 人にわずかな改善を認めている[8]。ただし，この研究は比較群のない記述的研究であるため，効果については十分なエビデンスはない。しかし現在，化学療法を受けているがん患者の鼻前庭炎の症状の改善における，等張性鼻食塩水に対するローズゼラニウム，セサミオイル点鼻スプレーの比較第Ⅲ相試験が行われており，結果が待たれるところである[9]。また，三輪らは，がん薬物治療に伴うものではないが，鼻粘膜の乾燥（ドライノーズ）の治療として生理食塩水の点鼻やグリセリン，鼻クリームの塗布が有用な局所治療になるとしている[10]。また，鼻前庭炎には副腎皮質ホルモン・抗生物質配合剤の軟膏処置あるいは MRSA 感染を疑う場合，鼻腔用 2％ムピロシンカルシウム水和物軟膏を考慮するとしている。

●検索キーワード・参考にした二次資料●

PubMed・Cochrane Library・CINAHL で，"Afatinib"，"Erlotinib"，"Gefitinib"，"Panitumumab"，"EGFR"，"Nasal vestibulitis" 等のキーワードで検索した。医中誌 Web では，"分子標的治療"，"EGFR"，"鼻前庭炎" 等のキーワードで検索した。検索期間は 2000 年 1 月 1 日～2020 年 3 月 31 日とし，51 件がヒットした。スクリーニングの結果，5 編の論文が抽出された。さらにハンドサーチでも関連文献を検索した。

参考文献

1) Ruiz JN, Belum VR, Boers-Doets CB, et al. Nasal vestibulitis due to targeted therapies in cancer patients. Support Care Cancer. 2015；23(8)：2391-8.［PMID：25876156］ ケースシリーズ

2) Cathcart-Rake E, Smith D, Zahrieh D, et al. Nasal vestibulitis：an under-recognized and under-treated side effect of cancer treatment? Support Care Cancer. 2018；26(11)：3909-14.［PMID：29797079］ コホート

3) Ramalingam SS, Vansteenkiste J, Planchard D, et al；FLAURA Investigators. Overall survival with osimertinib in untreated, *EGFR*-mutated advanced NSCLC. N Engl J Med. 2020；382(1)：41-50.［PMID：31751012］ ランダム

4) Wu YL, Tsuboi M, He J, et al；ADAURA Investigators. Osimertinib in resected *EGFR*-mutated non-small-cell lung cancer. N Engl J Med. 2020；383(18)：1711-23.［PMID：32955177］ ランダム

5) Percival SL, Emanuel C, Cutting KF, et al. Microbiology of the skin and the role of biofilms in infection. Int Wound J. 2012；9(1)：14-32.［PMID：21973162］ レビュー

6) Sugita K, Kabashima K, Atarashi K, et al. Innate immunity mediated by epidermal keratinocytes promotes acquired immunity involving Langerhans cells and T cells in the skin. Clin Exp Immunol. 2007；147(1)：176-83.［PMID：17177977］ ケースシリーズ

7) Eilers RE Jr, Gandhi M, Patel JD, et al. Dermatologic infections in cancer patients treated with epidermal growth factor receptor inhibitor therapy. J Natl Cancer Inst. 2010；102(1)：47-53.［PMID：20007525］ コホート

8) Loprinzi CL, et al. Rose geranium in sesame oil nasal spray for the improvement of nasal vestibulitis symptoms in cancer patients receiving chemotherapy. ClinicalTrials.gov. https://clinicaltrials.gov/ct2/show/NCT04620369.（2021 年 2 月 1 日閲覧）ランダム

9) Cathcart-Rake EJ, Smith D, Zahrieh D, et al. Rose geranium in sesame oil nasal spray：a treatment for nasal vestibulitis? BMJ Support Palliat Care. 2020；10(4)：411-3.［PMID：30377210］ ケースシリーズ

10) 三輪正人. Ⅱ. 鼻疾患 7. 鼻前庭炎，ドライノーズに対する内服・外用薬の使い方. ENTONI. 2019；231：69-72.

分子標的治療に伴う皮膚乾燥（乾皮症）に対して保湿薬の外用は勧められるか

ステートメント

分子標的治療に伴い，皮膚乾燥（乾皮症：xerosis）が生じることがある。この症状に対して，強いエビデンスはないが，皮膚炎と自覚症状の軽減を目的とした保湿薬の使用は勧められる。

背景・目的

皮膚乾燥は分子標的治療に伴い生じる皮膚障害の一つである。その病態は，表皮角化細胞の分化障害によるバリア脆弱化と考えられる。乾燥状態の皮膚では，皮脂膜の減少や角層内水分量減少などがみられ，瘙痒や掻破行動による二次性湿疹の発現，増悪を引き起こす[1]。このような病態に対して保湿薬の外用は勧められるかを検討した。

解 説

皮膚乾燥は角層内水分量が低下した潤いのない皮膚を指す。皮膚乾燥状態では，神経線維（C 繊維）の表皮内侵入と表皮内神経伸張によるかゆみのしきい値低下が生じる[1]。保湿薬に求められる効能・効果は，保湿能を改善させ，角層内の水分を保持することである。保湿薬は角層のバリアを修復し，かゆみなどの皮膚症状を軽減することが知られている[2]。

分子標的薬による皮膚乾燥に確立した治療法は存在しない。皮脂膜の減少，角層内水分量の減少などにより惹起された皮膚乾燥症状に対しては保湿薬を外用することが一般的である。わが国においては，乾皮症や魚鱗癬に保険適用を有するヘパリン類似物質含有製剤や尿素クリームが用いられる場合が多い。保湿薬単独での臨床試験は少ないが，わが国から 2 件の研究報告がある。

ゲフィチニブあるいはエルロチニブを投与した 8 人の非小細胞肺がん患者において保湿薬の有用性を検討した小規模比較試験では，角層内水分量は 10 日目で有意に減少し，2 週目まで続いた[3]。乾燥スコアは経時的に増加し，14 日目では有意に増加した。2 週目以降はヘパリン類似物質含有製剤を使用した群は無処置群と比較して角層内水分量の低下は抑制され，皮膚乾燥は軽減傾向を示し，保湿薬の有用性が示されている。同試験の追加解析で，顔面，体幹，上肢の 3 部位に分けて行った検討では，顔面においては投与直後より角層内水分量が低下するのに対して，体幹・上肢では投与 4 週目以降に角層内水分量が有意に低下し，部位によって角層内水分量の低下が始まる時期に違いがあることが示された[4]。これは表皮ターンオーバーの期間に部位間で差があり，顔面では他部位に比べ，ターンオーバーが早いことが関与していると推察されている。また，角層内水分量が低下する前に保湿薬を外用した体幹や上腕において高い保湿効果が得られており，保湿薬の開始時期も重要と判断される[4]。

2 つ目はセツキシマブあるいはパニツムマブによる治療を受けた大腸がんあるいは頭頸部がん患者を対象とした報告である[5]。ミノサイクリン予防投与下でヘパリン類似物質含有製剤による予防治療群と症状出現後に開始する対症治療群の 1：2 割り付け比較試験となっている。登録時 22 人，

解析 15 人の検討ではあるが，EGFR 阻害薬投与前後の角層内水分量の変化において，対症治療群ではすべての対象部位で角層内水分量が低下したのに対し，予防治療群では胸郭部と側方上腕部で角層内水分量が増加したと報告されている[5]。

　分子標的治療に伴う皮膚乾燥に保湿薬外用は国内外ガイドラインなどにおいても勧められており[6]~[8]，強いエビデンスはないが，その使用は勧められる。

●検索キーワード・参考にした二次資料●
　「がん患者に対するアピアランスケアの手引き 2016 年版」の同クエスチョンの参考文献に加え，PubMed・Cochrane Library・CINAHL で，"EGFR"，"Dry skin"，"Xerosis"，"Heparinoids"，"Moisturizing"，"Skin Cream" のキーワードで検索した。医中誌 Web では，"分子標的薬"，"乾皮症"，"皮脂欠乏"，"保湿"，"ヘパリン"，"皮膚用クリーム"，"EGFR"，"亀裂" のキーワードで検索した。検索期間は 2015 年 1 月～2020 年 3 月とし，207 件がヒットした。このなかから主要な論文を抽出し，さらにハンドサーチでも関連文献を検索した。

参考文献

1) Tominaga M, Takamori K. An update on peripheral mechanisms and treatments of itch. Biol Pharm Bull. 2013；36 (8)：1241-7.[PMID：23902967] レビュー

2) Lodén M. The clinical benefit of moisturizers. J Eur Acad Dermatol Venereol. 2005；19(6)：672-88.[PMID：16268870] レビュー

3) 中原剛士，師井洋一，高山浩一，他．上皮成長因子受容体（EGFR）阻害薬における皮膚障害に関する皮膚生理学的変化と保湿剤の有用性の検討．西日皮．2014；76(3)：242-7．非ランダム

4) 中原剛士，師井洋一，高山浩一，他．上皮成長因子受容体（EGFR）阻害薬投与に伴う皮膚生理学的変化の部位差と保湿剤の有用性の検討．西日皮．2015；77(4)：399-405．非ランダム

5) Watanabe S, Nakamura M, Takahashi H, et al. Dermopathy associated with cetuximab and panitumumab：investigation of the usefulness of moisturizers in its management. Clin Cosmet Investig Dermatol. 2017；10：353-61.[PMID：28932126] ケースシリーズ

6) 山本有紀，上田弘樹，山本信之，他．EGFR 阻害薬に起因する皮膚障害の治療手引き―皮膚科・腫瘍内科有志コンセンサス会議からの提案―．臨医薬．2016；32(12)：941-9．

7) Hofheinz RD, Segaert S, Safont MJ, et al. Management of adverse events during treatment of gastrointestinal cancers with epidermal growth factor inhibitors. Crit Rev Oncol Hematol. 2017；114：102-13.[PMID：28477738] レビュー

8) Lacouture ME, Sibaud V, Gerber PA, et al；ESMO Guidelines Committee. Prevention and management of dermatological toxicities related to anticancer agents：ESMO Clinical Practice Guidelines. Ann Oncol. 2021；32(2)：157-70.[PMID：33248228] ガイドライン

分子標的治療に伴う皮膚乾燥（乾皮症）に対して副腎皮質ステロイド外用薬は勧められるか

ステートメント

- 皮膚乾燥（乾皮症：xerosis）により，表皮角層に亀裂を生じ，二次性紅斑，瘙痒などを伴う二次性の湿疹が生じることがある。このような状態に対して，強いエビデンスはないが，皮膚炎と自覚症状の軽減を目的とした副腎皮質ステロイド外用薬の使用は勧められる。
- 二次性の湿疹や瘙痒などの自覚症状を伴わない皮膚乾燥（乾皮症：xerosis）のみに対して副腎皮質ステロイド外用薬を用いることは原則的に勧められない。

背景・目的

　分子標的治療に伴う皮膚乾燥（dry skin）は，ざ瘡様皮疹などとともに高頻度にみられる症状である。皮膚乾燥は乾皮症（xerosis）とも呼ばれ，皮膚が水分を失い白色の鱗屑を伴い，アトピー性皮膚炎の乾燥皮膚に類似するとされている[1)2)]。皮膚乾燥を生じている皮膚ではバリア機能の低下がみられ，かゆみのしきい値も低下する[3)]ことから，掻破行動により二次性湿疹の発現や皮膚炎の増悪が生じる。このような病態に対して副腎皮質ステロイド外用薬（以下，ステロイド外用薬）は勧められるかを検討した。

解説

　分子標的薬全体のシステマティックレビューでは，皮膚乾燥（dry skin）の頻度は 17.9％，重症は1％，全体の相対リスクは 2.99 に上昇するとされている[4)]。高齢者やアトピー素因を有する場合は頻度が高まるとされている[5)]。

　乾燥状態の皮膚においてはバリア機能の低下がみられ，かゆみのしきい値も低下する[3)]ことから，軽微な刺激で瘙痒を生じるようになる。掻破行動を伴うことにより，二次性湿疹の発現や皮膚炎の増悪が生じる。臨床上，炎症所見を欠いていても，組織学的には皮膚の炎症がみられ，容易に亀裂や湿疹を生じ，掻破により皮膚炎が増悪する。また，EGFR 阻害薬は表皮細胞からケモカインを放出させ，細胞浸潤を引き起こす[6)]。ステロイド外用薬の使用により二次性皮膚炎と瘙痒を抑制し，症状を改善すると考えられる。乾燥状態の皮膚に加えられた掻破刺激などにより生じた二次性湿疹は，皮脂欠乏性湿疹と同様であると捉えることができ，ステロイド外用薬の保険適用の範疇にあると考えられる。自覚症状，皮膚症状，QOL 低下を示す皮膚乾燥においてステロイド外用薬の使用を提言する報告がみられる[4)7)~11)]。皮膚炎を伴う皮膚乾燥では，ときとして保湿薬やサリチル酸を併用しながら，皮膚炎部にミディアム，ストロングクラス～ベリーストロングクラスの外用薬を使用する[4)8)9)]。欧州臨床腫瘍学会（European Society for Medical Oncology；ESMO）のガイドラインでは，瘙痒が Grade 2 以上では中等度以上の局所ステロイド外用薬の使用が推奨されている[11)]。ただし，手指や掌蹠などでは角質が厚いため，薬剤吸収などを考慮し，ストロンゲストクラスの使用を考慮する場合もある[12)]。また，乾燥が強く，手指や掌蹠に亀裂が生じた場合には，ステロイドテープも使用されている[12)]。

　EGFR 阻害薬による皮膚乾燥に対するステロイド外用薬単独の試験はない。皮膚病変や瘙痒などの自覚症状を伴わない皮膚乾燥に対するステロイド外用薬の効果について質の高い研究報告はなく，効果は不定である。加えて，長期外用による副作用のリスクもあることから，二次性の湿疹や瘙痒などの自覚症状を伴う場合に限り，その症状軽減を目的としたステロイド外用薬の使用を推奨する。

●検索キーワード・参考にした二次資料●

　「がん患者に対するアピアランスケアの手引き2016年版」の同クエスチョンの参考文献に加え，PubMed・Cochrane Library・CINAHL で，“EGFR”，“Dry skin”，“Xerosis”，“Adrenal Cortex Hormons”，“Steroids”のキーワードで検索した。医中誌 Web では，“分子標的薬”，“乾皮症”，“皮脂欠乏”，“副腎皮質ホルモン”，“ステロイド”，“EGFR”，“亀裂”のキーワードで検索した。検索期間は 2015 年 4 月 1 日～2020 年 3 月 31 日とし，146 件がヒットした。このなかから主要な論文を抽出し，さらにハンドサーチでも関連文献を検索した。

参考文献

1) 日本臨床腫瘍研究グループ（JCOG）. 10013786 Dry skin 皮膚乾燥. 有害事象共通用語規準（Common Terminology Criteria for Adverse Events：CTCAE）v5.0 日本語訳 JCOG 版 2019 年 9 月 5 日版. 2017：p39. http://www.jcog.jp/doctor/tool/CTCAEv5.0J_20180915_miekeshi_v21_1.pdf

2) Segaert S, Van Cutsem E. Clinical signs, pathophysiology and management of skin toxicity during therapy with epidermal growth factor receptor inhibitors. Ann Oncol. 2005；16(9)：1425-33.［PMID：16012181］レビュー

3) Tominaga M, Takamori K. An update on peripheral mechanisms and treatments of itch. Biol Pharm Bull. 2013；36(8)：1241-7.［PMID：23902967］レビュー

4) Valentine J, Belum VR, Duran J, et al. Incidence and risk of xerosis with targeted anticancer therapies. J Am Acad Dermatol. 2015；72(4)：656-67.［PMID：25637330］SR

5) Galimont-Collen AF, Vos LE, Lavrijsen AP, et al. Classification and management of skin, hair, nail and mucosal side-effects of epidermal growth factor receptor（EGFR）inhibitors. Eur J Cancer. 2007；43(5)：845-51.［PMID：17289377］レビュー

6) Lacouture ME. Mechanisms of cutaneous toxicities to EGFR inhibitors. Nat Rev Cancer. 2006；6(10)：803-12.［PMID：16990857］レビュー

7) Kiyohara Y, Yamazaki N, Kishi A. Erlotinib-related skin toxicities：treatment strategies in patients with metastatic non-small cell lung cancer. J Am Acad Dermatol. 2013；69(3)：463-72.［PMID：23602600］レビュー

8) Lacouture ME, Anadkat MJ, Bensadoun RJ, et al；MASCC Skin Toxicity Study Group. Clinical practice guidelines for the prevention and treatment of EGFR inhibitor-associated dermatologic toxicities. Support Care Cancer. 2011；19(8)：1079-95.［PMID：21630130］ガイドライン

9) Lacouture ME, Schadendorf D, Chu CY, et al. Dermatologic adverse events associated with afatinib：an oral ErbB family blocker. Expert Rev Anticancer Ther. 2013；13(6)：721-8.［PMID：23506519］レビュー

10) 中原剛士. 上皮成長因子受容体（Epidermal Growth Factor Receptor：EGFR）阻害薬による皮膚障害　臨床症状，治療・対策，病態・発症機序について. 西日皮. 2015；77(3)：203-9. レビュー

11) Lacouture ME, Sibaud V, Gerber PA, et al；ESMO Guidelines Committee. Prevention and management of dermatological toxicities related to anticancer agents：ESMO Clinical Practice Guidelines. Ann Oncol. 2021；32(2)：157-70.［PMID：33248228］ガイドライン

12) 山本有紀，上田弘樹，山本信之，他. EGFR 阻害薬に起因する皮膚障害の治療手引き─皮膚科・腫瘍内科有志コンセンサス会議からの提案─. 臨医薬. 2016；32(12)：941-9.

BQ 22 分子標的治療による皮膚乾燥（乾皮症）に伴う瘙痒に対して抗ヒスタミン薬の内服は勧められるか

ステートメント

　皮膚乾燥（乾皮症：xerosis）により瘙痒を生じている症例において，強いエビデンスはないが，掻破による二次性湿疹の増悪抑制，瘙痒などの自覚症状軽減を目的とした抗ヒスタミン薬の内服は勧められる。

背景・目的

　分子標的薬，特に EGFR 阻害薬による治療時に瘙痒は高頻度に出現する[1]。瘙痒が生じる原因の一つに皮膚乾燥が挙げられる。皮膚乾燥状態ではかゆみのしきい値が低下し[2]，掻破行動により二次性湿疹の発現や皮膚炎の増悪が生じる。瘙痒の重症例では入眠障害などを伴い，患者 QOL の低下を引き起こし，原疾患に対する治療継続にも影響を及ぼすことがある。このような病態に対して抗ヒスタミン薬の内服が勧められるかを検討した。

解説

　分子標的薬18種に伴う瘙痒に関するシステマティックレビューでは，瘙痒の発現率は17.4％と報告されている。特に EGFR 阻害薬による瘙痒の発現率は22.7％で，Grade 3 以上の重症例も 1.8％にみられる。とりわけパニツムマブでは全 Grade：54.9％，Grade 3 以上：2.6％と非常に高く，エルロチニブ（全 Grade：20.8％/Grade 3 以上：2.3％），セツキシマブ（全 Grade：18.2％/Grade 3 以上：2.1％），ゲフィチニブ（全 Grade：18.2％/Grade 3 以上：1.0％）と続く[1]。瘙痒は皮膚乾燥に伴い出現することが多いが，ざ瘡様皮疹発現後に生じることもある[3]。

　抗ヒスタミン薬内服は蕁麻疹への有効性は確認されている。一方で，汎発性皮膚瘙痒症に対する抗ヒスタミン薬内服のランダム化二重盲検試験がなく，皮膚瘙痒症に対しての有効性は高いレベルで解析されてはいない。最近の皮膚瘙痒症に関する総説でも，皮膚瘙痒症に対する抗ヒスタミン薬内服の二重盲検試験はないが，症例報告の結果から，抗ヒスタミン薬内服を初期治療に用いることを考慮すべきとされている[4]。また，わが国における「皮膚瘙痒症診療ガイドライン 2020」においても，十分な根拠はなく，エキスパートオピニオンとしながらも，皮膚瘙痒症に対して抗ヒスタミン薬内服を第一選択としている[5]。

　最新の欧州臨床腫瘍学会（ESMO）のガイドラインにおいても，EGFR 阻害薬による皮膚瘙痒に対する最適な治療法を検討することを主要評価項目とする臨床試験はないとしながらも，抗ヒスタミン薬内服は推奨されている[6]。しかしながら，その根拠は症例報告や少人数のケースシリーズによるものであり，強いエビデンスはない。国内では，EGFR 阻害薬に起因する皮膚障害対策コンセンサス会議において抗ヒスタミン薬の使用は推奨されている[7]。

　以上のことから，強いエビデンスはないものの分子標的薬による瘙痒に対して抗ヒスタミン薬の内服は一定のコンセンサスを得ており，第一選択の一つと判断する。ただし，蕁麻疹と異なり皮膚炎を伴うため効果は限定的であり，BQ20・21 で触れられているが，局所療法（副腎皮質ステロイ

ド外用薬や保湿薬の外用）との併用が肝要である。また，抗コリン作用をもつ第一世代薬には，前立腺肥大，緑内障の患者に禁忌となる薬剤があり，また眠気や肝腎機能低下時の副作用を起こす可能性もあり，配慮を要する。

　抗ヒスタミン薬は，中枢神経抑制（鎮静）作用が現れやすい第一世代と現れにくい第二世代に大別される。どちらを使用すべきかを比較検討した試験はない。日中の瘙痒に対しては第二世代（ロラタジン，セチリジン，フェキソフェナジンなど）が推奨され，夜間については鎮静作用や睡眠導入も期待して第一世代（ジフェンヒドラミン，ヒドロキシジンなど）も推奨されている[1)6)8)9)]。

　抗ヒスタミン薬以外にもプレガバリンやニューロキニン 1（NK_1）受容体阻害薬の有効例の報告もあるが[10)11)]，わが国未承認の薬であり，効果も不定であるため推奨しなかった。

●検索キーワード・参考にした二次資料●

　「がん患者に対するアピアランスケアの手引き2016年版」の同クエスチョンの参考文献に加え，PubMed・Cochrane Library・CINAHL で，"EGFR"，"Dry skin"，"Xerosis"，"Pruritus"，"Histamine H1 Antagonists"のキーワードで検索した。医中誌 Web では，"分子標的薬"，"乾皮症"，"皮脂欠乏"，"そう痒（瘙痒）"，"抗ヒスタミン薬"のキーワードで検索した。検索期間は2015年4月1日～2020年3月31日とし，35件がヒットした。このなかから主要な論文を抽出し，さらにハンドサーチでも関連文献を検索した。

参考文献

1) Ensslin CJ, Rosen AC, Wu S, et al. Pruritus in patients treated with targeted cancer therapies：systematic review and meta-analysis. J Am Acad Dermatol. 2013；69(5)：708-20.［PMID：23981682］SR（メタ）

2) Tominaga M, Takamori K. An update on peripheral mechanisms and treatments of itch. Biol Pharm Bull. 2013；36(8)：1241-7.［PMID：23902967］レビュー

3) Lacouture ME, Anadkat MJ, Bensadoun RJ, et al；MASCC Skin Toxicity Study Group. Clinical practice guidelines for the prevention and treatment of EGFR inhibitor-associated dermatologic toxicities. Support Care Cancer. 2011；19(8)：1079-95.［PMID：21630130］ガイドライン

4) Zeidler C, Pfleiderer B, Ständer S. New treatment options for chronic pruritus. Hautarzt. 2016；67(8)：627-34.［PMID：27351559］レビュー

5) 佐藤貴浩，横関博雄，室田浩之，他．皮膚瘙痒症診療ガイドライン2020．日皮会誌．2020；130(7)：1589-1606．ガイドライン

6) Lacouture ME, Sibaud V, Gerber PA, et al；ESMO Guidelines Committee. Prevention and management of dermatological toxicities related to anticancer agents：ESMO Clinical Practice Guidelines. Ann Oncol. 2021；32(2)：157-70.［PMID：33248228］ガイドライン

7) 山本有紀，上田弘樹，山本信之，他．EGFR 阻害薬に起因する皮膚障害の治療手引き─皮膚科・腫瘍内科有志コンセンサス会議からの提案─．臨医薬．2016；32(12)：941-9.

8) Kiyohara Y, Yamazaki N, Kishi A. Erlotinib-related skin toxicities：treatment strategies in patients with metastatic non-small cell lung cancer. J Am Acad Dermatol. 2013；69(3)：463-72.［PMID：23602600］レビュー

9) Fischer A, Rosen AC, Ensslin CJ, et al. Pruritus to anticancer agents targeting the EGFR, BRAF, and CTLA-4. Dermatol Ther. 2013；26(2)：135-48.［PMID：23551370］レビュー

10) Porzio G, Aielli F, Verna L, et al. Efficacy of pregabalin in the management of cetuximab-related itch. J Pain Symptom Manage. 2006；32(5)：397-8.［PMID：17085262］ケースシリーズ

11) Vincenzi B, Trower M, Duggal A, et al. Neurokinin-1 antagonist orvepitant for EGFRI-induced pruritus in patients with cancer：a randomised, placebo-controlled phase II trial. BMJ Open. 2020；10(2)：e030114.［PMID：32034016］ランダム

分子標的治療に伴う手足症候群に対して保湿薬の外用は勧められるか

> **推奨**　分子標的薬，特にマルチキナーゼ阻害薬による手足症候群の悪化防止および予防を目的に，保湿薬を外用することを弱く推奨する。
>
> 〔推奨の強さ：2，エビデンスの強さ：C（弱），合意率：94%（17/18）〕

背景・目的

　手足症候群（HFS）は知覚過敏などの異常知覚や疼痛を伴い，症状が悪化すると QOL を大きく低下させ，治療中止の要因にもなる[1]。HFS には，フッ化ピリミジン系製剤のように数カ月以上にわたり緩徐に生じるものと，マルチキナーゼ阻害薬等の分子標的薬のように2~3週間という短期で急激に生じるものがある。どちらも先行する紅斑や浮腫，異常知覚を生じたのち，症状が進行すると角化，水疱，疼痛を生じる。加えて強い乾燥と外力により深い亀裂を生じると，強い疼痛を覚えるようになる。特に急激に症状が進行するマルチキナーゼ阻害薬による HFS はこの症状のコントロールが重要であり，これらの症状の緩和や予防・悪化防止に保湿薬が有用か否かを検証した。

解　説

　分子標的治療に伴う HFS に対する保湿薬の有用性について，文献検索の結果，評価に有効と思われる文献が6件抽出され，そのうち解析には2件の研究を採用した。1件はランダム比較試験（RCT）[1]，1件は比較試験（症例対照研究）[2]であった。また，残りの4件のうち2件は症例対照研究[3]と単群試験[4]で，比較する群の定義があいまいであることや症例数が30人以下と少なく，解析を行うにはデータが不十分と判断した。また，残りの2件はレビューであった[5][6]。検索した範囲内では，HFS に保湿薬を外用することについては高いエビデンスレベルの文献は少なかった。本 CQ では1件の RCT をメインに，1件の症例対照研究を含め，評価を行った。

　RCT は，進行期肝細胞がんに対するソラフェニブ治療で HFS を発現した871例に対する10%尿素クリーム外用群と非外用群とのランダム化オープンラベル比較試験である[1]。検討したアウトカムは，①HFS の予防（全 Grade の HFS の発現割合），②HFS の重症度の軽減（Grade 2以上の HFS の発現割合），③HFS 発現までの期間延長（HFS の初発時期），④患者の QOL の向上（皮膚関連の QOL），⑤保湿薬塗布による副作用である。以下にアウトカムごとに解説する。

①HFS の予防（全 Grade の HFS の発現割合）

　全 Grade の HFS の発現割合は外用群で56.0%，非外用群で73.6%であり，統計学的に有意差がみられた（OR 0.457，95%CI 0.344-0.608，$p < 0.001$）。

②HFS の重症度の軽減（Grade 2以上の HFS の発現割合）

　Grade 2以上の HFS の発現割合は外用群で20.7%，非外用群で29.2%と統計学的に有意差がみられた（OR 0.635，95%CI 0.466-0.866，$p < 0.004$）。

③HFS 発現までの期間延長（HFS の初発時期）

　HFS 発現までの期間の中央値は外用群で84日，非外用群で34日と統計学的に有意差がみられた

（HR 0.658，95％CI 0.541-0.799，$p<0.001$）。

④患者の QOL の向上（皮膚関連の QOL）

　患者の QOL の向上（皮膚関連の QOL）については明確なデータが示されていなかった。

⑤保湿薬塗布による副作用

　保湿薬塗布による副作用については明記されていなかった。

　その他 1 件の症例対照研究は，腎細胞がんに対するスニチニブおよびソラフェニブ投与による HFS において，保湿薬非外用群 36 例，ヘパリン類似物質含有軟膏外用群 25 例，尿素軟膏外用群 9 例の 3 群での比較試験であった[2]。上記 RCT においては尿素系保湿薬の有効性が示唆されているが，本試験においては尿素軟膏外用群の症例が少なかったことから，非外用群とヘパリン類似物質含有軟膏外用群の比較について示す。①HFS の予防（全 Grade の HFS の発現割合）については，全 Grade の HFS の発現割合はヘパリン類似物質含有軟膏外用群で 40％，非外用群で 75％であり，統計学的に有意差がみられた（OR 0.22，95％CI 0.07-0.67）。また，②HFS の重症度の軽減（Grade 2 以上の HFS の発現割合）はヘパリン類似物質含有軟膏外用群で 8％，非外用群で 22.2％で，統計学的に有意差は認められなかった（OR 0.12，95％CI 0.02-1.25）。③HFS 発現までの期間延長（HFS の初発時期）についても，平均値はヘパリン類似物質含有軟膏外用群で 10.1 日，非外用群で 10.85 日と統計学的に有意差は認められなかった。

　以上より，1 件の RCT においては，①HFS の予防，②HFS の重症度の軽減，③HFS 発現までの期間延長について統計学的に有意差がみられ，症例対照研究においては，①HFS の予防について有意差がみられた。その他 2 件の症例対照研究[3]と単群試験[4]においても，保湿薬による HFS の予防や悪化防止が示唆されていたが，データが不十分であった。これらからエビデンスは弱いと判断する。したがって保湿薬外用による益は大きいとはいえないが，保湿薬の使用による副作用の報告は文献内では見当たらず，害はほとんどないと考えられるため，益が害をわずかに上回ると考えられる。

　また，RCT においては尿素系保湿薬を使用していたが，症例対照研究ではヘパリン類似物質含有保湿薬を使用しており，その他 2 件の試験[3,4]や各臨床施設での実施状況，レビュー[5,6]においても保湿薬の種類はさまざまであった。そのため，今後は保湿薬の種類や用法用量を含めたさらなるエビデンスレベルの高い研究が望まれる。現在のところ，HFS の予防および悪化防止については保湿薬のみでなく，保護，刺激の除去といった複合的なケアが効果的であるというのが一般的なコンセンサスである[5,6]。

　なお，尿素系保湿薬，ヘパリン類似物質含有保湿薬ともに，HFS に相当する適応症として前者は足蹠部皸裂性皮膚炎，掌蹠角化症，進行性指掌角化症，後者は皮脂欠乏症，進行性指掌角化症をもつ。HFS の症状が出現する前でも上記疾患でみられる皮膚乾燥が確認された場合は使用可能と考える。

　推奨決定会議の投票では，推奨の強さは「弱い推奨」，エビデンスの強さは「C（弱）」で，行うことを弱く推奨するが 94％（17/18），行わないことを弱く推奨するが 6％（1/18）であった。

　以上より，分子標的治療に伴う HFS に対して保湿薬の外用は勧められるかについては，「分子標的薬，特にマルチキナーゼ阻害薬による手足症候群の悪化防止および予防を目的に，保湿薬を外用することを弱く推奨する」とした。

●検索キーワード・参考にした二次資料●

「がん患者に対するアピアランスケアの手引き 2016 年版」の同クエスチョンの参考文献に加え，PubMed で，"Hand-Foot Syndrome"，"Hand Dermatoses/chemically induced"，"Foot Dermatoses/chemically induced"，"Hand Foot skin reaction"，"Adrenal Cortex Hormones"，"Urea"，"Heparin"，"Ointments"，"Petrolatum"，"vaseline"，"Skin Cream"，"lotion"，"moisturizer"，"Humans" のキーワードで検索した。Cochrane Library，CINAHL でも同等のキーワードで検索した。また，医中誌 Web では，上記キーワードの日本語表記に加え，"Afatinib"，"Erlotinib"，"Gefitinib"，"Cetuximab"，"Panitumumab"，"Lapatinib"，"Bevacizumab"，"Sorafenib"，"Sunitinib"，"Regorafenib"，"Axitinib"，"Pazopanib"，"Imatinib"，"Dasatinib"，"Nilotinib"，"Everolimus"，"Temsirolimus"，"Crizotinib"，"Trastuzumab"，"Trastuzumab Emtansine"，"Pertuzumab"，"Rituximab"，"Gemtuzumab"，"Bortezomib"，"Mogamulizumab"，"EGFR" のキーワードで検索した。検索期間は 2020 年 3 月までとし，233 件がヒットした。一次スクリーニングとして 5 編の論文が抽出され，二次スクリーニングで内容が適切でないと判断した論文を除外し，前向き比較試験 2 編となった。最終的に計 6 編により定性的・定量的システマティックレビューを行った。

参考文献

1) Ren Z, Zhu K, Kang H, et al. Randomized controlled trial of the prophylactic effect of urea-based cream on sorafenib-associated hand-foot skin reactions in patients with advanced hepatocellular carcinoma. J Clin Oncol. 2015；33(8)：894-900.［PMID：25667293］ランダム

2) 志田敏宏，加藤智幸，冨田善彦，他．マルチキナーゼ阻害剤の手足症候群発現に対する尿素軟膏およびヘパリン類似物質含有軟膏塗布による予防効果の比較．日病薬師会誌．2013；49(12)：1293-7．非ランダム

3) 小林美沙樹，小田中みのり，鈴木真也，他．ソラフェニブによる手足症候群に対する尿素配合軟膏の予防投与の有効性．医療薬．2015；41(1)：18-23．ケースシリーズ

4) Li JR, Yang CR, Cheng CL, et al. Efficacy of a protocol including heparin ointment for treatment of multikinase inhibitor-induced hand-foot skin reactions. Support Care Cancer. 2013；21(3)：907-11.［PMID：23262811］ケースシリーズ

5) McLellan B, Ciardiello F, Lacouture ME, et al. Regorafenib-associated hand-foot skin reaction：practical advice on diagnosis, prevention, and management. Ann Oncol. 2015；26(10)：2017-26.［PMID：26034039］レビュー

6) 白藤宜紀，仁科智裕，小暮友毅，他．マルチキナーゼ阻害薬に起因する皮膚障害の治療手引き 皮膚科・腫瘍内科有志コンセンサス会議からの提案．臨医薬．2016；32(12)：951-8．レビュー

分子標的治療に伴う手足症候群に対して副腎皮質ステロイド外用薬は勧められるか

ステートメント

　分子標的治療に伴う手足症候群に対しては，悪化防止を目的に副腎皮質ステロイド外用薬を用いることを考慮してもよい。また，予防的な使用については今後の検証が待たれる。

背景・目的

　手足症候群（HFS）は知覚過敏などの異常知覚や疼痛を伴い，症状が悪化すると QOL を大きく低下させ，治療中止の要因にもなる[1]。HFS には，フッ化ピリミジン系製剤のように数カ月以上にわたり緩徐に生じるものと，マルチキナーゼ阻害薬等の分子標的薬のように2~3週間という短期で急激に生じるものがある。どちらも先行する紅斑，浮腫や異常知覚を生じたのち，症状が進行すると角化，水疱，疼痛を生じる。加えて強い乾燥と外力により深い亀裂を生じると，強い疼痛を覚えるようになる。厚生労働省から発表されている重篤副作用疾患別対応マニュアル・手足症候群の項には症状出現時には副腎皮質ステロイド外用薬（以下，ステロイド外用薬）を使用することと記載されており，現在の臨床においては HFS の悪化防止にステロイド外用薬を使用することが一般的である。なかでも急激に症状が進行するマルチキナーゼ阻害薬による HFS ではこの症状のコントロールが重要であり，これらの症状の予防・悪化防止にステロイド外用薬が勧められるか否かについて検討した。

解説

　分子標的治療に伴う HFS に対するステロイド外用薬の有用性について，文献検索の結果，5 件の研究が該当し，1 件はランダム化比較試験（RCT）[2]，4 件は症例報告，解説・特集であった[1)3)~5)]。検索した範囲内では，HFS にステロイド外用薬を使用することについては高いエビデンスレベルの文献は少なかった。本 FQ ではこの 1 件の RCT をメインに評価を行った。RCT は進行期肝細胞がんに対するソラフェニブ治療の有効性と安全性を検証した試験のサブ解析にあたり，ソラフェニブ治療開始とともに，ステロイドを外用した群 29 例と非外用群 34 例の予防的比較試験であった。

　検討したアウトカムは，①HFS の予防（全 Grade の HFS の発現割合），②HFS 発現までの期間延長（HFS の初発時期），③HFS の重症度の軽減（Grade 3 以上の HFS の発現割合）である。以下にアウトカムごとに解説する。

①HFS の予防（全 Grade の HFS の発現割合）について

　全 Grade の HFS の発現割合は非外用群が 70.6%，外用群が 55.2%（$p=0.1026$）と減少傾向ではあったが，統計学的に有意差は認められなかった。HFSR スコア（詳細な記載はないが Grade の中央値と推定される）は非外用群が 1.26，外用群が 0.83（$p=0.0314$）で統計学的に有意差が認められた。

②HFS 発現までの期間延長（HFS の初発時期）について

　HFS の初発時期は非外用群が 22 日（中央値），外用群が 41 日（中央値）（$p=0.0639$）と延長する

傾向ではあったが，統計学的に有意差は認められなかった。

③HFS の重症度の軽減（Grade 3 以上の HFS の発現割合）について

　Grade 3 以上の HFS の発現割合については非外用群が 2 例，外用群が 0 例と症例が少なく，統計学的に解析不能であった。

　そのほか，臨床において進行期肝細胞がんに対するソラフェニブ投与による HFS にステロイド外用薬の使用（悪化防止目的）を指導し，効果があったとする報告がある[1)5)]。HFS の悪化防止についてはベリーストロング〜ストロンゲストクラスのステロイド外用薬の使用に加え，保湿，保護，刺激の除去といった複合的なケアが効果的であるというのが日本の臨床における一般的なコンセンサスである[3)4)]。

　以上より，分子標的治療に伴う HFS に対するステロイド外用薬の有効性について，予防効果については上記で説明した①②の結果から一部有意差が認められたものの，1 件の RCT の結果であるため効果があると判断することは難しい。また，悪化防止については，③の結果から，こちらも効果があると判断することは難しい。一方で，症例報告においてはいくつかの悪化防止の効果が報告されている。また，臨床においては，ステロイドの抗炎症作用に期待し，HFS の悪化防止を目的に使用することがスタンダードとなっている現状がある。

　皮膚の炎症に対して抗炎症作用をもつステロイド外用薬を用いることは皮膚科では一般的なことであり，患者は皮膚に炎症が生じている場合には外用薬を望むことが多い。現在，副腎皮質ステロイドは保険適用上，予防的な使用は認められていないが，症状が生じた場合には，それに起因する湿疹・皮膚炎群（進行性指掌角質皮症などを含む），薬疹，皮膚瘙痒症等の適応病名で処方されている。

　今後，分子標的治療に伴う HFS に対するステロイド外用薬の予防的効果についてはさらなる検証が期待されるところであり，悪化防止効果については，すでに臨床でステロイド外用薬の使用が定着しているため，倫理的にも今後比較試験を実施することは難しい現状があると思われる。

　以上より，分子標的治療に伴う HFS に対しては，悪化防止を目的にステロイド外用薬を用いることを考慮してもよい。また，予防的な使用については今後の検証が待たれる。

●検索キーワード・参考にした二次資料●

　「がん患者に対するアピアランスケアの手引き 2016 年版」の同クエスチョンの参考文献に加え，PubMed で，"Hand-Foot Syndrome"，"Hand Dermatoses/chemically induced"，"Foot Dermatoses/chemically induced"，"Hand Foot skin reaction"，"Adrenal Cortex Hormones"，"Steroids"，"Corticosteroids"，"Humans"のキーワードで検索した。Cochrane Library・CINAHL でも同等のキーワードで検索した。また，医中誌 Web では，上記キーワードの日本語表記に加え，"Afatinib"，"Erlotinib"，"Gefitinib"，"Cetuximab"，"Panitumumab"，"Lapatinib"，"Bevacizumab"，"Sorafenib"，"Sunitinib"，"Regorafenib"，"Axitinib"，"Pazopanib"，"Imatinib"，"Dasatinib"，"Nilotinib"，"Everolimus"，"Temsirolimus"，"Crizotinib"，"Trastuzumab"，"Trastuzumab Emtansine"，"Pertuzumab"，"Rituximab"，"Gemtuzumab"，"Bortezomib"，"Mogamulizumab"，"EGFR"のキーワードで検索した。検索期間は 2020 年 3 月までとし，65 件がヒットした。一次スクリーニングとして 5 編の論文が抽出され，二次スクリーニングで内容が適切でないと判断した論文を除外し，ハンドサーチで 2 編の論文を追加し，前向き比較試験は 1 編となった。RCT が 1 編のためメタアナリシスは不可能と判断し，最終的に 5 編をもとに，定性的システマティックレビューを行った。

参考文献

1) Miller KK, Gorcey L, McLellan BN. Chemotherapy-induced hand-foot syndrome and nail changes：a review of clinical presentation, etiology, pathogenesis, and management. J Am Acad Dermatol. 2014；71(4)：787-94.[PMID：24795111] ケースシリーズ＆レビュー

2) Lin SM, Lu SN, Chen PT, et al. HATT：a phase Ⅳ, single-arm, open-label study of sorafenib in Taiwanese patients with advanced hepatocellular carcinoma. Hepatol Int. 2017；11(2)：199-208.[PMID：27909950] ランダム

3) 山本有紀. マルチキナーゼ阻害剤による皮膚障害. Derma. 2017；264：62-7. レビュー

4) 白藤宜紀, 仁科智裕, 小暮友毅, 他. マルチキナーゼ阻害薬に起因する皮膚障害の治療手引き 皮膚科・腫瘍内科有志コンセンサス会議からの提案. 臨医薬. 2016；32(12)：951-8. レビュー

5) Lacouture ME, Reilly LM, Gerami P, et al. Hand foot skin reaction in cancer patients treated with the multikinase inhibitors sorafenib and sunitinib. Ann Oncol. 2008；19(11)：1955-61.[PMID：18550575] ケースシリーズ＆レビュー

分子標的治療に伴う爪囲炎に対して勧められる局所治療はあるか

ステートメント

分子標的治療に伴う爪囲炎に対して副腎皮質ステロイド外用薬の使用を考慮してもよい。陥入爪や爪囲肉芽腫に対しては爪切りやフェノール法を考慮してもよいが，全抜爪は勧められない。

背景・目的

　分子標的治療に伴う爪囲炎は，増殖・分化が活発な爪母細胞に分子標的薬が作用し生じる。症状が悪化すると爪甲の陥入，爪囲肉芽腫などを生じ，これらの症状は細胞毒性治療や分子標的治療に関連して頻繁に起こる有害事象であり，国内の報告では，ばらつきもあるが約半数で生じたとの報告もある[1]。爪囲炎に対して実際の臨床現場では，洗浄・テーピング・テトラサイクリン抗菌薬の内服などの治療が行われるが，これらの治療で改善しない場合は，QOL（quality of life）に影響を及ぼすだけではなく，症状の管理のために分子標的薬の減量や休薬を余儀なくされる可能性もある[2]。

　分子標的治療による爪囲炎・爪甲の陥入・爪囲肉芽腫に対するエビデンスに基づく管理戦略や承認された治療法は現在のところ存在しないが，これらの症状に対するマネジメントは重要であることから，局所治療について検討した。

解説

1）ステロイド外用薬について

　爪囲炎は側爪郭を中心とした爪甲周囲の発赤・疼痛・腫脹を主症状に発現し，徐々に爪甲の陥入や爪囲肉芽腫などを生じるようになる。これらの所見に対し定まった治療法はない。そのなかで副腎皮質ステロイド外用薬（以下，ステロイド外用薬）の使用は複数のエキスパートオピニオンで支持されており[3]~[5]，海外，国内拠点病院での推奨度が高いことなどから[6][7]，実臨床においては初期の爪囲炎に対してステロイド外用薬が第一選択となることが多い。ステロイド外用薬の使用に際しては皮膚からの吸収や抗炎症作用の必要性から，ベリーストロングクラス以上が用いられており，その有用性が報告されてもいるが，質の高いエビデンスはないのが現状である。

2）爪切りについて

　肉芽腫形成による出血や疼痛・爪甲の陥入による疼痛に対しては，陥入部分の爪切りが有効な場合もある。爪甲のスクエアカットは簡便で自宅において容易に行うことが可能であり，側爪郭の陥入を予防する効果がある[8]。また，ストレスポイントの爪切りにより一時的な改善は期待できるが[9]，分子標的治療に伴う爪囲炎や爪甲の陥入は部分切除のみで治癒することはなく，限局的に爪先端から爪母を含めた後爪郭までの爪の縦切除，いわゆる部分抜爪が推奨される[2][10]。一方，全抜爪においては爪甲の支持を失うことにより爪甲の変形が悪化することや爪甲自体を失うなどの報告もあり[11]，勧められない。爪切りに関しても，高い水準の根拠となるランダム化比較試験や前向き試験は存在しない。

3）フェノール法について

　陥入爪に対するフェノール法は，局所麻酔下に陥入部分の部分抜爪を行った後，抜爪部の爪母に

対しフェノール液を浸した綿棒を圧抵し，根治を目指す技法である．手技が簡便であり，疼痛を生じた陥入爪の治療において有用である．施行後は速やかに疼痛が改善するなど，患者の満足度も高いため，広く用いられている．また，爪囲炎が重症化し，肉芽腫形成を伴う状態においても，フェノール法は有用であるとの報告もある[12]．

4）その他の局所療法

　肉芽腫形成に対してはほかに凍結療法や硝酸銀法，モーズペーストなどの方法がある．ただし，モーズペーストは院内製剤であり施設によって処方が異なることや倫理審査の必要性があり，使用できる施設が限られるなどの課題がある．モーズペーストについては今後，標準化や保険適用となる製剤化が待たれる．

●検索キーワード・参考にした二次資料●

　「がん患者に対するアピアランスケアの手引き 2016 年版」の同クエスチョンの参考文献に加え，PubMed・Cochrane Library・CINAHL で，"EGFR"，"paronychia"，"Steroids" 等のキーワードで検索した．医中誌 Web では，"分子標的薬"，"EGFR"，"爪囲炎"，"副腎皮質ホルモン"，"ステロイド"，"陥入爪"，"肉芽腫"，"外用療法"，"外科的治療" 等のキーワードで検索した．検索期間は 2015 年 1 月～2020 年 3 月とし，258 件が抽出され，このなかから主要な論文を抽出した．加えて重要文献をハンドサーチで検索した．

参考文献

1）Tahara M, Shirao K, Boku N, et al. Multicenter Phase Ⅱ study of cetuximab plus irinotecan in metastatic colorectal carcinoma refractory to irinotecan, oxaliplatin and fluoropyrimidines. Jpn J Clin Oncol. 2008；38（11）：762-9. ［PMID：18836202］ケースシリーズ

2）河村 進．第 2 章 2．形成外科の専門医による診断が必要な皮膚障害．分子標的薬を中心とした皮膚障害　診断と治療の手引き．四国がんセンター化学療法委員会　皮膚障害アトラス作成ワーキンググループ編著．大阪，メディカルレビュー社，2014．p.48-51.

3）Kiyohara Y, Yamazaki N, Kishi A. Erlotinib-related skin toxicities：treatment strategies in patients with metastatic non-small cell lung cancer. J Am Acad Dermatol. 2013；69（3）：463-72.［PMID：23602600］レビュー

4）Wnorowski AM, de Souza A, Chachoua A, et al. The management of EGFR inhibitor adverse events：a case series and treatment paradigm. Int J Dermatol. 2012；51（2）：223-32.［PMID：22250636］レビュー

5）白藤宜紀．EGFR 阻害薬による皮膚障害と治療．医のあゆみ．2012；241（8）：567-72．レビュー

6）Lacouture ME, Mitchell EP, Piperdi B, et al. Skin toxicity evaluation protocol with panitumumab（STEPP）, a phase Ⅱ, open-label, randomized trial evaluating the impact of a pre-Emptive Skin treatment regimen on skin toxicities and quality of life in patients with metastatic colorectal cancer. J Clin Oncol. 2010；28（8）：1351-7.［PMID：20142600］ランダム

7）平川聡史, 森ひろみ．第 5 章 Q1 皮膚障害の評価方法を教えてください．分子標的薬を中心とした皮膚障害　診断と治療の手引き．四国がんセンター化学療法委員会 皮膚障害アトラス作成ワーキンググループ編著．大阪，メディカルレビュー社，2014．p.65-74.

8）Relhan V, Goel K, Bansal S, et al. Management of chronic paronychia. Indian J Dermatol. 2014；59（1）：15-20.［PMID：24470654］レビュー

9）Lee MW, Seo CW, Kim SW, et al. Cutaneous side effects in non-small cell lung cancer patients treated with Iressa （ZD1839）, an inhibitor of epidermal growth factor. Acta Derm Venereol. 2004；84（1）：23-6.［PMID：15040473］レビュー

10）梅田直樹, 串畑あずさ, 平郡隆明．EGFR 阻害薬による爪囲炎に対する部分抜爪の有用性について．日皮会誌．2019；129（8）：1639-44．ケースシリーズ

11）Segaert S, Van Cutsem E. Clinical signs, pathophysiology and management of skin toxicity during therapy with epidermal growth factor receptor inhibitors. Ann Oncol. 2005；16（9）：1425-33.［PMID：16012181］レビュー

12）西村陽一, 中川雄仁, 藤川沙恵子．ゲフィチニブによる爪周囲炎・化膿性肉芽腫に対するフェノール法治療．皮の科．2007；6（1）：66．レビュー

放射線療法

総　論

1．放射線治療と外見の変化

　放射線治療により惹起される外見の変化には，照射領域の急性や晩期の放射線皮膚炎，脱毛，軟部組織の萎縮や浮腫，線維化，成長骨での成長障害などである。

　放射線治療の外見に及ぼす影響で，治療開始後数週間より出現し，問題となることが多いのは放射線皮膚炎である。

　放射線皮膚炎は皮膚の近くに病巣がある乳房や頭頸部への放射線治療では避けることのできない有害事象であるが，現代の放射線治療では適正なエネルギーのX線の選択や病巣に線量を集中できる治療技術の進歩により，重篤な皮膚炎が生じる機会は減少している。放射線皮膚炎は，使用する放射線の線質や線量，照射方法，治療部位など，放射線治療にかかわる因子のみならず，合併疾患や併用療法などさまざまな因子により症状や程度が異なる。近年では，清潔や保湿の重要性が明らかとなり，積極的な関与がなされることにより，患者の苦痛の軽減や有害事象の低減が報告されるようになっている。

1）放射線被ばくと皮膚の反応

　人体への放射線の影響は，照射部位や範囲，臓器や組織の種類によって異なり，放射線量や線量率，放射線の種類とエネルギー等によって異なる。影響の発生する最小線量（しきい線量）を超えた場合に出現する確率が増加する組織反応（確定的影響）では，しきい線量が存在し，線量と反応の重篤度が相関する。放射線被ばくによって生じる皮膚の反応に関しては，動物実験をはじめさまざまな研究がなされており，被ばく線量の推定に使用されるなど，反応と線量や出現時期との関係が明らかになっている[1]~[2]（**表1**）。1回照射時の皮膚に現れる最も早い変化は血管透過性の亢進による一過性紅斑であり，広範な2Gyを超える被ばくにより数時間で現れるとされるが，臨床上問題となることは少ない[1]。通常の紅斑は被ばく後10日程度を経て生じ，遅発性の紅斑は青みがかっており皮膚の虚血を反映し，8~10週後に起こるとされる[1]。正常組織は実質細胞の脱落後の再増殖を反応として認識するため，発現に時間を要する。ヒトでは皮膚反応には3週以上が必要とされる[3]。

　皮膚の反応は，紅斑や落屑などの急性反応では分割線量2Gyでしきい線量が50Gyとなるが，これらは皮膚線量である。病巣への処方線量が60Gyであっても，皮膚線量は線質や照射方法により異なるので注意が必要である。

　表皮の萎縮や毛細血管拡張など遅発性反応では分割線量6~2.5Gyの間で等効果総線量が25~80Gyとなる。急性反応は総線量の高低に左右され，遅発性反応は分割線量の高低に左右される[4]。これらは放射線生物学で使用されるα/β比は急性反応では10Gyと考えられており[5][6]，遅発性反応では3Gyとされている[1]。広範な被ばく時の皮膚萎縮が50％で生じるED50に該当する線量は69Gy[7]，毛細血管拡張は65Gy[8][9]とされている。

　皮膚の放射線感受性は，上皮および毛囊の基底細胞，皮脂腺が比較的高く，分化の進んだ上皮細胞（顆粒層，角質層）は低く，毛細血管系は中間の放射線感受性を示すとされる。放射線被ばくによる皮膚の変化は，分裂が盛んな表皮の基底細胞に現れる。被ばく後の増殖阻害により表皮の菲薄

表1　皮膚反応：分割照射時の皮膚反応と発現時期(文献5より)

反応	分割照射（2 Gy/日）	
	しきい線量	発現時期
脱毛	〜20 Gy	〜18 日
紅斑	20〜40 Gy	12〜17 日
色素沈着	〜45 Gy	
乾性落屑	〜45 Gy	30〜70 日
一過性湿性落屑	45〜50 Gy	30〜50 日
非一過性湿性落屑	＞60 Gy	30〜50 日
毛細血管拡張	45〜50 Gy	6 月〜数年
壊死	＞60 Gy	数月〜数年

化が起こり，感染や化学的・物理的刺激に弱くなることが知られている。

　汗腺や皮脂腺の放射線照射による障害は 30 Gy よりみられることもあり[10]，二次的な皮膚乾燥の原因となっている。Sekiguchi らの乳癌温存術後照射前後の角層内水分量の検討では，少なくとも照射後 3 カ月までは有意な角層内水分量の低下を認めていた[11]。同じく Ogita らによる皮脂量の検討では照射後 3 カ月時点でも有意な皮脂量の低下が明らかになっている[12]。このような乾燥状態の持続が皮膚炎の経過に影響してくる。

　1 回 2 Gy，1 日 1 回の通常分割照射時の皮膚の反応を**表 1** に示す。すなわち，紅斑は 20〜40 Gy で生じ，45 Gy を超える頃より乾性落屑や色素沈着を生じてくる。患者は乾燥および瘙痒感などを感じる。乾燥した皮膚は亀裂を形成しやすく，擦過や感染の合併により増悪しやすい。さらに線量が増加してくると真皮が露出し湿性落屑となる。湿性落屑の改善は細胞増殖と移動により時間を必要とする。潰瘍は感染により増大し得るが，治癒機転により潰瘍が縮小し，線維組織が形成され治癒していく。

　放射線治療では治癒を目的とした根治照射を実施した場合，皮膚の被ばくが高線量となり，6 カ月などある程度の時間が経過すると毛細血管拡張や皮下組織の線維化，表皮の萎縮，皮膚壊死などの非可逆性の変化を生じてくる。

　放射線被ばくは手術をはじめとする創傷の治癒機転にも影響することが知られている。血流や線維芽細胞の働き，さまざまな創傷治癒因子に影響する。創の大きさ，線量および線量分割などの放射線治療パラメーターが影響するとされる[13]〜[15]。

2）放射線皮膚炎の評価

　放射線皮膚炎の評価には，有害事象共通用語規準（Common Terminology Criteria for Adverse Events；CTCAE）version 5.0 が用いられている[16]。放射線治療独自の評価としては，WHO および急性には RTOG の，遅発性には RTOG/EORTC の基準も使用されてきた（**表 2**）。

　放射線皮膚炎の定量的・定性的評価としては，Sekine らによる乳がん症例 43 例の解析がある[17]。紅斑や乾燥，色素沈着および皮膚温の測定を 1 年にわたり追跡しているが，放射線皮膚炎による変化が長期間にわたることが示されている。

　皮膚科領域における QOL の研究も行われており，DLQI（Dermatology Life Quality Index）[18]や Skindex-16[19]をはじめ，さまざまな指標を用いた臨床研究がなされている。

表 2　皮膚炎の評価

評価	CTCAE v5	急性期（RTOG）	遅発性放射線反応 （RTOG/EORTC）	WHO
Grade 0	なし	なし	なし	なし
Grade 1	わずかな紅斑や乾性落屑	淡い紅斑 乾性落屑 発汗の減少	軽度の萎縮 色素変化 一部脱毛	紅斑
Grade 2	中等度から高度の紅斑 まだらな湿性落屑 ただしほとんどが皺や襞に限局している 中等度の浮腫	中等度または鮮明な紅斑 斑状の湿性落屑 大部分は間擦部に限局 中等度の浮腫	斑状萎縮 中等度の毛細血管拡張 完全脱毛	乾性落屑 水泡形成 瘙痒感
Grade 3	皺や襞以外の部位の湿性落屑 軽度の外傷や摩擦により出血する	融合性の湿性落屑 間擦部に限局しない 圧痕浮腫	著明な萎縮； 著明な毛細血管拡張	湿性落屑 潰瘍
Grade 4	生命を脅かす 皮膚全層の壊死や潰瘍 病変部より自然に出血する 皮膚移植を要する	潰瘍 出血 壊死	潰瘍	剝脱性皮膚炎 外科的処置を要する壊死
Grade 5	死亡			

3）放射線皮膚炎のリスク因子

　放射線皮膚炎のリスク因子としては，患者側因子や化学療法の併用，放射線併用，放射線の線質，線量分布，皮膚線量およびスケジュールが影響すると考えられている。

　患者側因子として肥満や低栄養状態，慢性的な日光曝露，喫煙は放射線皮膚炎のリスク因子とされている[20)21)]。

　皮膚の放射線感受性は，照射される皮膚の身体部位によって異なり，①前頸部・肘前部と膝窩部，②四肢の前表面・胸部・腹部，③強度の色素沈着のない顔面，④背部と四肢の後ろ表面，⑤強度の色素沈着のある顔面，⑥うなじ，⑦頭皮，⑧手のひらと足底，の順で低くなるとされる[22)]。

（1）ビルドアップ効果が薄れる場合

　高エネルギー放射線治療では，X 線や電子線など使用する放射線の種類やエネルギーにより皮膚表面よりやや深い部位で線量が最大に達することが知られている。そのため，皮膚の線量は最大線量とはならず，皮膚炎の軽減が図れる。

　放射線治療でのビルドアップ効果が低下する要因として，皮膚のしわや着衣，固定具などがある[23)]。腋窩・会陰など「しわ」がある部分や固定具（マスク・シェルなど），皮膚上の繊維（着衣やタオルなど）を介して照射すると，ビルドアップ効果が打ち消され，皮膚の線量が上がり，放射線皮膚炎が増悪しやすい。

（2）合併疾患

　放射線照射との関係があると推察される疾患として，血管障害を伴う疾患，コントロール不良の糖尿病，甲状腺機能亢進症や梅毒，膠原病，肥満があり，これらを合併する患者は放射線皮膚炎が強い傾向があるといわれている[24)]。

　活動性の強皮症，全身性エリテマトーデス（SLE）への放射線治療は組織障害が強くなるために原則的に禁忌であるが，もし照射した場合，強皮症[25)]では急性・遅発性ともに有害事象の増加を指

摘する報告が多く，SLE をはじめとする多くの膠原病で放射線皮膚炎の増加が報告されているが[26]，明確な関係は不明である[27]。また，ホモ接合の遺伝子型をもつ血管拡張性失調症の患者は，明らかに放射線感受性が高いとされている[28]。

（3）薬物の併用

分子標的薬（セツキシマブ）や化学療法薬（アンスラサイクリン系薬剤・タキサン系薬剤・ゲムシタビン）などの薬物療法との同時併用治療では症状が強く，遷延する場合がある[29]。強度変調放射線治療（intensity-modulated radiation therapy；IMRT）など広範に低線量が照射される場合は，薬剤併用により広範囲な皮膚炎が生じる場合がある[30]。

4）放射線リコール現象

急性放射線皮膚炎が一度消退した後に，化学療法を行うことで再増悪することがあり，これをリコール現象という[31]。1959 年にアクチノマイシン D で報告されて以来[32]，アンスラサイクリン系薬剤をはじめ多くの薬剤で報告がみられ[33]，発現率を 8.8％とする報告もある[34]などしばしば出現することより注意が必要である。化学療法ではアンスラサイクリン系やタキサン系など多くの報告があるが[33]，分子標的治療でも多くの薬剤で報告されている[35]。

5）高精度放射線治療と放射線皮膚炎

IMRT や陽子線，重粒子線治療に代表される高精度放射線治療は，優れた線量集中性により治療成績の向上を実現するとともに，周囲正常組織の線量低減を実現している。乳房温存療法の放射線治療の報告では，IMRT は湿性落屑の出現を従来法より減少させた[36]。しかしながら，頭頸部腫瘍など病巣が皮膚に近接する場合には，病巣線量を確保することが可能になるとともに，皮膚線量の増加および化学療法の影響により，高度の放射線皮膚炎の増加がみられている[37]~[39]。

放射線皮膚炎に対する治療およびケアについては，さまざまな研究が行われているが，Zenda らは頭頸部領域の放射線治療において洗浄と保湿の有用性を示すとともに[40]，ケアの手順の重要性を指摘している。放射線皮膚炎は，ある程度の皮膚の線量が考えられる場合，避けることのできない反応であるが，その低減により治療効果向上の可能性が期待される分野である。

トピックス①放射線治療と脱毛

被ばく部位の毛包，特に毛母細胞の障害により脱毛が生じるが，線量により一過性脱毛と永久脱毛に分かれる。脱毛には血流など多数の因子が関係するとされるが，放射線治療においては放射線の種類や総線量，1 回線量，照射面積/体積，解剖学的部位の影響が考えられている。2~3 Gy 以上で脱毛が起こるとされ[1]，総線量が少ないと照射終了後 3~6 カ月で回復してくるが，高線量になると永久脱毛になることもある。1 回照射での永久脱毛は 7 Gy で生じるとされ[1]，分割照射では Phillips らによる 71 例の検討では脱毛の程度と線量効果が示されており，36 Gy を超えると重度の脱毛が報告されている[41]。

IMRT など高精度放射線治療の応用により毛根の線量低減も可能となっており，頭皮の線量低減による脱毛の減少も試みられている。治療対象が頭皮に近接する場合には，根治的治療では病巣の線量確保が優先事項となる。頭皮線量低減に伴う脱毛に関する満足度の評価は，線量低減とは必ずしも一致しておらず[42]，SALT スコア[43]の応用など臨床評価が進められている。

なお，ウィッグなど脱毛後の対処方法に関しては，化学療法後のそれと基本的に同じであり，本

ガイドラインの日常整容編を参照されたい。

トピックス②放射線治療と浮腫

　リンパ浮腫は，何らかの理由でリンパ管内に回収されなかったアルブミンなどの蛋白を高濃度に含んだ体液が間質に貯留したものである[44]。浮腫は原発性（一次性）と続発性（二次性）に大別され，続発性（二次性）の原因にはがん治療に伴うリンパ節郭清や放射線治療に起因するものをはじめ，外傷や感染などがある。放射線治療後の浮腫は，リンパ節転移や病巣の位置や範囲および手術による影響を受ける。

　リンパ浮腫を発症する可能性のある悪性腫瘍の手術を受けた患者に対して，予防のための患者指導を行うべく，2008年度に乳がん，子宮・卵巣がん，前立腺がんなど一部の悪性腫瘍を対象としてリンパ浮腫指導管理料が設定された。適正な患者指導がリンパ浮腫の発現を抑止することは臨床的に示されている。診断や治療，ケアの詳細は「リンパ浮腫診療ガイドライン2018年版」を参照されたい。

　放射線治療における最近の報告では，四肢の軟部肉腫における線維化や浮腫が，画像誘導放射線治療による照射野の最適化により減少したことが，多施設共同臨床試験の結果として報告されている[45]。

参考文献

1) Authors on behalf of ICRP, Stewart FA, Akleyev AV, et al. ICRP publication 118：ICRP statement on tissue reactions and early and late effects of radiation in normal tissues and organs--threshold doses for tissue reactions in a radiation protection context. Ann ICRP. 2012；41(1-2)：1-322.[PMID：22925378]

2) Archambeau JO, Pezner R, Wasserman T. Pathophysiology of irradiated skin and breast. Int J Radiat Oncol Biol Phys. 1995；31(5)：1171-85.[PMID：7713781]

3) Withers HR. Biological basis of radiation therapy. In：Perez CA, Bardy LW, editors. Principles and Practice of Radiation Oncology. Philadelphia, Lippincott Company, 1992. p.64-96.

4) Withers HR. Biologic basis for altered fractionation schemes. Cancer. 1985；55（9 Suppl)：2086-95.[PMID：3919923]

5) Bentzen SM, Joiner MC. The linear-quadratic approach in clinical practice. In：Joiner M, Van der Kogel A, editors. Basic Clinical Radiobiology. Fourth Edition. London, Hodder Arnold Publication, 2009. p.120-34.

6) Joiner MC, Bentzen SM. Fractionation：the linear-quadratic approach. In：Joiner MC, van der Kogel AJ, editors. Basic Clinical Radiobiology. Fourth Edition. London, Hodder Arnold Publication, 2009. p.102-19.

7) Hopewell JW, Calvo W, Reinhold HS. Radiation damage to late-reacting normal tissues. In：Steel GG, Adams GE, Horwich A, editors. The Biological Basis of Radiotherapy. 2nd Revised edition. Amsterdam, Elsevier Scientific Publications, 1989.

8) Turesson I, Notter G. The influence of fraction size in radiotherapy on the late normal tissue reaction--I：Comparison of the effects of daily and once-a-week fractionation on human skin. Int J Radiat Oncol Biol Phys. 1984；10(5)：593-8.[PMID：6735750]

9) Turesson I, Notter G. Dose-response and dose-latency relationships for human skin after various fractionation schedules. Br J Cancer Suppl. 1986；7：67-72.[PMID：3459543]

10) McQuestion M. Evidence-based skin care management in radiation therapy：clinical update. Semin Oncol Nurs. 2011；27(2)：e1-17.[PMID：21514477]

11) Sekiguchi K, Ogita M, Akahane K, et al. Randomized, prospective assessment of moisturizer efficacy for the treatment of radiation dermatitis following radiotherapy after breast-conserving surgery. Jpn J Clin Oncol. 2015；45(12)：1146-53.[PMID：26491204]

12) Ogita M, Sekiguchi K, Akahane K, et al. Damage to sebaceous gland and the efficacy of moisturizer after whole

breast radiotherapy：a randomized controlled trial. BMC Cancer. 2019；19(1)：125.[PMID：30732579]

13) Tibbs MK. Wound healing following radiation therapy：a review. Radiother Oncol. 1997；42(2)：99-106.[PMID：9106919]

14) Dormand EL, Banwell PE, Goodacre TE. Radiotherapy and wound healing. Int Wound J. 2005；2(2)：112-27.[PMID：16722862]

15) Devalia HL, Mansfield L. Radiotherapy and wound healing. Int Wound J. 2008；5(1)：40-4.[PMID：18081782]

16) 日本臨床腫瘍研究グループ（JCOG）.有害事象共通用語規準（Common Terminology Criteria for Adverse Events：CTCAE）v5.0 日本語訳 JCOG 版 2018 年 9 月 5 日版. 2018.
http://www.jcog.jp/doctor/tool/CTCAEv5.0J_20180915_miekeshi_v21_1.pdf

17) Sekine H, Kijima Y, Kobayashi M, et al. Non-invasive quantitative measures of qualitative grading effectiveness as the indices of acute radiation dermatitis in breast cancer patients. Breast Cancer. 2020；27(5)：861-70.[PMID：32363524]

18) Finlay AY, Khan GK. Dermatology Life Quality Index（DLQI）--a simple practical measure for routine clinical use. Clin Exp Dermatol. 1994；19(3)：210-6.[PMID：8033378]

19) Chren MM, Lasek RJ, Sahay AP, et al. Measurement properties of Skindex-16：a brief quality-of-life measure for patients with skin diseases. J Cutan Med Surg. 2001；5(2)：105-10.[PMID：11443481]

20) Hymes SR, Strom EA, Fife C. Radiation dermatitis：clinical presentation, pathophysiology, and treatment 2006. J Am Acad Dermatol. 2006；54(1)：28-46.[PMID：16384753]

21) Meyer F, Fortin A, Wang CS, et al. Predictors of severe acute and late toxicities in patients with localized head-and-neck cancer treated with radiation therapy. Int J Radiat Oncol Biol Phys. 2012；82(4)：1454-62.[PMID：21640495]

22) KALZ F. Observations on Grenz ray reactions. I. The response of normal human skin to Grenz rays. II. The effect of overdosage. Dermatologica. 1959；118：357-71.[PMID：14404208]

23) 長井優子，小口正彦. 第 2 章 放射線腫瘍学総論, 2-13 皮膚炎・脱毛. がん・放射線療法 2010. 大西 洋，唐沢久美子，唐沢克之編. 東京，篠原出版新社，2010. p.116-9.

24) 北原 規，相羽惠介. 第 2 章 放射線腫瘍学総論, 2-12 放射線治療有害事象の化学療法による修飾. がん・放射線療法 2010. 大西洋，唐沢久美子，唐沢克之編. 東京，篠原出版新社，2010. p.109-15.

25) Gold DG, Miller RC, Petersen IA, et al. Radiotherapy for malignancy in patients with scleroderma：The Mayo Clinic experience. Int J Radiat Oncol Biol Phys. 2007；67(2)：559-67.[PMID：17236971]

26) Morris MM, Powell SN. Irradiation in the setting of collagen vascular disease：acute and late complications. J Clin Oncol. 1997；15(7)：2728-35.[PMID：9215847]

27) Wo J, Taghian A. Radiotherapy in setting of collagen vascular disease. Int J Radiat Oncol Biol Phys. 2007；69(5)：1347-53.[PMID：18035210]

28) Iannuzzi CM, Atencio DP, Green S, et al. ATM mutations in female breast cancer patients predict for an increase in radiation-induced late effects. Int J Radiat Oncol Biol Phys. 2002；52(3)：606-13.[PMID：11849780]

29) Kyllo RL, Anadkat MJ. Dermatologic adverse events to chemotherapeutic agents, part 1：cytotoxics, epidermal growth factor receptors, multikinase inhibitors, and proteasome inhibitors. Semin Cutan Med Surg. 2014；33(1)：28-39.[PMID：25037256]

30) Studer G, Brown M, Salgueiro EB, et al. Grade 3/4 dermatitis in head and neck cancer patients treated with concurrent cetuximab and IMRT. Int J Radiat Oncol Biol Phys. 2011；81(1)：110-7.[PMID：20732757]

31) Camidge R, Price A. Characterizing the phenomenon of radiation recall dermatitis. Radiother Oncol. 2001；59(3)：237-45.[PMID：11369064]

32) D'Angio GJ, Farber S, Maddock CL. Potentiation of x-ray effects by actinomycin D. Radiology. 1959；73：175-7.[PMID：13813586]

33) Burris HA 3rd, Hurtig J. Radiation recall with anticancer agents. Oncologist. 2010；15(11)：1227-37.[PMID：21045191]

34) Kodym E, Kalinska R, Ehringfeld C, et al. Frequency of radiation recall dermatitis in adult cancer patients. Onkologie. 2005；28(1)：18-21.[PMID：15591727]

35) Levy A, Hollebecque A, Bourgier C, et al. Targeted therapy-induced radiation recall. Eur J Cancer. 2013；49(7)：1662-8.[PMID：23312391]

36) Pignol JP, Olivotto I, Rakovitch E, et al. A multicenter randomized trial of breast intensity-modulated radiation ther-

apy to reduce acute radiation dermatitis. J Clin Oncol. 2008；26(13)：2085-92. [PMID：18285602]

37) Price RA Jr, Koren S, Veltchev I, et al. Planning target volume-to-skin proximity for head-and-neck intensity modulated radiation therapy treatment planning. Pract Radiat Oncol. 2014；4(1)：e21-9. [PMID：24621428]

38) Penoncello GP, Ding GX. Skin dose differences between intensity-modulated radiation therapy and volumetric-modulated arc therapy and between boost and integrated treatment regimens for treating head and neck and other cancer sites in patients. Med Dosim. 2016；41(1)：80-6. [PMID：26764180]

39) DeCesaris CM, Rice SR, Bentzen SM, et al. Quantification of acute skin toxicities in patients with breast cancer undergoing adjuvant proton versus photon radiation therapy：a single institutional experience. Int J Radiat Oncol Biol Phys. 2019；104(5)：1084-90. [PMID：31028831]

40) Zenda S, Ishi S, Kawashima M, et al. A Dermatitis Control Program（DeCoP）for head and neck cancer patients receiving radiotherapy：a prospective phase II study. Int J Clin Oncol. 2013；18(2)：350-5. [PMID：22350025]

41) Phillips GS, Freret ME, Friedman DN, et al. Assessment and treatment outcomes of persistent radiation-induced alopecia in patients with cancer. JAMA Dermatol. 2020；156(9)：963-72. [PMID：32756880]

42) De Puysseleyr A, Van De Velde J, Speleers B, et al. Hair-sparing whole brain radiotherapy with volumetric arc therapy in patients treated for brain metastases：dosimetric and clinical results of a phase II trial. Radiat Oncol. 2014；9：170. [PMID：25074394]

43) Olsen EA, Hordinsky MK, Price VH, et al；National Alopecia Areata Foundation. Alopecia areata investigational assessment guidelines--Part II. National Alopecia Areata Foundation. J Am Acad Dermatol. 2004；51(3)：440-7. [PMID：15337988]

44) 日本リンパ浮腫学会編. リンパ浮腫診療ガイドライン 2018 年版. 東京，金原出版，2018.

45) Wang D, Zhang Q, Eisenberg BL, et al. Significant reduction of late toxicities in patients with extremity sarcoma treated with image-guided radiation therapy to a reduced target volume：results of radiation therapy oncology group RTOG-0630 trial. J Clin Oncol. 2015；33(20)：2231-8. [PMID：25667281]

BQ 27　放射線皮膚炎の軽減に洗浄は勧められるか

ステートメント

　放射線治療中の皮膚洗浄により皮膚炎は悪化しない，もしくは軽減する傾向を認めるため，洗浄することが勧められる。

背景・目的

　以前は，放射線治療中は皮膚への刺激を避けるために照射部位に対する石鹸の使用はもちろん照射部位の洗浄すら避けるように指導されていた。これは患者のストレスとなったり，QOL を下げたりし得るものである。そこで照射部位の皮膚洗浄が急性放射線皮膚炎に及ぼす影響について概説する。

解　説

　照射部位の皮膚洗浄が急性放射線皮膚炎に及ぼす影響を検討したランダム化比較試験は，乳房と頭部に関するものが 2001 年までに 3 件報告されており，2000 年代に入ってからの新たな試験は認められていない。

　Roy らは，乳がん患者 99 人（ほとんどが部分切除術後）に対し，45〜50 Gy の放射線治療中の照射部位の洗浄を禁止する群（洗浄禁止群）と温湯と低刺激性石鹸による洗浄を許可する群（石鹸洗浄群）に分け，試験を行った[1]。湿性落屑は洗浄禁止群で 33％にみられたのに対し，石鹸洗浄群ではわずか 14％であった（$p=0.03$）が，同時併用化学療法が洗浄禁止群に多かったこともあり，RTOG skin toxicity scores Grade 2〜3 の皮膚炎発現と洗浄との相関は傾向がみられる（オッズ比 0.4，95％ CI 0.2-1.0，$p=0.06$）に留まった。一方，体重，化学療法の同時併用，過線領域の存在は有意に相関していた。

　Campbell らは，乳がん患者 99 人に対し，乳房ないしは胸壁に対する放射線治療中の皮膚洗浄を，①禁止，②温湯洗浄，③低刺激性石鹸による洗浄の 3 群に分け，比較する試験を行った[2]。照射線量を 45〜47 Gy とし，46 人でボーラスが用いられた。また，一部患者で 9 Gy までのブースト照射が追加された。瘙痒感は 4〜6 週で最も強くなり，ボーラスの有無にかかわらず，洗浄群で有意に軽いか同じであり，洗浄群でも石鹸洗浄群でより軽い傾向があった。疼痛は 31％に出現したが，3 群間に差はなかった。紅斑スコアは 4〜6 週で最高になったが，洗浄群では両群に差はなく，時期によっては洗浄群は洗浄禁止群に比べ，紅斑が有意に軽かった。落屑スコアは少し遅れて 6〜8 週でピークに達し，洗浄群は洗浄禁止群に比して有意に軽度であった。8 週の時点で洗浄群では落屑は改善傾向であったのに対して，洗浄禁止群ではまだ増悪する傾向がみられた。温湯洗浄のみと石鹸洗浄との差はわずかであった。皮膚表面近くの線量を増加させるボーラスを用いた場合には皮膚炎がより強くなったが，これは皮膚線量の増加によるものである。

　Westbury らは，頭蓋照射時の頭皮洗浄について，109 人を 10 週間の洗浄群と非洗浄群に分け，比較を行った[3]。ただし，洗浄群でも洗髪は制限され，通常の頻度より少なくするように指導され

た。線量は 20 Gy/5 回から 60 Gy/33 回までさまざまであった。紅斑，落屑，疼痛および瘙痒感について，急性期の自他覚症状が比較されたが，両群間で差はなかった。

　以上より，照射期間中の皮膚洗浄については，それを禁止した場合より放射線皮膚炎が軽減する報告はあっても増悪するものはない。

　そこで照射部位に対しては，温水や泡立てた低刺激性石鹸を用い，タオルやスポンジ等による強い刺激を避けた皮膚洗浄が勧められる。ただし，皮膚マーキングは石鹸を用いた洗浄では消失することがあり，マーキング部の洗浄に関してはより慎重に行うことが望ましい。また，当初 CQ として設定していたが，新たな知見がなかったこと，また数週間以上洗浄を禁止することは患者のストレスとなったり，QOL を下げたりし得る行為であり，これから先，新たな試験が行われる可能性も低いと考えられることから BQ へ変更した。

●検索キーワード・参考にした二次資料●
　「がん患者に対するアピアランスケアの手引き 2016 年版」の同クエスチョンの参考文献に加え，PubMed で，“radiationtherapy washing”，“Radiotherapy, Adjuvant/adverse effects”，“Radiodermatitis/*prevention & control Hygiene”，“Skin Care/*methods”，“*Soaps”，“*Skin Care” のキーワードで検索した。医中誌 Web・Cochrane Library・CINAHL でも同等のキーワードで検索した。検索期間は 2015 年 1 月 1 日～2020 年 3 月 31 日とし，168 件がヒットした。このなかから主要な論文を抽出するとともに，さらにハンドサーチでも関連文献を検索した。

参考文献

1) Roy I, Fortin A, Larochelle M. The impact of skin washing with water and soap during breast irradiation：a randomized study. Radiother Oncol. 2001；58(3)：333-9.[PMID：11230896] ランダム
2) Campbell IR, Illingworth MH. Can patients wash during radiotherapy to the breast or chest wall? A randomized controlled trial. Clin Oncol（R Coll Radiol）. 1992；4(2)：78-82.[PMID：1554631] ランダム
3) Westbury C, Hines F, Hawkes E, et al. Advice on hair and scalp care during cranial radiotherapy：a prospective randomized trial. Radiother Oncol. 2000；54(2)：109-16.[PMID：10699472] ランダム

放射線治療による皮膚有害事象に対して保湿薬の外用は勧められるか

CQ 28a 乳がん術後胸部照射による放射線皮膚炎の悪化予防のために保湿薬の外用は勧められるか

推奨 乳がん術後の胸部照射による放射線皮膚炎の悪化予防のために保湿薬を外用することを弱く推奨する。

〔推奨の強さ：2，エビデンスの強さ：C（弱），合意率：100%（17/17）〕

CQ 28b 頭頸部領域照射による放射線皮膚炎の悪化予防のために保湿薬の外用は勧められるか

推奨 頭頸部領域照射による放射線皮膚炎の悪化予防のために保湿薬を外用することを弱く推奨する。

〔推奨の強さ：2，エビデンスの強さ：C（弱），合意率：94%（16/17）〕

背景・目的

　放射線療法による放射線皮膚炎は程度の差はあれ，ほとんどの患者でみられ，乾燥，瘙痒，疼痛を伴い，ときに治療を中断しなければならないこともある。照射により正常皮膚のバリア機能が傷害され，角層内水分量や皮脂量が減少する[1]~[3]ことが大きな原因の一つと考えられる。そこで保湿薬の予防的外用で放射線皮膚炎の重症度が軽減し，QOL 向上につながるかどうかをランダム化比較試験（RCT）を対象にシステマティックレビューを行った。一般的な保湿薬の有用性を評価するためにフィルム剤型は除外し，対照は無治療群とした。ほとんどの報告が乳がんと頭頸部腫瘍に関するものであったが，背景因子などが異なるので疾患部位別に検討した。

解　説

1）乳がん

（1）放射線皮膚炎 Grade 2 以上の悪化予防効果

　系統的文献検索を行い，RCT 5 件[4]~[8]を採用した。対照群および介入群はそれぞれ 197 人，269 人であり，放射線皮膚炎 Grade 2 以上の頻度は 39.1％および 34.2％，リスク比は 1.08（0.86-1.35）でまったく差はなかった（$p=0.49$）。しかし，介入方法も研究ごとに異なり，5 研究で 7 種類の外用薬が用いられ，非直接性は深刻である。また，サンプルサイズも小さく，不精確さや出版バイアスは非常に深刻である。

［統合］

　照射開始時より予防的に保湿薬を積極的に使うことにより，無治療に比べて Grade 2 以上の放射線皮膚炎は軽減できないが，エビデンスの強さは弱い（**図 1**）。

（2）放射線皮膚炎 Grade 3 以上の悪化予防効果

　系統的文献検索を行い，RCT 5 件[5]~[9]を採用した。対照群および介入群はそれぞれ 190 人，260 人

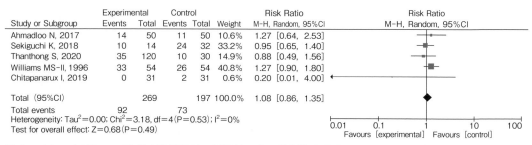

図1　メタアナリシス：乳がん胸部照射：保湿薬による放射線皮膚炎 Grade 2 以上（対照は無治療）

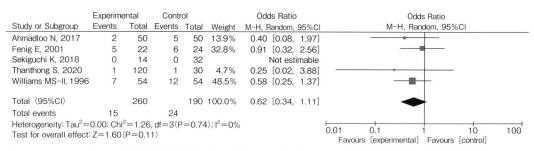

図2　メタアナリシス：乳がん胸部照射：保湿薬による放射線皮膚炎 Grade 3 以上（対照は無治療）

であり，放射線皮膚炎 Grade 3 以上の頻度は 12.6% および 5.8% であり，介入により頻度は下がったが，リスク比は 0.62（0.34-1.11）で有意差はなかった（$p=0.11$）。しかし，介入方法も研究ごとに異なり，5 研究で 7 種類の外用薬が用いられ，非直接性は深刻である。また，サンプルサイズも小さく，不精確さや出版バイアスも非常に深刻である。

［統合］

　照射開始時より予防的に保湿薬を積極的に使うことにより，Grade 3 以上の放射線皮膚炎を軽減できる可能性はあるが，エビデンスの強さは弱い（図2）。

（3）皮膚関連 QOL

①疼痛の軽減（VAS 評価）

　系統的文献検索を行い，RCT 1 件[8]が選択された。無治療群（31 例）と保湿群（14 例）の平均値と信頼区間はそれぞれ 15.1±21.6，5.7±11.2 で，軽減したが境界域（$p=0.06$）であった。

②瘙痒の軽減（VAS 評価）

　系統的文献検索を行い，RCT 1 件[8]が選択された。無治療群（31 例）と保湿群（14 例）の平均値と信頼区間はそれぞれ 14.2±22.5，8.6±16.8 となり，軽減したが有意差はなかった（$p=0.35$）。

2）頭頸部腫瘍

（1）放射線皮膚炎 Grade 2 以上の悪化予防効果

　系統的文献検索にて RCT 1 件[10]のみ採用した。対照群および介入群はそれぞれ 17 人，16 人であり，放射線皮膚炎 Grade 2 以上の頻度は 94.1% および 87.5%，リスク比は 0.93（0.75-1.16）で差はなかった（$p=0.52$）。しかし，サンプルサイズも小さく，不精確さは非常に深刻である（図3）。

［統合］

　照射開始時より予防的に種々の保湿薬を積極的に使うことにより，無治療に比べて Grade 2 以上

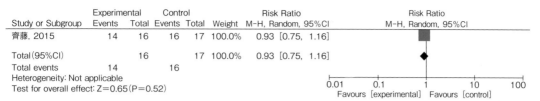

図3　メタアナリシス：頭頸部照射：保湿薬による放射線皮膚炎 Grade 2 以上（対照は無治療）

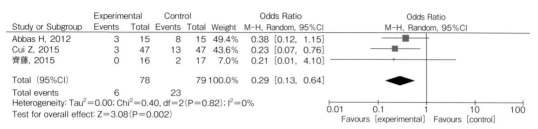

図4　メタアナリシス：頭頸部照射：保湿薬による放射線皮膚炎 Grade 3 以上（対照は無治療）

の放射線皮膚炎は軽減できないが，エビデンスの強さは弱い。

（2）放射線皮膚炎 Grade 3 以上の悪化予防効果

　系統的文献検索を行い，RCT 3 件[10)〜12)]を採用した。対照群および介入群はそれぞれ 79 人，78 人であり，放射線皮膚炎 Grade 3 以上の頻度は 29.1％および 7.7％，リスク比は 0.29（0.13-0.64）と小さく，有意差がみられた（$p=0.002$）。しかし，サンプルサイズも小さく，効果指標の点推定値の信頼区間も広く，不精確さは非常に深刻である（**図4**）。

［統合］

　照射開始時より予防的に種々の保湿薬を積極的に使うことにより，無治療に比べて Grade 3 以上の放射線皮膚炎は軽減できるが，エビデンスの強さは弱い。

（3）皮膚関連 QOL

①疼痛の軽減

　系統的文献検索を行い，対照群が無治療の RCT 1 件[10)]を採用した。無治療群および介入群はそれぞれ 17 人，16 人であり，疼痛の発現頻度はそれぞれ 41.2％および 12.5％と 28.7％も減少し，リスク比も 0.30（0.07-1.25）と小さかったが，有意差はなかった（$p=0.10$）。疼痛の程度についての定義が不明で，他の定性的評価も加味してエビデンスの強さは弱い。

②瘙痒の軽減

　系統的文献検索を行い，同様に RCT 1 件[10)]を採用した。無治療群および介入群はそれぞれ 17 人，16 人であり，瘙痒の発現頻度はそれぞれ 82.4％および 68.8％，リスク比は 0.83（0.56-1.24）で，軽減方向に働いたが有意差はなかった（$p=0.37$）。

　今回のシステマティックレビューにおいてエビデンスの強さが脆弱だった原因として 3 つ挙げられる。まず介入薬剤や対照手技が一定しない点である。保湿薬の効果を検証するには無治療との比較が望ましいが，報告数が少なかった。次に，対象集団の非直接性である。乳がんでは通常分割照射による皮膚炎 Grade 3 のリスクは 2％程度と少ない[13)]。ただ，頭頸部腫瘍では最近の化学療法や分子標的薬を併用した場合[14)]，3 割程度に Grade 3〜4 が併発するとされ，今回の対象とかけ離れて

いなかった。最後は皮膚炎や皮膚関連 QOL の評価法がさまざまな点であった。

3）益と害のバランス評価

　以上のように，保湿薬の放射線皮膚炎の悪化予防および QOL 改善に効果はあってもかなり限定的であるが，基本的に害はないので益が害を上回ると考える。

4）患者の価値観・希望

　放射線治療により皮膚のバリア機能が障害され，痛みやかゆみというような不快な症状に悩まされ，乾燥に対しては最も治療を希望する[15]。特に乳房はボディイメージ上，繊細な部位なので少しでも症状の改善が得られれば価値を見い出すと推測される。介入保湿薬の好みに言及した報告は2編と少ないが，どちらでも保湿薬が好まれた。

5）コスト評価，介入の外的妥当性評価

　現在，保湿薬を放射線皮膚炎の予防に用いることは健康保険では認められていない。そこで照射による影響がみられた後に使用可能となるが，それまでは OTC 医薬品などを検討してもよい。

6）推奨決定会議の投票

　推奨決定会議の投票では，「乳がん術後の胸部照射をする場合，行うことを弱く推奨する」は100％（17/17），「頭頸部領域への照射では行うことを弱く推奨する」は94％（16/17）であり，「行うことを強く推奨する」は6％（1/17）であった。

7）結論

　放射線皮膚炎の悪化予防のために保湿薬を外用すれば，放射線皮膚炎の程度や皮膚関連 QOL を改善するように働くが，その効果は限定的でエビデンスの確実性も低い。しかしながら，照射により皮膚のバリア機能が障害され，角層内水分量や皮脂量が減少する[1]~[3]ため，保湿薬でそれらを補い，皮膚を正常状態に近づけることで，症状緩和，QOL の向上が得られる可能性がある。エビデンスの程度，益と害のバランス，患者の希望などを勘案し，放射線治療中に保湿薬塗布を行うことを弱く推奨する。

●検索キーワード・参考にした二次資料●

　「がん患者に対するアピアランスケアの手引き 2016 年版」の同クエスチョンの参考文献に加え，PubMed で，"neoplasms/radiotherapy"，"Radiation Injuries"，"dermatitis"，"skin/radiation effects"，"radiodermatitis"，"radiation dermatitis"，"Emollients"，"Skin Cream"，"gels"，"Hyaluronic Acid"，"humans" のキーワードで検索した。医中誌 Web・Cochrane Library・CINAHL でも同等のキーワードで検索した。検索期間は 2015 年 4 月～2020 年 3 月とし，210 件がヒットした。さらにハンドサーチでも関連文献を検索した。その結果，一次スクリーニングとして 220 編の論文が抽出され，二次スクリーニングで内容が適切でないと判断した論文を除外し，最終的に 9 編の RCT をもとに，定性的・定量的システマティックレビューを行った。ここで用いた保湿薬は保湿を主たる目的とする外用薬とし，貼付薬は除外した。

参考文献

1) Ogita M, Sekiguchi K, Akahane K, et al. Damage to sebaceous gland and the efficacy of moisturizer after whole breast radiotherapy：a randomized controlled trial. BMC Cancer. 2019；19(1)：125.［PMID：30732579］ランダム

2) Sekine H, Kijima Y, Kobayashi M, et al. Non-invasive quantitative measures of qualitative grading effectiveness as the indices of acute radiation dermatitis in breast cancer patients. Breast Cancer. 2020；27(5)：861-70.［PMID：32363524］コホート

3) Sekiguchi K, Ogita M, Akahane K, et al. Randomized, prospective assessment of moisturizer efficacy for the treat-

ment of radiation dermatitis following radiotherapy after breast-conserving surgery. Jpn J Clin Oncol. 2015；45（12）：1146-53.［PMID：26491204］ランダム

4）Chitapanarux I, Tovanabutra N, Chiewchanvit S, et al. Emulsion of olive oil and calcium hydroxide for the prevention of radiation dermatitis in hypofractionation post-mastectomy radiotherapy：a randomized controlled trial. Breast Care（Basel）. 2019；14（6）：394-400.［PMID：31933586］ランダム

5）Ahmadloo N, Kadkhodaei B, Omidvari Sh, et al. Lack of prophylactic effects of aloe vera gel on radiation induced dermatitis in breast cancer patients. Asian Pac J Cancer Prev. 2017；18（4）：1139-43.［PMID：28547955］ランダム

6）Thanthong S, Nanthong R, Kongwattanakul S, et al. Prophylaxis of radiation-induced dermatitis in patients with breast cancer using herbal creams：a prospective randomized controlled trial. Integr Cancer Ther. 2020；19：1534735420920714.［PMID：32406284］ランダム

7）Williams MS, Burk M, Loprinzi CL, et al. Phase III double-blind evaluation of an aloe vera gel as a prophylactic agent for radiation-induced skin toxicity. Int J Radiat Oncol Biol Phys. 1996；36（2）：345-9.［PMID：8892458］ランダム

8）Sekiguchi K, Akahane K, Ogita M, et al. Efficacy of heparinoid moisturizer as a prophylactic agent for radiation dermatitis following radiotherapy after breast-conserving surgery：a randomized controlled trial. Jpn J Clin Oncol. 2018；48（5）：450-7.［PMID：29635534］ランダム

9）Fenig E, Brenner B, Katz A, et al. Topical Biafine and Lipiderm for the prevention of radiation dermatitis：a randomized prospective trial. Oncol Rep. 2001；8（2）：305-9.［PMID：11182045］ランダム

10）齊藤真江，林克己．放射線皮膚炎に対する保湿クリームの効果 耳鼻科領域の頭頸部照射の患者に保湿クリームを使用して．日がん看会誌. 2015；29（1）：14-23．ランダム

11）Abbas H, Bensadoun RJ. Trolamine emulsion for the prevention of radiation dermatitis in patients with squamous cell carcinoma of the head and neck. Support Care Cancer. 2012；20（1）：185-90.［PMID：21340657］ランダム

12）Cui Z, Xin M, Yin H, et al. Topical use of olive oil preparation to prevent radiodermatitis：results of a prospective study in nasopharyngeal carcinoma patients. Int J Clin Exp Med. 2015；8（7）：11000-6.［PMID：26379896］ランダム

13）Osako T, Oguchi M, Kumada M, et al. Acute radiation dermatitis and pneumonitis in Japanese breast cancer patients with whole breast hypofractionated radiotherapy compared to conventional radiotherapy. Jpn J Clin Oncol. 2008；38（5）：334-8.［PMID：18417501］コホート

14）Bonomo P, Loi M, Desideri I, et al. Incidence of skin toxicity in squamous cell carcinoma of the head and neck treated with radiotherapy and cetuximab：A systematic review. Crit Rev Oncol Hematol. 2017；120：98-110.［PMID：29198343］SR

15）Lee J, Park W, Choi DH, et al. Patient-reported symptoms of radiation dermatitis during breast cancer radiotherapy：a pilot study. Qual Life Res. 2017；26（7）：1713-9.［PMID：28238091］コホート

放射線皮膚炎の軽減/予防のために照射部位への副腎皮質ステロイド外用薬の塗布は勧められるか

CQ 29a	乳がん術後胸部照射の場合
	推奨　放射線皮膚炎の軽減/予防のために照射部位に副腎皮質ステロイド外用薬を塗布することを弱く推奨する。 〔推奨の強さ：2，エビデンスの強さ：C（弱），合意率：100%（18/18）〕

CQ 29b	頭頸部がん根治照射の場合
	推奨　放射線皮膚炎の軽減/予防のために照射部位に副腎皮質ステロイド外用薬を塗布することを弱く推奨する。 〔推奨の強さ：2，エビデンスの強さ：C（弱），合意率：94%（17/18）〕

背景・目的

　放射線治療における外照射では放射線が皮膚を通過して標的に照射されるため，多くの場合，照射野に一致した放射線皮膚炎が生じる。軽症まで合わせると放射線治療を受けた患者の9割以上で観察される有害事象である[1]。放射線皮膚炎は患者のQOLを低下させることに加え，重症化すると放射線治療の休止/中止を余儀なくされる。放射線治療は総治療期間が延長すると治療成績に影響することが知られており[2]，放射線皮膚炎のコントロールは重要な課題である。MASCCのガイドラインでは，放射線皮膚炎における不快感・熱感・瘙痒を軽減する目的で副腎皮質ステロイド外用薬（以下，ステロイド外用薬）を使用することが推奨されており[3]，わが国の実臨床でもしばしば用いられている。

　そこで，本CQでは放射線皮膚炎の軽減/予防を目的とした照射部位へのステロイド外用薬の塗布が推奨されるかを検討した。

解　説

　推奨を決定するにあたり，照射線量が60 Gy以下で皮膚炎が比較的軽症であることが多い頭頸部がん根治照射以外の場合と，皮膚に近いあるいは皮膚を含む標的への照射線量が70 Gy相当と高く，皮膚炎が重症化しやすい頭頸部がん根治照射の場合に分けて検討した。

1）頭頸部がん根治照射以外（乳がん術後胸部照射）の場合

　頭頸部がん根治照射以外について，現在までに蓄積されているエビデンスは乳がん術後胸部照射例を対象としたものが大部分である。本CQ作成にあたって抽出・採用された10編のランダム化比較試験（RCT）[4〜13]もすべて乳がん術後胸部照射が対象であった。そのため，CQ29aを「乳がん術後胸部照射の場合」とした。これら10編[4〜13]を用いてメタアナリシスを行ったところ，Grade 2以上の放射線皮膚炎（RR 0.71，95%CI 0.57-0.88）（**図1a**），Grade 3以上の放射線皮膚炎（RR 0.45，95%CI 0.32-0.63）（**図1b**）はいずれもステロイド外用薬塗布群で有意な減少を認めた。すべての試験においてステロイド外用薬は照射開始時から使用され，10編中8編[4)5)7)〜10)12)13)]がベリースト

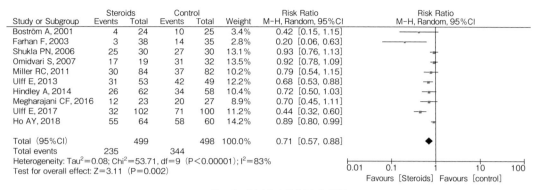

a. Grade 2 以上の放射線皮膚炎

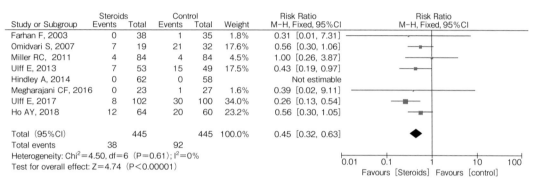

b. Grade 3 以上の放射線皮膚炎

図1　メタアナリシス：ステロイド外用薬 vs プラセボ/無治療/通常の保湿薬

ロングに分類されるステロイド外用薬を採用していた。QOL については評価指標の不均一性，元データの不備などにより定量化が困難であったが，QOL 評価を報告している 8 編[4)5)8)~13)]ではいずれもステロイド外用薬塗布群にて良好あるいは有意差なしで，ステロイド外用薬塗布群で不良とする報告はなかった。一般にステロイド外用薬は感染・毛細血管拡張・皮膚萎縮が懸念される[14)15)]が，害について言及しているのは 2 編[8)11)]のみで，重篤な有害事象の報告はなかった。

　今回レビューした文献において注意すべきは非直接性の点である。メタアナリシスの結果では Grade 3 以上の皮膚炎のベースラインリスクは20%であったが，近年の日米の報告[16)~18)]からは通常分割照射でも 1~16%程度と報告されており，対象集団の違いが示唆される。解析を行った報告の半数近く[5)~7)11)]がコバルト照射装置を用いた治療であることなどが影響した可能性がある。わが国では寡分割照射[16)17)]や強度変調放射線治療[19)]が適用される機会が多くなってきており，皮膚炎のベースラインリスクはさらに低下する傾向にある。この非直接性の問題に加えて，ランダム化・コンシールメント・intention to treat（ITT）解析で不十分な点があること，非一貫性や報告バイアスが存在する可能性も高いことから，本 CQ に対するエビデンスの強さは「C（弱）」とした。

　以上より，害についてのデータは乏しいものの，60 Gy 以下の照射が主体の乳がん術後胸部照射においてはステロイド外用塗布による放射線皮膚炎軽減が期待され，QOL の観点からも好ましい傾向にあると考えられる。

　推奨決定会議の投票では「行うことを弱く推奨」が100%（18/18）であった。よって，推奨は「乳がん術後胸部照射の場合，放射線皮膚炎の軽減/予防のために照射部位に副腎皮質ステロイド外

用薬を塗布することを弱く推奨する」とした。

2）頭頸部がん根治照射の場合

　CQ29b を「頭頸部がん根治照射の場合」とした。こちらは報告に乏しく，今回のスクリーニングにて抽出・採用された文献は Liao らの RCT 1 編[20] のみであった。同試験の対象は両側頸部に同線量の照射が計画された頭頸部がん患者 41 人で，同一患者の左右頸部（82 target）をランダム化割付し，片側には照射開始時からモメタゾンフランカルボン酸エステル（ベリーストロングに分類されるステロイド外用薬）を塗布し，対側は対照群として外用薬塗布を禁止し，洗浄のみとされた。結果として Grade 2 以上の皮膚炎（RR 0.57, 95％CI 0.37-0.88）は介入群で有意な減少が認められた。Grade 3 以上の皮膚炎（RR 1.2, 95％CI 0.4-3.62）は 2 群間で有意差を認めなかった。対象の 7 割が上咽頭がんであり，皮膚線量は 7 割以上で 60 Gy 未満であった。60 Gy 未満と 60 Gy 以上に層別化して副次解析も行われており，その結果，60 Gy 未満では介入群で有意な皮膚炎軽減がみられたものの，60 Gy 以上では 2 群間に有意差はなかった。QOL については患者の疼痛および瘙痒が評価され，いずれも介入群で有意に軽減された。害については言及がなかった。

　本試験は非盲検などの比較的深刻なバイアスリスクがあることなどから，エビデンスの強さは「C（弱）」とした。大部分で皮膚線量が 60 Gy 未満であることも本 CQ に対するエビデンスの強さを下げる要因となっている。中下咽頭・喉頭がん症例や頸部リンパ節転移例などでは皮膚線量が 60〜70 Gy 相当になることが多く，その場合はより高頻度に深刻な皮膚炎が発現する可能性があり，ステロイド外用薬の副作用（特に創傷治癒遅延や感染[14)15)]）について慎重に評価する必要がある。

　以上より，害についての報告が不十分で今後のデータの蓄積が待たれるものの，頭頸部がん根治照射を受ける患者に対して副腎皮質ステロイド外用薬塗布を行うことは皮膚炎の軽減や QOL の改善をもたらす可能性が示されている。

　推奨決定会議の投票では，「行うことを弱く推奨」が 94％（17/18），「行わないことを弱く推奨」が 6％（1/18）であった。よって，推奨は「頭頸部がん根治照射の場合，放射線皮膚炎の軽減/予防のために照射部位に副腎皮質ステロイド外用薬を塗布することを弱く推奨する」とした。

　本 CQ 作成のスクリーニング対象期間外であるが，2021 年 1 月に Indian Journal of Cancer にSunku らの報告が掲載された[21]。同試験は頭頸部がん根治照射患者に対するステロイド外用薬塗布の効果を調査した非盲検 RCT である。Liao らの報告[20] と同様に介入群での Grade 2 皮膚炎減少を認め，かつ創傷治癒遅延などの副作用もみられなかったと報告されている。現在わが国でも，根治的あるいは術後補助の化学放射線療法が予定される頭頸部がん患者を対象としたプラセボ対照多施設共同 RCT が進行中であり，結果の報告が待たれる[22]。

　総括すると，本 CQ の結論としては「乳がん術後胸部照射」，「頭頸部がん根治照射」いずれの場合も「照射部位への副腎皮質ステロイド外用薬の塗布を弱く推奨する」である。ただし，現時点でのわが国の保険診療ではステロイド外用薬を放射線皮膚炎の予防に用いることが認められておらず，照射による影響が出現した後に使用を検討することが望まれる。

●検索キーワード・参考にした二次資料●

　「がん患者に対するアピアランスケアの手引き 2016 年版」の同クエスチョンの参考文献に加え，PubMedで，"Neoplasms/radiotherapy"，"Radiation Injuries"，"Dermatitis"，"Skin/radiation effects"，"radiodermatitis"，"radiation dermatitis"，"Adrenal Cortex Hormones"，"Steroids"，"Steroid*"，"corticosteroid*"，

"Humans"のキーワードで検索した。医中誌Web・Cochrane Library・CINAHLでも同等のキーワードで検索した。検索期間は2020年3月までとし，184件がヒットした。一次スクリーニングとして7編の論文が抽出され，二次スクリーニングで内容が適切でないと判断した論文を除外し，メタアナリシス1編（8試験含む）[23]，前向き比較第Ⅲ相試験4編[11)～13)20)]となった。メタアナリシス構成文献のうち1編[24]は統計学的に問題ありと判断し，最終的に計11編[4)～13)]をもとに，定性的・定量的システマティックレビューを行った。

参考文献

1) McQuestion M. Evidence-based skin care management in radiation therapy：clinical update. Semin Oncol Nurs. 2011；27(2)：e1-17.［PMID：21514477］ガイドライン

2) Yao JJ, Zhang F, Gao TS, et al. Survival impact of radiotherapy interruption in nasopharyngeal carcinoma in the intensity-modulated radiotherapy era：A big-data intelligence platform-based analysis. Radiother Oncol. 2019；132：178-87.［PMID：30448002］コホート

3) Wong RK, Bensadoun RJ, Boers-Doets CB, et al. Clinical practice guidelines for the prevention and treatment of acute and late radiation reactions from the MASCC Skin Toxicity Study Group. Support Care Cancer. 2013；21(10)：2933-48.［PMID：23942595］ガイドライン

4) Boström A, Lindman H, Swartling C, et al. Potent corticosteroid cream（mometasone furoate）significantly reduces acute radiation dermatitis：results from a double-blind, randomized study. Radiother Oncol. 2001；59(3)：257-65.［PMID：11369066］ランダム

5) Solaimani F, Zahmatkesh MH, Akhlaghpoor Sh. Topical betamethasone for the prevention of acute radiation dermatitis in breast cancer patients. Int J Radiat Res. 2003；1(2)：105-11. ランダム

6) Shukla PN, Gairola M, Mohanti BK, et al. Prophylactic beclomethasone spray to the skin during postoperative radiotherapy of carcinoma breast：a prospective randomized study. Indian J Cancer. 2006；43(4)：180-4.［PMID：17192690］ランダム

7) Omidvari S, Saboori H, Mohammadianpanah M, et al. Topical betamethasone for prevention of radiation dermatitis. Indian J Dermatol Venereol Leprol. 2007；73(3)：209.［PMID：17561562］ランダム

8) Miller RC, Schwartz DJ, Sloan JA, et al. Mometasone furoate effect on acute skin toxicity in breast cancer patients receiving radiotherapy：a phase Ⅲ double-blind, randomized trial from the North Central Cancer Treatment Group N06C4. Int J Radiat Oncol Biol Phys. 2011；79(5)：1460-6.［PMID：20800381］ランダム

9) Ulff E, Maroti M, Serup J, et al. A potent steroid cream is superior to emollients in reducing acute radiation dermatitis in breast cancer patients treated with adjuvant radiotherapy. A randomised study of betamethasone versus two moisturizing creams. Radiother Oncol. 2013；108(2)：287-92.［PMID：23827771］ランダム

10) Hindley A, Zain Z, Wood L, et al. Mometasone furoate cream reduces acute radiation dermatitis in patients receiving breast radiation therapy：results of a randomized trial. Int J Radiat Oncol Biol Phys. 2014；90(4)：748-55.［PMID：25585779］ランダム

11) Meghrajani CF, Co HS, Arcillas JG, et al. A randomized, double-blind trial on the use of 1% hydrocortisone cream for the prevention of acute radiation dermatitis. Expert Rev Clin Pharmacol. 2016；9(3)：483-91.［PMID：26619355］ランダム

12) Ulff E, Maroti M, Serup J, et al. Prophylactic treatment with a potent corticosteroid cream ameliorates radiodermatitis, independent of radiation schedule：A randomized double blinded study. Radiother Oncol. 2017；122(1)：50-3.［PMID：27913066］ランダム

13) Ho AY, Olm-Shipman M, Zhang Z, et al. A randomized trial of mometasone furoate 0.1% to reduce high-grade acute radiation dermatitis in breast cancer patients receiving postmastectomy radiation. Int J Radiat Oncol Biol Phys. 2018；101(2)：325-33.［PMID：29726361］ランダム

14) Koffer P, Yu E, Balboni TA. Section：skin injury：acute dermatitis and chronic skin changes.（Section IV, chapter 100）Palliative and supportive care. In：Halperin EC, Wazer DE, Perez CA, et al, eds. Perez & Brady's Principles and practice of radiation oncology. 7th edition. Philadelphia, Wolters Kluwer, 2018. p.2185.

15) Bray FN, Simmons BJ, Wolfson AH, et al. Acute and chronic cutaneous reactions to ionizing radiation therapy. Dermatol Ther（Heidelb）. 2016；6(2)：185-206.［PMID：27250839］レビュー

16) Arsenault J, Parpia S, Goldberg M, et al. Acute toxicity and quality of life of hypofractionated radiation therapy for

breast cancer. Int J Radiat Oncol Biol Phys. 2020；107(5)：943-8. [PMID：32334033] ランダム

17）Shaitelman SF, Schlembach PJ, Arzu I, et al. Acute and short-term toxic effects of conventionally fractionated vs hypofractionated whole-breast irradiation：a randomized clinical trial. JAMA Oncol. 2015；1(7)：931-41. [PMID：26247543] ランダム

18）Osako T, Oguchi M, Kumada M, et al. Acute radiation dermatitis and pneumonitis in Japanese breast cancer patients with whole breast hypofractionated radiotherapy compared to conventional radiotherapy. Jpn J Clin Oncol. 2008；38(5)：334-8. [PMID：18417501] コホート

19）Pignol JP, Olivotto I, Rakovitch E, et al. A multicenter randomized trial of breast intensity-modulated radiation therapy to reduce acute radiation dermatitis. J Clin Oncol. 2008；26(13)：2085-92. [PMID：18285602] ランダム

20）Liao Y, Feng G, Dai T, et al. Randomized, self-controlled, prospective assessment of the efficacy of mometasone furoate local application in reducing acute radiation dermatitis in patients with head and neck squamous cell carcinomas. Medicine (Baltimore). 2019；98(52)：e18230. [PMID：31876704] ランダム

21）Sunku R, Kalita AK, Bhattacharyya M, et al. Effect of corticosteroid ointment on radiation induced dermatitis in head and neck cancer patients：A prospective study. Indian J Cancer. 2021；58(1)：69-75. [PMID：33402575] ランダム

22）Zenda S, Yamaguchi T, Yokota T, et al. Topical steroid versus placebo for the prevention of radiation dermatitis in head and neck cancer patients receiving chemoradiotherapy：the study protocol of J-SUPPORT 1602 (TOPICS study), a randomized double-blinded phase 3 trial. BMC Cancer. 2018；18(1)：873. [PMID：30189840]

23）Haruna F, Lipsett A, Marignol L. Topical management of acute radiation dermatitis in breast cancer patients：a systematic review and meta-analysis. Anticancer Res. 2017；37(10)：5343-53. [PMID：28982842] SR (メタ)

24）Schmuth M, Wimmer MA, Hofer S, et al. Topical corticosteroid therapy for acute radiation dermatitis：a prospective, randomized, double-blind study. Br J Dermatol. 2002；146(6)：983-91. [PMID：12072066] ランダム

放射線治療中にデオドラントの使用を継続してもよいか

> **推奨** 放射線治療中のデオドラント使用の継続を弱く推奨する。
>
> [推奨の強さ：2，エビデンスの強さ：C（弱），合意率94％（16/17）]

背景・目的

　デオドラントは日本女性の50％近くが使用しており[1]，また，デオドラントの使用がQOLを改善するという研究報告も複数ある[2)~4)]。これまで放射線治療中は皮膚への刺激を避けるために照射部位に対するデオドラントの使用は控えるように指導されてきた。しかし，放射線治療中のデオドラントの使用禁止は，普段から使用している患者にとって大きなストレスとなることが考えられる。とりわけ，腋臭コンプレックスに悩む患者にとって，汗腺の働きが低下しない照射初期や腋窩が完全に照射野に含まれない場合に，使用の継続が許容されることは，治療生活への安心感につながる。そこで，本CQでは，それまで使用していたデオドラントを放射線治療期間中に使用継続した場合に，放射線皮膚炎に及ぼす影響を検討した。その際，放射線皮膚炎との関係では，アルミニウム/金属含有のもののほうが散乱線のため皮膚炎を強く生じさせる可能性があり[5)]，金属含有の区別は重要であると考え，金属の有無に分けて考察した。なお，本CQのデオドラント（deodorant）は，制汗剤・デオドラント剤と呼ばれる制汗消臭作用を有する製品の総称とする[6)]。

解　説

　デオドラントが放射線皮膚炎に与える影響を検討したランダム化比較試験（RCT）は，乳がん患者を対象とした5件[5)7)~10)]がこれまでに報告されている。

1）デオドラント（金属非含有）とデオドラント禁止の比較試験

　古くは2000年の英国の研究があり，放射線療法を受ける乳がん患者をデオドラント（金属非含有）の使用の有無によりランダム化した比較試験である[5)]。評価可能な36例のうち，腋窩も照射野に含まれていたのは53％のみであった。喫煙，化学療法，体型など皮膚炎のリスク因子について群間で調整されておらず，研究の性質上，盲検化も困難，さらに，デオドラントの使用方法や使用頻度なども定められていない研究だが，照射野全体の急性皮膚炎では2群間に差はみられなかった。しかし，腋窩の皮膚炎はデオドラント使用群でのみ認められた（25％）。腋窩の皮膚炎に関しては，症例数が少ないためか，有意にデオドラントが多いという結果にはならなかった（RR 13.59，95％CI 0.81-228）。次回，同様の放射線治療を行う場合のデオドラント使用の是非を問う質問には，65％の患者が使用を希望すると回答した。

　2009年には2件の報告[7)8)]があった。1件は英国の研究で，放射線療法を受ける乳がん患者をデオドラント（金属非含有）の使用の有無によりランダム化した比較試験である[7)]。評価可能症例は190例であった。喫煙，化学療法，体型，照射線量など皮膚炎のリスク因子について群間で調整されておらず，研究の性質上，盲検化も困難，さらに，デオドラントの使用方法や使用頻度なども定められていない研究だが，デオドラント使用の有無で，Grade 2以上の皮膚炎（RR 0.44，95％CI 0.16-

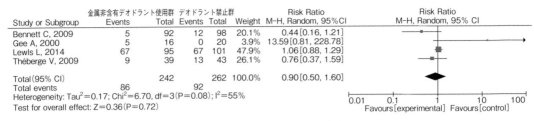

a. Grade 2 以上の放射線皮膚炎

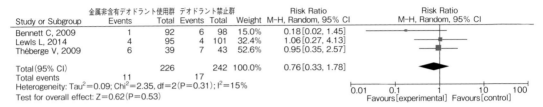

b. Grade 3 以上の放射線皮膚炎

図1　メタアナリシス：金属非含有のデオドラント使用群 vs. デオドラント禁止群

1.21），Grade 3 の皮膚炎（RR 0.18，95％CI 0.02-1.45）の発現頻度に差を認めなかった。

　もう 1 件は Théberge の研究で，放射線療法を受ける乳がん患者をデオドラント（金属非含有）の使用の有無によりランダム化した非劣性試験である[8]。評価可能症例は 84 例であった。喫煙について群間で調整されていない研究だが，他のリスク因子は，2 群間で偏りはなかった。ただし，腋窩への照射を行った症例が 2 例だけであり，その 2 例がどちらの群に含まれているかは記載がなかった。研究の性質上，盲検化も困難，さらに，デオドラントの使用方法や使用頻度なども定められていない研究だが，デオドラント使用の有無で，Grade 2 以上の皮膚炎（RR 0.76，95％CI 0.37-1.59），Grade 3 の皮膚炎（RR 0.95，95％CI 0.35-2.57）の発現頻度に差を認めず，非劣性の基準を満たしていた（$p=0.019$）。治療期間中の不快感と汗についてのアンケート（アンケート内容の具体的な記載なし），EORTC QLQ-C30 scale[11]も評価したが，2 群間で有意差があったのは汗のみ（禁止群 38.6％，使用群 17.5％）であった。

　皮膚炎（Grade 2 以上と Grade 3）をアウトカムとして，金属非含有のデオドラントの使用の有無でメタアナリシスを行った（図1）。Grade 2 以上〔RR 0.9（95％CI 0.5-1.6）〕，Grade 3〔RR 0.76（95％CI 0.33-1.78）〕，いずれも有意差はなく，金属非含有のデオドラントの使用で皮膚炎が確実に悪化するデータはみられなかった。

　いずれも RCT に基づく検討であるが，それぞれの研究にバイアスがあり，エビデンスの強さは「弱」とした。

2）デオドラント（金属含有）とデオドラント禁止の比較試験

　このように金属，特にアルミニウムを含まないデオドラントの報告が多いなか，2012 年にカナダから，アルミニウムを含むデオドラントについての臨床試験の結果が報告された。放射線療法を受ける乳がん患者をデオドラント（アルミニム 21％含有）の使用の有無によりランダム化した比較試験である[9]。評価可能症例は 198 例であった。喫煙，化学療法，腋窩の照射範囲など皮膚炎のリスク因子について群間で調整されておらず，研究の性質上，盲検化も困難，さらに，デオドラントの使用方法や使用頻度なども定められていない研究だが，デオドラント使用の有無で，Grade 2 以上

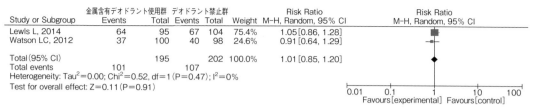

a. Grade 2 以上の放射線皮膚炎

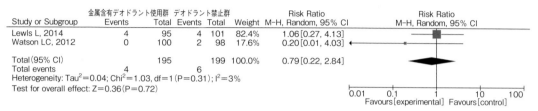

b. Grade 3 以上の放射線皮膚炎

図2　メタアナリシス：金属含有のデオドラント使用群 vs. デオドラント禁止群

の皮膚炎（RR 0.91，95％CI 0.64-1.29），Grade 3 の皮膚炎（RR 0.2，95％CI 0.01-4.03）の発現頻度に差を認めなかった。腋窩の皮膚炎に限った比較は行われていないが，使用群における腋窩の湿性落屑は 1 例もなかったとの記載はあった。Functional Assessment of Chronic Illness Therapy-B を用いた QOL 調査では両群に差はなかった[12]。

3）デオドラントのうち，金属含有と金属非含有の比較試験

　2014 年には，アルミニウム含有デオドラント（35％程度含有），アルミニウム非含有デオドラント，デオドラント不使用の 3 アームでランダム化した比較試験の結果が，オーストラリアから報告されている[10]。放射線療法前の化学療法の有無について群間で調整されていない研究であったが，デオドラントのアルミニウムの有無に関しては盲検化がなされており，さらに，デオドラントの使用頻度，使用方法まで細かく規定されており，今までの研究のなかでは，最も信頼性の高い研究計画が示されているように思われた。しかし，アルミニウム非含有のデオドラントを使用している群で有意に喫煙者が多く，これにより，この群での皮膚炎が喫煙により増悪しているリスクのある研究となってしまった[13)~15]。評価可能症例は 302 例であったが，アルミニウムの含有の有無では，Grade 2 以上の皮膚炎（RR 0.96，95％CI 0.79-1.16），Grade 3 の皮膚炎（RR 1.25，95％CI 0.35-4.51）の発現頻度に差を認めず，アルミニウム含有と使用禁止群を比較しても Grade 2 以上の皮膚炎（RR 1.05，95％CI 0.86-1.28），Grade 3 の皮膚炎（RR 1.06，95％CI 0.27-4.13）の発現頻度に差を認めず，アルミニウム非含有と使用禁止群を比較したものでも Grade 2 以上の皮膚炎（RR 1.06，95％CI 0.88-1.29），Grade 3 の皮膚炎（RR 1.06，95％CI 0.27-4.13）の発現頻度に差を認めなかった。しかし，前述の喫煙者によるバイアスのため，このデータの信頼性はかなり低いと思われる。

　皮膚炎（Grade 2 以上と Grade 3）をアウトカムとして，金属含有のデオドラントの使用の有無でメタアナリシスを行った（**図2**）。Grade 2 以上（RR 1.01，95％CI 0.85-1.20），Grade 3（RR 0.79，95％CI 0.22-2.84），いずれも有意差はみられなかった。先の，金属非含有のデオドラントの解析同様に，金属含有のデオドラントの使用で皮膚炎が確実に悪化するというエビデンスはなかった。いずれも RCT に基づく検討であるが，研究が 2 件しかなく，しかも双方の研究が類似したバイアスを有しており，エビデンスの強さは「とても弱い」とした。

4）まとめた研究の評価

　本 CQ で検討された RCT のどの研究においても，いずれかの皮膚炎のリスク因子が考慮されておらず，これがぞれぞれの研究でバイアスとなっている。金属非含有デオドラント使用群と使用禁止群の比較においては，システマティックレビューの段階で研究数は 4 件となり，症例数も 504 例となり，ある程度は，バイアスの影響が緩和できていると思われるが，金属含有デオドラント使用群と使用禁止群の比較に関しては，2 件の研究しかなく，しかも，双方の研究が同様のリスク因子を考慮されていない研究のため，バイアスの影響が強いと思われる。さらに，金属含有と金属非含有のデオドラントの比較に関しては，非含有の群には有意に喫煙者が多く，この群の皮膚炎が喫煙のため通常より増強されている可能性があり，非含有に比べて皮膚炎は増強されないというこの研究の結論もバイアスの影響を強く受けている可能性がある。

　金属含有のデオドラントに限った場合は，エビデンスの強さは「とても弱い」となるが，金属非含有に限れば，上記から，エビデンスの強さは「弱」とした。金属非含有のデオドラントは，一般的な薬局などでは販売されていないが，「アルミニウムフリー」としてインターネット等では注文可能である。

5）益と害のバランスからの総合評価

　患者の好みが多少反映されていると思われる QOL の評価は 2 件の研究で行われた，いずれの研究でも，デオドラント使用群（介入群）で汗の量は有意に少なかったが，QOL に関しては介入群と対照群との間に有意差なしであった。すなわち，デオドラントの使用を禁止されても，QOL には与える影響は小さいと判断される結果となった。しかし，乳がんで放射線療法を受けた患者 414 人にアンケート調査を行ったオーストラリアの研究では，習慣的にデオドラントを使用しているとした患者のうち 64％は，デオドラントを使用できないことで体臭が気になったと回答している[4]。QOL 調査を行った 2 研究では，患者のデオドラント使用習慣は考慮されておらず，これにより QOL への影響が過小評価されていた可能性もある。

　金属非含有のデオドラントの使用による放射線皮膚炎の増悪は，メタアナリシスでは Grade 2 以上，Grade 3 以上でいずれも変化がなかった。エビデンスの確実性は「弱」～「とても弱い」。金属含有のデオドラントと金属非含有のデオドラントを比較した研究でも，Grade 2 以上，Grade 3 以上でいずれも変化がなかったが，1 件の研究のみのデータであり，さらに，この研究では，金属非含有のデオドラントを使用した群のほうに喫煙者が有意に多く（皮膚炎増悪のリスク），金属含有のデオドラントが金属非含有のデオドラントと比較して，皮膚炎増強のリスクがないと結論付けるのには，限界がある結果となった。

6）推奨決定会議の投票

　推奨決定会議の投票では，「放射線治療中にデオドラントの使用を継続してもよいか」の CQ に対して「行うことを弱く推奨する」は 94％（16/17），「行わないことを弱く推奨する」が 6％（1/17）であった。

7）結論

　以上より，エビデンスの程度，益と害のバランス，患者の希望などを勘案し，推奨は「放射線治療中のデオドラント使用の継続を弱く推奨する」とした。ただし，金属含有のデオドラントに関しては，現時点では，皮膚炎への評価をした研究のエビデンスレベルが非常に低く，注意しながら使用を継続するのがよいと思われる。

　なお，日本において制汗・デオドラント作用のある製品は，薬機法上では医薬部外品の腋臭防止

剤のカテゴリーに分類される。医薬部外品では，その製品の医薬部外品として標榜する効果・効能に対する「有効成分」を配合する必要があり，腋臭防止剤のなかでも特に制汗剤と称される製品では，塩化アルミニウムやクロルヒドロキシアルミニウム，焼きミョウバン（硫酸アルミニウムカリウム）などの金属成分を主とした制汗成分が用いられ，デオドラント剤と称される製品では殺菌剤などが用いられることが多い。ただし，有効成分についてはデオドラント剤にも金属成分が配合されることもある。金属非含有の製品を選択したい場合は，製品に記載されている成分表示を確認するか，各製品のメーカーに問い合わせる必要がある。

●検索キーワード・参考にした二次資料●

「がん患者に対するアピアランスケアの手引き 2016 年版」の同クエスチョンの参考文献に加え，PubMed で，"radiodermatitis"，"radiation dermatitis"，"radiotherapy"，"deodorant*"，"aluminum compounds"，"Antiperspirants"，"aluminum"，"antiperspirant*"，"sweat*"，"humans" のキーワードで検索した。医中誌 Web・Cochrane Library・CINAHL でも同等のキーワードで検索した。検索期間は 2020 年 3 月までとし，184 件がヒットした。さらにハンドサーチでも関連文献を検索した。その結果，一次スクリーニングとして3 編の論文が抽出され，二次スクリーニングで内容が適切でないと判断した論文を除外し，最終的に，前向き比較第Ⅱ相試験 5 編[5)7)~10)]，アンケート調査 1 編[4)]の計 6 編となり，アンケート調査の論文を除外した計5 編をもとに，定性的・定量的システマティックレビューを行った。

参考文献

1) インテージ．汗とニオイ対策調査 2019～制汗剤はシートがパウダースプレーを逆転～（インテージの自主企画調査）．Intage 知る Gallary．2019 年 7 月 4 日更新．https://www.intage.co.jp/gallery/ase-nioi-2019/（2021 年 3 月 8 日閲覧）横断

2) Callewaert C, Hutapea P, Van de Wiele T, et al. Deodorants and antiperspirants affect the axillary bacterial community. Arch Dermatol Res. 2014；306(8)：701-10.［PMID：25077920］ケースシリーズ

3) Piérard GE, Elsner P, Marks R, et al；EEMCO Group. EEMCO guidance for the efficacy assessment of antiperspirants and deodorants. Skin Pharmacol Appl Skin Physiol. 2003；16(5)：324-42.［PMID：12907837］レビュー

4) Graham PH, Graham JL. Use of deodorants during adjuvant breast radiotherapy：a survey of compliance with standard advice, impact on patients and a literature review on safety. J Med Imaging Radiat Oncol. 2009；53(6)：569-73.［PMID：20002290］横断

5) Gee A, Moffitt D, Churn M, et al. A randomised controlled trial to test a non-metallic deodorant used during a course of radiotherapy. J Radiother Pract. 2000；1(4)：205-12.　ランダム

6) 日本化粧品技術者会．腋臭防止剤 化粧品用語集．2021 年 2 月 17 日更新．https://www.sccj-ifscc.com/library/glossary_detail/160（2021 年 3 月 9 日閲覧）

7) Bennett C. An investigation into the use of a non-metallic deodorant during radiotherapy treatment：a randomised controlled trial. J Radiother Pract. 2009；8(1)：3-9.　ランダム

8) Théberge V, Harel F, Dagnault A. Use of axillary deodorant and effect on acute skin toxicity during radiotherapy for breast cancer：a prospective randomized noninferiority trial. Int J Radiat Oncol Biol Phys. 2009；75(4)：1048-52.［PMID：19327906］ランダム

9) Watson LC, Gies D, Thompson E, et al. Randomized control trial：evaluating aluminum-based antiperspirant use, axilla skin toxicity, and reported quality of life in women receiving external beam radiotherapy for treatment of Stage 0, Ⅰ, and Ⅱ breast cancer. Int J Radiat Oncol Biol Phys. 2012；83(1)：e29-34.［PMID：22516385］ランダム

10) Lewis L, Carson S, Bydder S, et al. Evaluating the effects of aluminum-containing and non-aluminum containing deodorants on axillary skin toxicity during radiation therapy for breast cancer：a 3-armed randomized controlled trial. Int J Radiat Oncol Biol Phys. 2014；90(4)：765-71.［PMID：25194668］ランダム

11) Aaronson NK, Ahmedzai S, Bergman B, et al. The European Organization for Research and Treatment of Cancer QLQ-C30：a quality-of-life instrument for use in international clinical trials in oncology. J Natl Cancer Inst.

　　　1993；85(5)：365-76.[PMID：8433390]　横断
12) Webster K, Cella D, Yost K. The Functional Assessment of Chronic Illness Therapy(FACIT)Measurement System：properties, applications, and interpretation. Health Qual Life Outcomes. 2003；1：79.[PMID：14678568]レビュー
13) Kraus-Tiefenbacher U, Sfintizky A, Welzel G, et al. Factors of influence on acute skin toxicity of breast cancer patients treated with standard three-dimensional conformal radiotherapy（3 D-CRT）after breast conserving surgery（BCS）. Radiat Oncol. 2012；7：217.[PMID：23249653]　コホート
14) Sharp L, Johansson H, Hatschek T, et al. Smoking as an independent risk factor for severe skin reactions due to adjuvant radiotherapy for breast cancer. Breast. 2013；22(5)：634-8.[PMID：23953136]　コホート
15) De Langhe S, Mulliez T, Veldeman L, et al. Factors modifying the risk for developing acute skin toxicity after whole-breast intensity modulated radiotherapy. BMC Cancer. 2014；14：711.[PMID：25252713]　コホート

FQ 31　軟膏等外用薬を塗布したまま放射線治療を受けてもよいか

ステートメント

　照射部位に付着している軟膏等外用薬は，その厚みによっては表面線量を増加させる可能性があるが，人におけるデータはない。また，油膜程度の厚さであれば，拭き取る必要があるとする十分な根拠はない。

背景・目的

　放射線治療により放射線皮膚炎を合併すると，その治療や症状緩和のために軟膏等外用薬が処方されるケースは多い。しかしながら，塗布した外用薬の厚みがボーラス作用として皮膚表面線量を高める可能性や，含まれる金属成分が放射線照射時の散乱線を発生させ線量変化が起こる可能性を懸念し，患者には放射線照射数時間前には外用薬の使用を避けるか，もしくは照射前に軟膏を拭き取るよう指導される傾向にある[1]。

　背景として，2007 年時点で米国国立がん研究所（National Cancer Institute；NCI）が作成した患者向けハンドブックにおいて，外用薬の塗布は放射線治療の 4 時間前までとするよう推奨されていたことから，多くの施設が準拠してきた。しかし，そのエビデンスについて Bieck らが NCI 関係者に問い合わせたところ，明確な根拠となるような研究報告はないとの回答であり，包括的文献レビューにおいても該当する研究はなかったと報告している[2]。

　拭き取りは皮膚への機械的刺激となり，皮膚症状を悪化させることも懸念されることから，軟膏を塗布したまま放射線治療を受けることに問題なければ，そのほうが望ましい。そこで，放射線治療時の軟膏塗布による皮膚への影響について検討を行った。

解　説

　これまでのところ，患者の皮膚に軟膏を塗布したまま放射線治療を行うことによって，皮膚炎など皮膚毒性に影響するかどうか臨床試験で検討した報告は見当たらず，エビデンスは非常に乏しい。一方で，ファントム上に直接軟膏を塗布し，そこに放射線照射を行った際の表面線量への影響については，いくつか報告されている。

　Iyama らは，2 種類の金属含有外用薬（20％酸化亜鉛軟膏，1％スルファジアジン銀クリーム），および 8 種類の金属非含有外用薬について，0.1 mm（油膜程度の厚さ），1 mm，または 5 mm の厚さでポリエチレンシート上に塗布し，100 cm の距離から 4，6，または 10 MV の X 線を照射した際の表面線量を検討した[3]。外用薬非塗布時と比較すると，油膜の厚さ（0.1 mm）では，いずれの外用薬でも，6 MV-X 線における表面線量は 101.6〜105.0％（線量増加率は 1.6〜5.0％）にとどまり，有意な変化を認めなかった。一方，厚さ 1 mm では，酸化亜鉛軟膏で 229.3％（増加率は 129.3％），スルファジアジン銀クリームで 201.4％（増加率は 101.4％），金属非含有外用薬で平均 215.7％（増加率は 115.7％）とボーラス効果による表面線量の増加を認め，厚さ 5 mm では，それぞれ 357.1％（増加率は 257.1％），352.6％（増加率は 252.6％），357.9％（増加率は 257.9％）であった。4MV お

および10MV-X線においても同様の傾向であった。

　また，Baumannらの研究では，石油系軟膏または1%スルファジアジン銀クリームを，1〜2mm，または3mm以上の厚さでファントム上に塗布し，100cmの距離から6または15MVのX線をさまざまなビーム角（0度，15度，30度，45度，60度）で照射した際の表面線量への影響が検討された[1]。なお，1〜2mmの厚さに設定したのは，実際にCTCAE Grade 2以上の皮膚炎を示す20人の乳がんまたは頭頸部がん患者が使用している石油系軟膏の厚さの計測結果に基づいた。その結果，1〜2mmの塗布の厚さでは，表面線量に有意な変化はみられず，ビーム角による影響もほとんどみられなかった（60度でわずかに6%増加）。一方，3mm以上の厚さに塗布した場合は，ボーラス効果を認めた。

　以上より，両報告で表面線量に影響を与えない軟膏の厚みに違いがあり，非一貫性が認められたものの，少なくとも油膜の厚さ程度に塗布した状態で放射線治療を受けることによって，ボーラス効果による線量増加が起こる可能性は低い。また，酸化亜鉛やスルファジアジン銀といった金属が含有されている外用薬を避ける必要もないと考えられる。

　皮膚への直接的な影響をみた臨床試験はないが，Baumannらはマウスの皮膚に軟膏を2種の厚さで塗り，放射線照射した後の皮膚のDNA損傷（γ-H2AX），およびアポトーシス誘導（TUNEL）を免疫組織学的に検証している[1]。皮膚0.5×0.5インチ角あたり石油系軟膏を50mgまたは200mg塗布し，2Gyの放射線照射を行ったところ，照射24時間後までいずれの塗布条件によってもDNA損傷やアポトーシス誘導に影響は認められなかった。実臨床での反復照射を考慮して15Gyの高エネルギー条件で照射しても影響はみられなかった。

　なお，塗布量の参考として，Finlayらにより提唱されたステロイド軟膏塗布量の目安"Finger Tip Unit（FTU）"が，現在，皮膚科領域で推奨されている[4]。1FTUとは，口径0.5cmの100gチューブに入った軟膏を成人男性の人差し指の先端から第一関節部までの平均2.5cmの長さに取り出すことを意味し，0.025%ベタメタゾン吉草酸エステル軟膏では約0.5gに相当し，この量が手のひら2枚分の塗布に適すると報告された[5]。これにより，取り出す量の目安が患者にもわかりやすくなった。

　しかしながら，軟膏の種類によって比重が異なるため1FTUあたりの重量に違いが出てくる点や，日本では軟膏チューブの規格が小さく口径も統一されていない点に注意する必要がある。日本で使われている軟膏のなかでも比較的チューブ口径が大きい"リンデロンV軟膏0.12%"は，口径0.44cmであり[6]，2.5cm取り出した分の体積は0.37cm³となる。日本人成人女性の手のひらの平均値の報告から[7]，手のひら2枚分（約240cm²）に塗布すると仮定すると，塗布の厚さは約0.015mmとなり，油膜の厚さ0.1mmより薄い。このことからも通常の臨床使用量では表面線量に影響を与える可能性は低いと思われる。ただし，1%スルファジアジン銀クリームのように薬剤によっては約2〜3mmの塗布厚を勧めるものもあり，外用薬により適量が異なることにも注意が必要である。明らかに厚く塗布している場合には，照射直前に機械的刺激を避け，優しく拭き取るなどの対処が必要となることもある。

　以上，臨床試験のエビデンスはないものの，軟膏塗布による表面線量測定の報告によれば，照射部位の軟膏等外用薬は厚く塗れば表面線量を増加させる可能性があるが，油膜程度であれば表面線量の増加はわずかであるため，拭き取る必要はないと考えられる。

　今後は臨床試験として軟膏を塗布したまま，放射線治療を受ける場合の皮膚毒性について検証されることが望まれる。

●検索キーワード・参考にした二次資料●

　PubMed で，"radiodermatitis"，"radiation dermatitis"，"radiotherapy"，"administration, topical"，"ointments"，"humans" のキーワードで検索した。医中誌 Web・Cochrane Library・CINAHL でも同等のキーワードで検索した。検索期間は 2015 年 4 月 1 日～2020 年 3 月 31 日とし，805 件がヒットした。さらにハンドサーチでも関連文献を検索した。その結果，一次スクリーニングとして 6 編の論文が抽出され，二次スクリーニングで内容が適切でないと判断した論文を除外したところ，採択された文献はなかった。そこで，2 件の参考となる文献について定性的システマティックレビューを行った。

参考文献

1) Baumann BC, Verginadis II, Zeng C, et al. Assessing the validity of clinician advice that patients avoid use of topical agents before daily radiotherapy treatments. JAMA Oncol. 2018；4(12)：1742-8.［PMID：30347008］非臨床試験

2) Bieck T, Phillips S. Appraising the evidence for avoiding lotions or topical agents prior to radiation therapy. Clin J Oncol Nurs. 2010；14(1)：103-5.［PMID：20118034］非臨床試験

3) Iyama A, Matsuyama T, Matsumoto E, et al. Effect of metal-containing topical agents on surface doses received during external irradiation. J Radiat Res. 2018；59(6)：794-9.［PMID：30247674］非臨床試験

4) Finlay AY, Edwards PH, Harding KG. "Fingertip unit" in dermatology. Lancet. 1989；2(8655)：155.［PMID：2567912］ケースシリーズ

5) Long CC, Finlay AY, Averill RW. The rule of hand：4 hand areas＝2 FTU＝1 g. Arch Dermatol. 1992；128(8)：1129-30.［PMID：1497374］ケースシリーズ

6) 地嵜悠吾，中村暢彦，松村千佳子，他. ステロイド軟膏製剤の塗布量に関する新規基準の提案. 医療薬. 2011；37(11)：637-42. ケースシリーズ

7) 服部恒明，大槻文夫. 成人の手部平面積の非対称性について. 体育研. 1974；19(3)：133-6. ケースシリーズ

日常整容

総　論

はじめに

　患者は，治療期間中であっても，スキンケアやメイクアップ，ヘアケア，ウィッグを含む装いなど，身体の保護や保清，美しく演出することを目的としたさまざまな日常整容行為を行う。これらの行為は，ただ単にそれぞれの化粧品や被服の機能を果たすだけではなく，安心感，快適さといった精神的な満足感を付与し，個人の尊厳に関わるものである。それゆえ，患者の日常整容行為は，十分に尊重されなければならず，皮膚症状を悪化しない限り，個人の自由と責任のもと広く認められることが望ましい。実際，化粧を含む心理社会的介入が，がん患者の QOL の維持向上に役立つことも報告されている（CQ43 参照）。

　しかし，長い間，患者の日常整容行為は必要以上に制限されることや，反対に，特定の種類の製品やケア方法を勧められ，患者があたかも治療行為のように，義務的に行うことも少なくなかった。

　そこで，2013 年より研究班として各種エビデンスを検証し，「がん患者に対するアピアランスケアの手引き 2016 年版」（以下，手引き）を作成した。エビデンスのないものについては，専門家集団としてディスカッションを重ね，患者の意見も含めて検討した見解をエキスパートオピニオンとして記載した。手引きは多方面から注目され，5 年が経過した現在では，無用な患者への制限は少し減少したように考えられる。

　今回は新たなデータをもとに再検証したのみならず，前回扱わなかった問題も検討することとした。この章では，各項目の前提となる知識を，【香粧品】と【被服】に分けて整理する。前者は，スキンケアやメイクアップ，ヘアケアに関連する知識であり，後者は，ウィッグや紫外線遮断生地などに関する知識である。

1．香粧品

　この章では，日常整容に使用する「化粧品」，ヘアカラーやパーマ剤，薬用化粧品など「医薬部外品に該当する化粧品」をすべて合わせた総称として「香粧品」と表現する。

1）香粧品の定義と効能
（1）化粧品の定義，医薬部外品の定義

　医薬部外品・化粧品の定義は「医薬品，医療機器等の品質，有効性及び安全性の確保等に関する法律」（以下，薬機法）という法律で定められている。

　「医薬部外品」は，同法 2 条 2 項で，以下のように定義されている。

　次に掲げることが目的とされており，かつ，人体に対する作用が緩和なものであって機械器具等でないもの。

　　イ．吐きけその他の不快感又は口臭若しくは体臭の防止

　　ロ．あせも，ただれ等の防止

　　ハ．脱毛の防止，育毛又は除毛

　　ニ．人又は動物の保健のためにするねずみ，はえ，蚊，のみ等の駆除又は防止

表1　化粧品の効能の範囲[3]

（1）頭皮，毛髪を清浄にする。	（32）肌を滑らかにする。
（2）香りにより毛髪，頭皮の不快臭を抑える。	（33）ひげを剃りやすくする。
（3）頭皮，毛髪をすこやかに保つ。	（34）ひげそり後の肌を整える。
（4）毛髪にはり，こしを与える。	（35）あせもを防ぐ（打粉）。
（5）頭皮，毛髪にうるおいを与える。	（36）日やけを防ぐ。
（6）頭皮，毛髪のうるおいを保つ。	（37）日やけによるシミ，ソバカスを防ぐ。
（7）毛髪をしなやかにする。	（38）芳香を与える。
（8）クシどおりをよくする。	（39）爪を保護する。
（9）毛髪のつやを保つ。	（40）爪をすこやかに保つ。
（10）毛髪につやを与える。	（41）爪にうるおいを与える。
（11）フケ，カユミがとれる。	（42）口唇の荒れを防ぐ。
（12）フケ，カユミを抑える。	（43）口唇のキメを整える。
（13）毛髪の水分，油分を補い保つ。	（44）口唇にうるおいを与える。
（14）裂毛，切毛，枝毛を防ぐ。	（45）口唇をすこやかにする。
（15）髪型を整え，保持する。	（46）口唇を保護する。 　　口唇の乾燥を防ぐ。
（16）毛髪の帯電を防止する。	
（17）（汚れをおとすことにより）皮膚を清浄にする。	（47）口唇の乾燥によるカサツキを防ぐ。
（18）（洗浄により）ニキビ，アセモを防ぐ（洗顔料）。	（48）口唇を滑らかにする。
（19）肌を整える。	（49）ムシ歯を防ぐ（使用時にブラッシングを行う歯み 　　がき類）。
（20）肌のキメを整える。	
（21）皮膚をすこやかに保つ。	（50）歯を白くする（使用時にブラッシングを行う歯み 　　がき類）。
（22）肌荒れを防ぐ。	
（23）肌をひきしめる。	（51）歯垢を除去する（使用時にブラッシングを行う歯 　　みがき類）。
（24）皮膚にうるおいを与る。	
（25）皮膚の水分，油分を補い保つ。	（52）口中を浄化する（歯みがき類）
（26）皮膚の柔軟性を保つ。	（53）口臭を防ぐ（歯みがき類）。
（27）皮膚を保護する。	（54）歯のやにを取る（使用時にブラッシングを行う歯 　　みがき類）。
（28）皮膚の乾燥を防ぐ。	
（29）肌を柔らげる。	（55）歯石の沈着を防ぐ（使用時にブラッシングを行う 　　歯みがき類）。
（30）肌にはりを与える。	
（31）肌にツヤを与える。	（56）乾燥による小ジワを目立たなくする。

Ⅱ　日常整容編

「化粧品」は，同法2条3項で定義されている。

『この法律で「化粧品」とは，人の身体を清潔にし，美化し，魅力を増し，容貌を変え，又は皮膚若しくは毛髪をすこやかに保つために，身体に塗擦，散布その他これらに類似する方法で使用されることが目的とされている物で，人体に対する作用が緩和なものをいう。』

　香粧品は作用が緩和なものであり，その製造販売において，化粧品は自治体に届出，医薬部外品は自治体に申請が必要である。届出あるいは申請を行った製造販売業者が製造責任をもって販売するものである。香粧品の製造販売に関しては，関連する法律[1]（化粧品基準）や化粧品工業連合会などの自主基準[2]に基づき行われている。

（2）香粧品の効能

　香粧品は作用が緩和なものであることはすでに述べたが，化粧品の効果・効能に関しては効果が科学的に検証される場合，**表1**に示される56効能の表現のみが許されている[3]。効果成分（主剤）の薬理作用による効果を訴求したい場合には，「化粧品」ではなく，承認が必要な医薬部外品である「薬用化粧品」で申請しなければならない。

表2　スキンケア化粧品の処方構成

化粧水	美容液	乳液 (O/W)	クリーム (O/W)
水	水	水	水
アルコール	アルコール	アルコール	（アルコール）
保湿剤	保湿剤	保湿剤	保湿剤
界面活性剤	界面活性剤	界面活性剤	界面活性剤
		油分	油分
		紫外線防止剤	紫外線防止剤
	高分子（増粘剤）	高分子（増粘剤）	
安定化剤	安定化剤	安定化剤	安定化剤
防腐剤	防腐剤	防腐剤	防腐剤
香料	香料	香料	香料

2) 香粧品の処方と成分

　香粧品の処方としては, 水性製剤, 油性製剤, 乳化製剤, 粉末製剤などがある。スキンケア, メーキャップ, ヘアケアなどの領域によって用いられる製剤は異なるが, ここでは香粧品の処方の基本となるスキンケアに用いられる製剤に関して解説していく。

　スキンケア製剤としては化粧水, 美容液, 乳液, クリームの製剤が基本となっており, その処方構成は**表2**に示すような可溶化製剤, 乳化製剤である。

　化粧水は, 水, 保湿剤, アルコール, 界面活性剤などを基本成分として, 安定化剤, 防腐剤, 薬剤, 植物抽出物, 香料などからなるもので, 少量の香料や油性成分を界面活性剤により可溶化したものが多い。美容液は, 化粧水と構成成分はほとんど同一であるが, 保湿剤や薬剤などの効果成分の種類や配合量が多くなる。また, 効果を想起させる使用感触とするために高分子を配合してリッチ感のある感触を付与している。美容液処方では効果感を得るために油性成分が化粧水よりも多く配合される場合もあり, 乳化系となっている場合もある。乳液処方は美容液処方に比べて油分や保湿剤が明確に多く配合されている。油分としては, スクワランやオリーブオイル, シリコーンなどの流動性のあるものやワセリンなどの半固形の性状の油分, 高級アルコールや脂肪酸などの固形状の油分も配合される。その結果, 化粧水や美容液よりもしっとりした感触になる。クリームはさらに保湿剤量や油分量が多くなる。高級アルコールの配合量が増えることにより外観がクリーム状となる。そのため, 美容液や乳液で配合していた増粘剤としての高分子は不要となる。乳化系には外相を水とする O/W 乳化系, 外相を油とする W/O 乳化系があるが, 乳化剤や増粘剤以外, 基本的に使用する成分に大きな違いはない。

　また, メーキャップ化粧品の乳化処方では粉末や色材, 樹脂類が配合されるが, 基本的スキンケア化粧品の乳化処方と類似している。また, 乳化処方以外のメーキャップ処方は油性製剤が多く, 油分に色材や粉末類を分散させている[4]。

　表3に香粧品の処方に用いられる原料の例を示す。2001 年から, 化粧品については, 配合されている全成分がパッケージ等に表示されている[5][6]。消費者が化粧品を選択する際, 配合されている成分が自分の皮膚トラブルを引き起こす可否を確認することができる。このように全成分表示を義務付けることにより化粧品承認制が原則廃止され, 安全性保証の規制緩和が行われた。その結果, 安全性は製造販売業の責任となった。しかし, 医薬部外品に関しては, 全成分表示は義務付けられていないため表示のないものも多い。

表3 香粧品に配合される原料

分類		原料名（例）
水		水，イオン交換水
アルコール		エタノール
保湿剤	多価アルコール	グリセリン，ブチレングリコールなど
	糖類	マルチトール，ヒアルロン酸など
	植物抽出物	ホワイトリリー抽出液，タイム抽出液など
	アミノ酸，塩類	塩化ナトリウム，
増粘剤	高分子	カルボキシビニルポリマー，キサンタンガムなど
	粘土鉱物	ベントナイト，モンモリロナイトなど
アルカリ		水酸化カリウム，トリエタノールアミンなど
界面活性剤	可溶化剤	POE（60）硬化ひまし油，
	乳化剤	グリセリルモノステアリン酸，脂肪酸石鹸など
	分散剤	ステアリン酸ポリグリセリル-10など
油分	高級アルコール	ステアリルアルコール，ベヘニルアルコールなど
	ワックス類	パラフィンワックス，ポリエチレンワックスなど
	脂肪酸	ステアリン酸，パルミチン酸，イソステアリン酸など
	エステル	トリエチルヘキサノイン，リンゴ酸ジイソステアリルなど
	鉱物油	流動パラフィン，ワセリン
	植物油	オリーブ油，マカダミアナッツ油など
	シリコーン	ジメチコン，シクロメチコンなど
粉末	体質顔料	タルク，セリサイト，マイカなど
	白色顔料	二酸化チタン（顔料級）
	色材	酸化鉄（黄，赤，黒），群青，酸化クロムなど
	微粒子粉体	二酸化チタン，酸化亜鉛など
	樹脂粉体	ナイロン，PMMA，ポリエチレンなど
	パール顔料	二酸化チタン被覆マイカなど
紫外線防止剤	紫外線吸収剤	メトキシ桂皮酸エチルヘキシル，オクトクリレンなど
	紫外線散乱剤	二酸化チタン，酸化亜鉛など
安定化剤	金属イオン封鎖剤	EDTA，ヘキサメタリン酸ナトリウム
	緩衝剤	クエン酸/クエン酸ナトリウム，乳酸/乳酸ナトリウムなど
	酸化防止剤	トコフェロール，BHTなど
防腐剤		パラベン，フェノキシエタノール
香料		香料

3）香粧品と紫外線防御

（1）地表に届く紫外線と皮膚反応

太陽から放射された光のうち，波長が290 nm以下の光は地表から20～30 km上空のオゾン層によって吸収され，地表に届く太陽光線は290 nmよりも波長の長い電磁波である。地表に届く太陽光線は波長別に紫外線，可視光線，赤外線の3つに分類され，なかでも紫外線は，生物に対する反応性から中波長紫外線（UVB，290～320 nm），長波長紫外線（UVA，320～400 nm）に分類される。また，地表に届く太陽光線中の紫外線の割合は約5～6%（約9割がUVA，約1割がUVB）に過ぎないが，紫外線は人の皮膚にさまざまな影響を及ぼす。

UVBの皮膚に対する急性反応としては，照射後数時間から24時間後に紅斑を惹起し，その後，遅延型黒化を示す。また，光化学反応によるシクロブタン型ピリミジンダイマーや6-4付加体等の

表4 UVA 防止効果表示方法

UVAPF	PA 分類	意味
UVAPF 2 以上 4 未満	PA＋	UVA 防止効果がある
UVAPF 4 以上 8 未満	PA＋＋	UVA 防止効果がかなりある
UVAPF 8 以上 16 未満	PA＋＋＋	UVA 防止効果が非常にある
UVAPF 16 以上	PA＋＋＋＋	UVA 防止効果が極めて高い

DNA 損傷を引き起こす[7]。UVA は，照射直後から数時間，即時型黒化反応を惹起する。それとともに，皮膚表面および内部においては，活性酸素種（reactive oxygen species；ROS）の産生を誘導し[8]，細胞内の酸化状態を高める。この結果，露光部皮膚では，非露光部皮膚と比較して，角層細胞には ROS による酸化蛋白質が多く観察される[9]。また，皮膚内部の細胞では，8-ヒドロキシデオキシグアノシン（8-hydroxy-2'-deoxyguanosine）が酸化型 DNA 損傷を惹き起こす[10]。このような DNA 損傷の慢性的な繰り返しは，健常皮膚においても，基底細胞がんや有棘細胞がんなどの皮膚がんの発症原因となる[11]。また，紫外線曝露は表皮内でのランゲルハンス細胞を減少させ，免疫力の低下を引き起こす[12]。

（2）紫外線防御指標（sun protection factor；SPF, protection grade of UVA；PA）

サンスクリーンの紫外線の皮膚への防御指標として SPF や PA が用いられる。

SPF は UVB によって惹起される紅斑をもとに式 1 で算出され，SPF50 を上限として定められており，それを超えるものはすべて SPF50＋と表示される。

$$SPF ＝ 試料塗布部の MED ／ 試料無塗部の MED \qquad [式1]$$

MED（minimal erythema dose，最小紅斑量）

PA は UVA によって惹起される即時型黒化よって UVAPF 値が求められ（式 2），その数値に対応した PA 分類で評価される（**表 4**）。

$$UVAPF ＝ 試料塗布部の MPPDD ／ 試料無塗部の MPPDD \qquad [式2]$$

MPPDD（minimal per-sistent pigment darkening dose，最小持続型即時黒化量）

SPF 測定法については 2011 年に国際的な基準として ISO24444（*in vivo* SPF 測定法）[13]が発行され，さらに 2011 年には，UVA 防止効果測定法 ISO24442（*in vivo* UVA 防止効果測定法）[14]が発行された。日本では，UVA 防止効果測定法にしたがって得られた数値をもとに，防止効果を PA＋から PA＋＋＋＋に分類する PA 分類法による表示を行っている[15]。

4）香粧品の安全性

化粧品の安全性に関するトラブルは 1970 年代の黒皮症，2000 年代のメーク落としの目に対するトラブルなどが報告され，近年でも石鹸に配合されていた成分によるコムギアレルギーや美白成分のロドデノールによる白斑などのトラブルが発生している。化粧品は，健常な人が毎日繰り返し使用するものであり，トラブルがあってはならない。化粧品の品質保証において安全性保証は最も重要な条件である。

安全性の規制に関して，わが国においては 1980 年代後半から化粧品の安全性試験の検討が行われ始め，1991 年には，「医薬部外品，化粧品新生ガイドブック」において，化粧品の製造，輸入品申請に添付すべき安全性資料として下記の 9 項目が記載された。

単回投与毒性試験，皮膚一次刺激性試験，連続皮膚刺激性試験，感作性試験，光毒性試験，光感作性試験，眼刺激試験，変異原性試験，ヒトパッチテスト

さらに，2001 年の薬事法改正に伴い新たな「化粧品基準」[1]が制定され，防腐剤，紫外線吸収剤，タール色素の配合のポジティブリストなどが定められ，それ以外は各企業の自主判断のもと原料を自由に配合できるようになった。しかし，規制が緩和された一方で安全性保証に関する製造者責任が課せられるようになり，製造販売業者らはより緊張感をもった安全性保証の対応が迫られる。

一方，動物愛護の観点からの化粧品の動物実験廃止の動きが欧米で始まり，EU では 2013 年に動物実験をした化粧品の販売禁止（marketing ban）を定めた化粧品指令第 7 次改正を施行した[16]。このように EU から始まった化粧品の動物実験廃止に対する社会的要請は世界中に拡大し，多くの国で同様の動物実験禁止規制が運用されている。

日本国内では大手化粧品メーカーを中心に 2013 年頃から動物実験の廃止が行われている。わが国において，化粧品の安全性評価に対する動物試験代替法の利用に関する法規制化には至っていないが，代替法の開発も積極的に行われ，OECD TG（organization for economic cooperation and development test guideline）へ収載され，厚生労働省からも利用促進の通知が出されている[17]。しかし，すべての試験項目で実験動物試験代替法が確立していない現在，化粧品の安全性の確保にはこれまでの蓄積データからの推測，化学構造による in silico での安全性の推測，ヒト試験などにより化粧品原料の安全性保証を行っていかねばならない。

5）最近の香粧品に用いられる原料の規制

香粧品の用いられる原料はさまざまな規制により現在まで淘汰されてきており，安心安全な原料で香粧品がつくられている。しかしながら，近年では，風評によって有用な原料が使用できなくなる場合も少なくない。例えば，ヘアケアに使用されているシリコーンはその代表例である。シリコーン自体は安全性において問題ない成分である。シリコーンはヘアケアに配合された場合，毛髪の状態を良好に保つ有用な成分であったが，現在では，ヘアトリートメントやコンディショナーにはほとんど使用されなくなってしまった。このような例はそのほかに鉱物油，防腐剤（パラベン），紫外線吸収剤，微粒子（ナノ）粉体などが挙げられ，香粧品の原料の使用が風評によって制限されてきている。

また，マイクロプラスチックのように実際に海洋汚染につながることから使用を控えていかなければならないケースもあり，香粧品の原料規制は安全性だけではなく，地球環境にも配慮しなければならない局面を迎えている。

6）爪用化粧品

薬物療法の副作用で生じる爪甲の菲薄化や脆弱化，変色などの爪障害に対し，マニキュアなどの爪用化粧品を用いて補強やカモフラージュを行うことがある。マニキュアとは，本来爪の手入れ行為のことを指し，爪甲に塗布することで塗膜を形成し，爪を彩る化粧品をネイルエナメル・ネイルラッカー・ネイルポリッシュなどと称する。しかし，日本ではこのような製品を総称してマニキュアと表現し，医療者間でも周知されていることから，本章では「マニキュア」という用語を用いる。

マニキュアは爪甲上に塗膜をつくることで，爪を彩るとともに厚みと硬さを増し，爪甲を補強することができる。マニキュアは，ニトロセルロースを主成分に樹脂や可塑剤を加えた被膜形成成分に，着色剤や質感を変えるパール剤などを添加し，酢酸エチルや酢酸ブチルなどの溶剤に溶解した

製品である[18]。爪甲上に塗布すると溶剤成分が揮発し，爪甲上に被膜が形成される。除去には，「除光液」「ネイルエナメルリムーバー」などと称する有機溶剤を含有した製品を用い，塗膜を溶解させ，拭き取りをする。

　このマニキュアと爪甲との接着性を高める目的で事前に塗布する製品を「ベースコート」，マニキュア塗布後にその耐久性を高め光沢を出すために使用する製品が「トップコート」である[18]。ベースコート，トップコートについては，透明の製品が多いことから着色されたマニキュアより安全性が高いと思っている人がみられるが，樹脂類を溶剤で溶解した構成はマニキュアと同様であり，着色成分以外に大差はなく，特に安全性が高いとの報告もみられない。

　がん患者が使用するマニキュアや除光液については，有機溶剤を使用していない製品の推奨がみられ，除光液についてはなかでも特にアセトンを使用していない製品の推奨もみられる。爪は 13〜17％の水分含有量で折れにくく，二枚爪（爪甲層状分裂症）も生じにくいことから[19]，適切な水分含有量を維持することが必要となるが，アセトンを含む有機溶剤については，水分・油分を除去することで爪甲を乾燥させることから，その使用を控えたほうがよいとの説明である。

　有機溶剤に浸した爪甲遊離片を用いた実験では，層状分裂や水分保持力の変化，脂質成分の溶出などが確認されている[20]。また，別の実験では，有機溶剤に浸漬した爪片の水分含有量が低下し，硬くもろくなるため折れやすくなったとの報告もある[21]。しかし，これらの報告で行われている実験条件や方法は，有機溶剤に爪片を加温のうえ長時間浸漬させるなど，実際の使用環境には合わない過剰な条件となっている。一方，アセトン含有の除光液と非含有の除光液を比較した際に，経爪甲的水分喪失量の回復の程度に関係がないとの報告もある[22]。ノンアセトンと称したアセトンを含有しない除光液でも，酢酸エチルや炭酸プロプレンなどの溶剤やアルコールが用いられており，程度の差はあるが脱脂・脱水することに変わりはない。最近の除光液では，オイル成分や保湿成分などを添加し乾燥を防止する配慮がなされている製品も多いことから，週一回除去し塗布し直す程度の利用頻度であれば，アセトン入り除光液だけを極端に避ける必要はないと考える。ただし，爪囲に炎症や亀裂があると，アルコールや有機溶剤配合製品ではしみて痛みを感じることがある。その場合は炎症や傷が治癒するまで一時的に使用を控えるか，湯で除去できるフィルムタイプのマニキュアを用いるとよい。

　また，ジェルネイル・アクリルネイルなどと称される硬化性樹脂を用いた爪化粧料は，着色だけでなく，爪の長さや厚みを自在に増すことができる。マニキュアが数日から 1 週間程度で剥離してくるのに対し，2〜3 週間にわたり状態を維持できる。皮膚科領域では陥入爪に硬化性樹脂を用いた治療が行われるほか，疾患爪に対してジェルネイルなどを用いた治療報告もある[23]。がん患者の菲薄化・脆弱化した爪や，爪甲の剥離脱落にこのような爪化粧料を用いた報告もみられるが[24]，十分なエビデンスはない。

　ジェルネイル・アクリルネイルは，患者本人やネイリストが行える技法だが，アクリル樹脂によるアレルギー，接着時・除去時の爪甲の研削による菲薄化や自爪の剥離，長期間あるいは不適切な接着によるカビ等の発生も報告されており[25)26]，十分注意が必要である。また除去には，純度の高いアセトンに長く義爪を浸して溶解させたり，物理的に削り取る必要がある。特にドセタキセルなどタキサン系薬剤では，爪甲剥離や爪下血腫，出血，膿瘍が珍しくない。症状が現れた時点でジェルネイルやアクリルネイルが装着されていると，状態が観察しにくく，その時点での除去も困難である。

　爪に影響のない治療を行う患者が，個人の責任において楽しみとしてジェルネイルやアクリルネ

イルを行うことは否定しないが，治療の種類や時期によっては，ジェルネイルやアクリルネイルの使用は避けたほうがよいであろう。

2．被服
1）ウィッグ
①ウィッグの名称
　ウィッグは，頭部に装着し，頭髪を補う目的で使用する製品で，カツラ・ウイッグなどと称される。装着の目的により，「医療用」「おしゃれ用」に分類されることもあるが，明確な基準や区分はない。がん患者を対象としたウィッグの購入調査でも，医療用ウィッグ 62 名（55.9％），おしゃれウィッグ 36 名（32.4％），不明 5 名（4.5％），未回答 8 名（7.2％）と回答している[27]。そこで，一定の水準を設けるために，業界団体である日本毛髪工業協同組合は，日本産業規格（JIS）基準による性能検査に適合したもの[28]を医療用ウィッグとして「Med ウィッグマーク」の使用を認めている。なお，認証を得た製品でも価格は 1〜30 万円程度と幅広い。

②医療目的のウィッグ助成金制度について
　がん治療に起因した脱毛の容姿の変化をカバーし，治療と仕事の両立などの社会参加に安心して取り組むための一助として，医療目的のウィッグ購入費用を補助する制度がある。現在 26 都道府県（174 都道府県地区町村：2020 年 12 月 13 日現在）がウィッグ購入について，助成金制度を導入している。助成金は 1〜3 万円などが多く，各市区町村などで補助費用は異なっている[29]。

2）紫外線遮断生地
（1）紫外線遮断生地とは
　紫外線による皮膚への影響を減少させることを目的に，紫外線を遮蔽する加工を施した生地を利用した衣類や日傘などが多く市販されるようになってきた（BQ37 参照）。

（2）紫外線遮断生地の性能評価法
　繊維製品の紫外線遮蔽効果は，日本工業規格によって，①紫外線遮蔽率と②紫外線防護係数（ultraviolet protection factor；UPF）で表現される[30]。これらの評価は，ヒトを用いた *in vivo* 試験で評価される皮膚の防御指標である SPF や PA とは異なり，分光光度計を用いた *in vitro* での評価である。

　　①紫外線遮蔽率
　　　290〜400 nm の紫外線の試料（繊維製品の生地）の透過光と試料の入射光との割合を紫外線遮蔽率として算出する。
　　②紫外線防護係数（UPF）
　　　紫外線防護係数（UPF）は，290〜400 nm の紫外線による皮膚の紅斑の作用指数をもとに，紫外線防御をしていない皮膚の紫外線による皮膚反応と繊維製品による紫外線防御を行ったときの皮膚反応の比として算出される。

　UPF は，素肌で紫外線の影響を受ける時間に対して，その生地が何倍長くその時間を延長できるか，つまり何倍の遮蔽効果を有するかを示すものである。例えば，UPF20 の衣服を着用すると未着用時に比べて紫外線の影響を受けるのに約 20 倍の時間を要する（紫外線の影響を受けにくい）ことを意味する。

表6　生地と化粧品の紫外線防御表示の違い

基準	繊維の UPF	化粧品の SPF	化粧品の PA
	JIS L 1925	ISO 24444	ISO24442
測定波長	290〜400 nm	280〜320 nm	320〜400 nm
評価方法	分光光度計を用いた *in vitro*	*in vivo*	*in vivo*
試験サンプル	約 50 mm×50 mm 生地片	2.0 mg/cm² を皮膚に塗布	2.0 mg/cm² を皮膚に塗布
数値の意味	UPF20 の生地は素肌と同程度の紫外線の影響を受けるのに約 20 倍の時間を要する	SPF20 の化粧品は素肌と同程度の紫外線の影響を受けるのに約 20 倍の時間を要する	数値による表示でない

（3）繊維の UPF と化粧品の SPF との違い

　UPF は，分光光度計を用いて試験する生地の紫外線透過度合いを測定するのに対して（*in vitro*），化粧品の SPF は，直接皮膚に紫外線を照射し，紅斑が起きる最小の紫外線量を測定することにより求める（*in vivo*）。また，試験に用いる波長も異なり，UPF は UVA と UVB の両領域の波長を使用するが，SPF は UVB によって惹起された最小紅斑量を算出に使う。したがって，数値の意味（何倍防御するかを表示する数字）は同じだが，測定方法と作用波長が異なるため，実際の使用に際して UPF20 の生地を用いた衣服と SPF20 の化粧品を塗布したときに同じ効果が得られるとは限らないので注意する。

3）乳房切除術後（全切除術，部分切除術）の補整パッドや下着

　乳房全切除術後や乳房部分切除術後は，乳房の喪失または変形をきたす。そのため，女性としてのアイデンティティの揺らぎやセクシュアリティへの影響[31)32)]，不安・混乱などの心理的な苦痛が報告されている[33)〜35)]。さらに，乳房全切除術後に体幹のバランスが変化することによる脊椎の彎曲の発症も報告されており[36)]，臨床では，乳房全切除術による心理的・身体的な影響の軽減のため，補整パッドとブラジャーなどの下着（以下，下着）を用いる乳房の補整が行われている[37)]。一方，乳房の補整をするときに生じる不具合としては，補整パッドが下着の中で移動して対称性が保たれないことや，重さや蒸れや扱いにくさなどがある[38)]。また，患者のニーズは，術後にできる補整方法の助言，補整パッドの購入方法や扱い方の特徴に関する情報，補整パッドや下着の試着時の環境への配慮や販売員と看護師の両者からの助言，乳房補整に必要な費用の情報などがある[39)]。

　このような患者のニーズに対して，わが国では，乳がん看護認定看護師らによるケアが行われている[40)]。また，看護師による術後の乳房補整のケアプログラム（患者の罹患前の衣生活の把握と，乳房の補整におけるニーズのアセスメント，補整パッドと補整下着の選択の支援，患者のボディイメージの変容に伴う苦痛への心理的支援，療養生活上の困難に対する助言など）が患者支援に有効であったとの報告もある[41)]。さらに，乳房補整のケアを通して患者とブレストケアナースとの関係性の構築が情緒的支援に寄与したという報告もある[42)]。

　しかし，術後の乳房の状態に合わせた補整パッドや下着の適切性を評価するランダム化比較試験（RCT）はもちろん，研究自体ほとんど行われておらず，日米の乳がん治療に関するガイドライン[43)44)]にも記述されていない。一方で，「患者さんのための乳がん診療ガイドライン 2019 年版」（日本乳癌学会編）[45)]に詳細な記述があり，乳がん体験者が執筆を担当している。また，看護師向けのテキスト[46)47)]や，医療機関のホームページ[48)49)]などでも，術後の補整パッドや下着が紹介されている

が，これらは，乳がん体験者の経験談をもとに，看護師等医療者の実践知に基づいている内容が多いと考えられる。

　乳房全切除術後の下着については，現時点で十分なエビデンスはないが，術直後から退院後 1～2 カ月までは，創部と下着がこすれることによる痛みや乳房の腫脹，肩関節の可動制限などが生じやすいため，ソフトタイプの前開きの下着を考慮してもよい。また，術後の外来診察での更衣時の利便性からも前開きタイプは一考に値する。ソフトタイプの下着の代用方法としては，創部とのこすれを軽減するために，肌着を着用してから下着をつけたり，下着のワイヤーを抜くなどの方法もある。

　退院後 1～2 カ月以降は，乳がん専用下着や術前に使用していた下着の着用が可能である。なお，カップ付きのキャミソールは，乳房を保持する力が弱いために，ボリュームのある乳房の場合には，乳房下垂による痛みを生じる場合があるので注意が必要である。また，乳房の外見のバランスが気になる場合には，術直後から退院後 1～3 カ月までは，下着にハンドタオルや肩パッド，ウレタンフォーム製のパッド等を入れてもよい。退院後 3 カ月以降（復職状況によっては 1 カ月以降でも可）は，創傷治癒および乳房の腫脹が軽減するため，外見のみならず，体幹のバランスの保持の目的で，シリコン製の補整パッドと下着を用いて乳房の補整を行うことが望ましい。なお，補整パッドのずれや重さによる不具合の軽減のためには，実際に試着して，身体にフィットする補整パッドや下着を選ぶとよい[41]。

　最近では，蒸れの軽減を図るために，シリコンに温度調整素材を組み合わせた補整パッドが販売されるようになった。皮膚に直接貼る温度調整タイプのプロテーゼと，下着のポケットに入れて使用する温度調整タイプの補整パッドを比較した RCT では，QOL について有意差はなかったと報告されている[50]。

　乳房温存手術後は，温存手術後用の薄いシリコン素材の補整パッドと普通の下着を組み合わせる方法や，ビーズ素材のパッドをブラジャーのポケットに入れて使用する方法などがある。

　なお，乳がん術後の下着の不具合に関して，谷田貝らは，「ずり上がり」「術側カップ内の蒸れ」「アンダーの締め付け」「生地や縫い目が当たることによる痛み」などを報告している[51]。また，Nicklaus らは，サバイバーシップの視点から，新しい乳房の形，大きさ，感触，創部や皮膚の敏感さに対応できる下着の開発の必要性を指摘している[52]。したがって，素材や形状，縫製方法に工夫を凝らした着心地の良い下着の開発が今後の課題である。

参考文献

1) 化粧品・医薬部外品等ホームページ. 化粧品基準. 平成 12 年 9 月 29 日 厚生省告示第 331 号. 厚生労働省. https://www.mhlw.go.jp/file/06-Seisakujouhou-11120000-Iyakushokuhinkyoku/keshouhin-standard.pdf
2) 日本化粧品工業連合会. 各種資料・ガイドライン. https://www.jcia.org/user/business/guideline/
3) 厚生労働省医薬食品局長. 化粧品の効能の範囲の改正について. 薬食発 0721 第 1 号, 平成 23 年 7 月 21 日. 厚生労働省. https://www.mhlw.go.jp/file/06-Seisakujouhou-11120000-Iyakushokuhinkyoku/kesyouhin_hanni_20111.pdf
4) 光井武夫編. 新化粧品学. 第 2 版. 東京, 南山堂, 2001. p.399-439.
5) 厚生労働省医薬局審査管理課長・厚生労働省医薬局監視指導・麻薬対策課長. 化粧品の全成分表示の表示方法等について. 医薬審発第 163 号, 医薬監麻発第 220 号, 平成 13 年 3 月 6 日. 厚生労働省. https://www.mhlw.go.jp/web/t_doc?dataId=00ta7768&dataType=1&pageNo=1
6) 日本化粧品工業連合会. 化粧品の成分表示名称リスト. https://www.jcia.org/user/business/ingredients/namelist
7) Mullenders LH, Hazekamp-van Dokkum AM, Kalle WH, et al. UV-induced photolesions, their repair and mutations.

Mutat Res. 1993；299(3-4)：271-6.[PMID：7683094] レビュー

8) Yasui H, Sakurai H. Chemiluminescent detection and imaging of reactive oxygen species in live mouse skin exposed to UVA. Biochem Biophys Res Commun. 2000；269(1)：131-6.[PMID：10694489] ケースシリーズ

9) Fujita H, Hirao T, Takahashi M. A simple and non-invasive visualization for assessment of carbonylated protein in the stratum corneum. Skin Res Technol. 2007；13(1)：84-90.[PMID：17250537] ケースシリーズ

10) Zhang X, Rosenstein BS, Wang Y, Lebwohl M, Wei H. Identification of possible reactive oxygen species involved in ultraviolet radiation-induced oxidative DNA damage. Free Radic Biol Med. 1997；23(7)：980-5.[PMID：9358240] ケースシリーズ

11) Narayanan DL, Saladi RN, Fox JL. Ultraviolet radiation and skin cancer. Int J Dermatol. 2010；49(9)：978-86.[PMID：20883261] レビュー

12) Kölgen W, Both H, van Weelden H, et al. Epidermal langerhans cell depletion after artificial ultraviolet B irradiation of human skin in vivo：apoptosis versus migration. J Invest Dermatol. 2002；118(5)：812-7.[PMID：11982758] ケースシリーズ

13) ISO24444：Cosmetics—Sun protection test methods—In vivo determination of the sun protection factor（SPF）. 2010.

14) ISO24442：Cosmetics—Sun protection test methods—In vivo determination of sunscreen UVA protection. 2011.

15) 日本化粧品工業連合会. 紫外線防止用化粧品と紫外線防止効果—SPF と PA 表示—〈2012 年改訂版〉：平成 24 年 6 月 30 日.

16) 豊田英一. EU における動物実験の規制. 環境変異原研. 2005；27(2)：125-8.

17) 厚生労働省医薬食品局審査管理課. 医薬部外品の承認申請資料作成等における動物実験代替法の利用と JaCVAM の利用促進について. 平成 23 年 2 月 4 日. 厚生労働省. https://www.mhlw.go.jp/web/t_doc?dataId=00tb6789&dataType=1&pageNo=1

18) 光井武夫編. 新化粧品学. 第 2 版. 東京, 南山堂, 2001. p.432-6.

19) 菅原 享, 川相みずえ, 鈴木敏幸. 爪中の水分と爪の力学的特性（第 2 報）. 粧技誌. 1999；33(4)：364-9.

20) 松下 篤, 山下美香, 大越健自. 有機溶剤の爪保湿能に及ぼす影響. 粧技誌. 1994；28(3)：288-94.

21) 菅原 享, 川相みずえ, 鈴木 敏幸. 爪中の水分と爪の力学的特性（第 3 報）. 粧技誌. 2000；34(2)：160-5.

22) 東 禹彦. 経爪甲的水分喪失量に及ぼすマニキュアの影響. 皮膚. 1990；32(6)：722-6.

23) 九穂尚子, 福田 薫, 林 伸和.（第Ⅳ章）爪 （Q50）ジェルネイルやつけ爪・マニキュアを活用した治療の有用性について教えてください（Q & A/特集）. 皮膚臨床. 2020；62(6)：1001-5.

24) 上村万里, 池田美佳, 山下美保, 他. 化学療法爪甲剥離に対するジェルネイルの効果. 日乳癌会プログラム抄集 27 回. 2019：684.

25) 鈴木加余子.（第Ⅳ章）爪 （Q49）ジェルネイルによる健康被害について教えてください（Q & A/特集）. 皮膚臨床. 2020；62(6)：996-1000.

26) 独立行政法人国民生活センター. つけ爪による危害—かぶれ, やけど, カビが生えることも—（記者説明会資料）. 2008 年 10 月 16 日. 文京区ホームページ. https://www.city.bunkyo.lg.jp/var/rev0/0121/2192/n-20081016_1.pdf

27) 川端博子, 勝本菜月, 山本直佳, 他. がん治療の脱毛時に使用するウィッグに関する研究—購入実態と使用評価の観点から—. 日家政会誌. 2017；68(2)：60-9.

28) 日本毛髪工業協同組合. 医療用ウィッグ「安心・安全」マーク. http://nmk.or.jp/index.html（2021 年 2 月 19 日閲覧）

29) 株式会社ウィズアルファ. 医療用ウィッグ購入時, 自治体から受け取れる助成金一覧（2020 年版）. https://www.katurawith.com/iryou/wig_subsidy/#area1（2021 年 1 月 11 日閲覧）

30) 経済産業省. 日本工業規格 JIS. L 1925 繊維製品の紫外線遮蔽評価方法. 日本産業標準調査会. 2019. https://www.jisc.go.jp/app/jis/general/GnrJISNumberNameSearchList?toGnrJISStandardDetailList

31) Maguire GP, Lee EG, Bevington DJ, et al. Psychiatric problems in the first year after mastectomy. Br Med J. 1978；1(6118)：963-5.[PMID：565239] ケースコントロール

32) パブリックヘルスリサーチセンター編. 乳がん 私らしく生きる. 東京, ライフサイエンス出版, 2004.

33) 齋藤英子, 藤野文代, 越塚君江. 乳がん患者の術前・術後におけるボディイメージの変化に応じた看護援助. Kitakanto Med J. 2002；52(1)：17-24. ケースシリーズ

34) 萩原英子, 藤野文代, 二渡玉江. 乳がん患者のボディ・イメージの変容と感情状態の関連. Kitakanto Med J. 2009；59(1)：15-24. コホート

35）Falk Dahl CA, Reinertsen KV, Nesvold IL, et al. A study of body image in long-term breast cancer survivors. Cancer. 2010；116（15）：3549-57.［PMID：20564138］コホート

36）Gutkin PM, Kapp DS, von Eyben R, et al. Impact of mastectomy for breast cancer on spinal curvature：Considerations when treating patients with scoliosis. Breast J. 2020；26（10）：1973-9.［PMID：32841452］コホート

37）Mahon SM, Casey M. Patient education for women being fitted for breast prostheses. Clin J Oncol Nurs. 2003；7（2）：194-9.［PMID：12696216］レビュー

38）Fallowfield L, Clark A. Breast Cancer. London, Routledge, 1991.

39）Gallagher P, Buckmaster A, O'Carroll S, et al. External breast prostheses in post-mastectomy care：women's qualitative accounts. Eur J Cancer Care（Engl）. 2010；19（1）：61-71.［PMID：19708927］ケースシリーズ

40）宮入育子，齊藤　毅，有澤文夫，他．当院の乳腺外科外来における看護相談の現状．Kitakanto Med J. 2014；64（2）：227．ケースシリーズ

41）阿部恭子，黒田久美子，馬場由美子．乳房切除術を受けた乳がん患者のニードに応じる乳房補整のケア．千葉大看紀．2010；32：23-9．ケースシリーズ

42）Roberts S, Livingston P, White V, Gibbs A. External breast prosthesis use：experiences and views of women with breast cancer, breast care nurses, and prosthesis fitters. Cancer Nurs. 2003；26（3）：179-86.［PMID：12832950］ケースシリーズ

43）日本乳癌学会編．乳癌診療ガイドライン①治療編2018年版．東京，金原出版，2018．ガイドライン

44）医療イノベーション推進センター作成，日本乳癌学会監訳．NCCN Guidelines® 乳癌　2020年　第5版．2020年7月15日更新．https://www2.tri-kobe.org/nccn/guideline/breast/japanese/breast.pdf（2021年5月15日閲覧）ガイドライン

45）日本乳癌学会編．患者さんのための乳がん診療ガイドライン2019年版．東京，金原出版，2019．ガイドライン

46）阿部恭子，矢形　寛．乳がん患者ケア　パーフェクトブック．東京，学研メディカル秀潤社，2017．レビュー

47）日本がん看護学会監，鈴木久美編．女性性を支えるがん看護．東京，医学書院，2015．レビュー

48）国立がん研究センター中央病院．乳房切除術後の下着の選び方．https://www.ncc.go.jp/jp/ncch/division/nursing/power/010/060/index.html（2021年3月15日閲覧）

49）University Health Network. Your Guide to：Bras and Breast Prostheses After Breast Surgery with Drains. 2019年9月更新．https://www.uhn.ca/PatientsFamilies/Health_Information/Health_Topics/Documents/Your_Guide_to_Bras_after_breast_surgery_with_drains.pdf（2021年5月15日閲覧）

50）Qiu J, Tang L, Huang L, et al. Physical and psychological effects of different temperature-controlled breast prostheses on patients with breast cancer during rehabilitation：a randomized controlled study（CONSORT）. Medicine（Baltimore）. 2020；99（13）：e19616.［PMID：32221086］ランダム

51）谷田貝麻美子，阿部恭子，佐藤真理子，他．乳がん術後の衣生活における諸問題．日家政会誌．2010；61（6）：365-73．コホート

52）Nicklaus KM, Bravo K, Liu C, et al. Undergarment needs after breast cancer surgery：a key survivorship consideration. Support Care Cancer. 2020；28（8）：3481-4.［PMID：32215735］レビュー

Ⅱ

日常整容編

BQ 32 化学療法中の患者に対して，安全な洗髪等の日常的ヘアケア方法は何か

ステートメント

・かゆみやにおいなどの問題がない程度に洗髪し，頭皮を清潔に保つことが勧められる。
・化学療法前に使用していたヘアケア製品の選択を第一優先とする。
・低刺激シャンプーの使用を否定しない。

背景・目的

　がん治療に際して，特別なヘアケア方法や推奨製品があるのか，患者から問われることが少なくない。しかし，化学療法中あるいは化学療法後の頭髪に変化が現れている患者に対する，安全な洗髪などのヘアケア方法に関するエビデンスはない。加えて，市販されているヘアケア製品の使用による，がん患者特有の重篤な副作用の報告もない。したがって，特定のヘアケア製品を推奨または否定する根拠はなく，患者の QOL の視点から，現在，考えられる対処方法を整理する。

解　説

1）洗髪頻度や洗髪方法について

　頭皮脂は常在菌の代謝により弱酸性に保たれているが，その代謝産物のなかには洗わないで長期間放置すると頭のかゆみやにおいの原因となる成分がある。また，頭皮が刺激されてフケや炎症にもつながることが知られている[1)2)]。さらに，頭皮に溜まった皮脂は頭髪に移行し，髪のべたつきやボリュームの低下（ぺたんとした状態）にもつながる。そこで頭皮や頭髪上の余分な古い皮脂を洗い落とし，特に頭皮を清潔に保つことが大切である。季節や患者の状態によっても異なるが，必ずしも毎日洗髪する必要はなく，かゆみやにおいなどの問題がない程度に洗髪し，頭皮を清潔に保つことが勧められる。シャンプーする時間に特に制限はなく，朝のシャンプーでも構わない。

　髪は濡れている状態では柔らかく，過剰な力がかかると傷みやすいので，濡れた髪をとかすときには無理に引っ張らないように気を付ける。また，髪が濡れたまま寝ると，枕との摩擦で傷むことがあるので，洗髪後すぐに就寝する場合にはドライヤーで髪を乾かしたほうがよい。ただし，洗髪後のドライヤーがつらい場合には，寝る前までにほぼ乾いていることを目安にすればよい[3)]。

　髪と頭皮のために勧められる洗髪方法としては，次のようなものが挙げられる[4)5)]。

①髪のもつれをとく

　洗髪前に手ぐしや目の粗いくし・ブラシで髪のもつれをといておくと，濡れたときの髪のからまりを防ぎ，次の予洗いがしやすくなる。また，抜け毛をある程度取っておくことができる。

②ぬるま湯で髪と頭皮を十分に濡らし，洗い流す（予洗い）

　シャンプーの泡立ちを良くするために行う。これだけでもある程度の汚れを落とせる。

③シャンプーの泡を頭皮全体に行き渡らせて洗う

　シャンプーを手のひらに取って，軽く広げるようにしてから頭皮の洗い残しがちな部分（耳上や後頭部）に塗布する。次に泡が頭皮全体に行き渡るよう，指の腹を少しずつ動かしながらマッサー

ジするように広げる。続いて髪にも泡が行き渡るようにする。

④ぬるま湯で十分にすすぐ

シャンプー剤が残らないように，指で触れながら頭皮や髪にヌルつきが残らなくなるまで，丁寧にすすぐ。シャワー中に脱毛が続く場合には，頭皮がきれいにすすげたと思う時点で終えてよい。

⑤必要に応じてコンディショナー・トリートメントを使う

髪がからまりやすいときは，シャンプーの代わりにリンスインシャンプーを使ってもよいが，それでもからまる場合にはコンディショナーやトリートメントを毛先から髪全体になじませ，手ぐしで毛流れを整えながら行き渡らせる。頭皮には塗布しないようにする。根元側からすすぎはじめ，髪に指を通しながら十分にすすぐ。

⑥タオルドライ

タオルで髪を包み込んでやさしくたたき，水気を取る。タオルをかぶり，指の腹で優しく押さえて頭皮の水分を拭き取る。ごしごしこすらないようにする。

⑦ドライヤー乾燥（状況に応じて）

根元から始めて，髪全体を毛先までしっかり，さらさらになるまで乾かす。髪が高温になることがなければドライヤーの熱による髪の傷みを低く抑えられるので[6]，温風でしっかり乾かしてよい。ただし，ドライヤーを髪に近づけ過ぎたり，乾き際に熱を当て続けたりしないように注意する。

なお，完全脱毛時における頭皮は，それまで使用していたシャンプーを，量少なめにあらかじめ泡立てた状態で用いるか，ボディソープ，洗顔料など身体や顔を洗浄するもので洗うとよい。

2）ヘアケア製品の選択について

シャンプーは頭皮および頭髪の汚れを落とし，フケ，かゆみを抑え，頭皮・頭髪を清潔に保つための洗浄用の化粧品である[7)8]。シャンプー剤をすすぎ落とした後は，頭髪表面の摩擦が大きく，髪同士がからまってしまうことがあるため，それを防ぐために，リンス・コンディショナーといった製品が用いられている。また，ヘアトリートメントはリンス・コンディショナーと同様の潤滑機能に加えて，内部に成分を浸透させて髪の傷みをケア・補修する効果をもつものが多い。

シャンプーには洗浄成分である界面活性剤のほか，シリコーン類，ポリマー類，香料，保湿剤，キレート剤，防腐剤，着色剤などさまざまな成分が配合されている[7]。また，薬用シャンプーではフケ原因菌の増殖を抑える抗真菌作用のほかに，皮脂の分泌を抑制する作用，皮脂の酸化を抑える抗酸化作用，多量に生成した角質を減少させるための角層剥離・溶解作用，かゆみや炎症を防ぐ鎮痒作用，抗炎症作用などを有する成分も含まれる[9)10]。これらシャンプー成分のなかには接触皮膚炎の原因となるものもある[11]。特に，主成分である界面活性剤自体の刺激性が問題となることがある。例えば，製剤化が容易なアニオン性のラウレス硫酸塩が多く用いられているものの，これは単独では刺激性がある。しかし，現在では両性界面活性剤を混合することによって刺激が緩和されている[12]。一方，アミノ酸系の界面活性剤は比較的刺激性が低いとされているが[13]，他の成分と混合することで刺激性が高まっている可能性がある。したがって，単に含まれている界面活性剤の種類によってシャンプーを選択することは困難である。そのため，化学療法前に使用していたヘアケア製品をまずはそのまま使用したほうがリスクを低く抑えられると考えられる。しかし，化学療法終了後に再発毛した場合には，元の髪質とは異なっている場合が多い[14)15]。ヘアケア製品は髪質に合わせて仕上がりを最適化されている場合が多く，髪質の変化に合わせて適切な製品を選択してもよい。例えば太く硬い髪質や髪の量が多い人用のヘアケア製品では，髪をしっとりさせる成分が多く

含まれ，髪のボリュームを抑える設計になっていることから，再発毛した髪には合わなくなることも起こり得る。そのような場合には，同じブランドで軽めに仕上がる製品や，配合成分がよく似た製品から使用してみるとよい。

　化学療法による脱毛時や再発毛時には，毛根周辺の神経が刺激を受けて頭皮がピリピリ・チクチクすると感じられることがある。この原因をシャンプー剤が合わないためと考え，シャンプーを変更する患者もいるが，頭皮に発疹や発赤が生じていなければ，あえてシャンプーを変更する必要はない。また，発毛効果のエビデンスが報告されているシャンプー製品は現在のところ存在しない。

　アウトバストリートメントや整髪料も含めてヘアケア製品の使用に関しては，基本的にはそれぞれの患者の髪質や嗜好性に合わせて使用することを否定しないが，頭皮に異常が発生した場合にはすぐに使用を中止し，化学療法の担当医および皮膚科医に相談することが望ましい。また，治療に起因する毛包炎や皮膚の乾燥が生じた場合も同様である。

3）低刺激シャンプーについて

　シャンプーの範疇の一つに低刺激といわれるシャンプーがあるが，低刺激の明確な定義は存在しない。低刺激の理由として挙げられる無香料，無着色，無添加，ノンケミカル，パラベンフリーなどは，刺激となる可能性のある特定の成分を含まないものであり，化学療法前に使用していたシャンプーに問題がなければ，これらの低刺激シャンプーを積極的に使用する必要はない。また，シリコーン類には頭髪間の摩擦抵抗を小さくし，洗髪時やすすぎ時の指通りを良くする効果があるので，シリコーン類を配合しないことを表記したノンシリコンシャンプーは，髪がからみやすくなる可能性がある。化粧品に用いられているシリコーン類は，安定性・安全性に問題ないことが知られており[16]，ブタの皮膚を用いた実験では毛穴には蓄積しづらいことが示唆されている[17]。

　なお，脂肪酸塩などの石鹸を原料としたシャンプーも低刺激シャンプーとして使用されることがあるが，弱アルカリ性であり，界面活性剤単体の試験において皮膚刺激性やアミノ酸溶出量が比較的高いことが知られている[18]。また，洗髪中に水や頭髪に含まれている金属イオンと結合して析出物を生じ，すすぎ時の摩擦が大きくなる[8]ので，髪が細く弱い場合には使わないほうがよい。

　以上のように，低刺激シャンプーを積極的に推奨する理由はないので，2）で述べたように化学療法前に使用していたヘアケア製品の選択を第一優先とするが，逆に，がん患者に対する低刺激シャンプーの影響に関するエビデンスもないので，患者が嗜好に合わせて使用することを否定しない。

●検索キーワード・参考にした二次資料●

　「がん患者に対するアピアランスケアの手引き2016年版」の同クエスチョンの参考文献に加え，次の検索を行った。PubMed・CINAHL で，（Cancer OR "Antineoplastic Agents" OR Alopecia OR "hair loss" OR Neoplasms）AND（Scalp OR Hair）AND（shampoo* OR conditioner* OR rinse* OR wash* OR "hair care" OR "hair treatment" OR styling OR spray OR "Hair Preparations"）AND Humans の検索式を用い，2015年4月〜2020年3月の期間で，英語または日本語文献を検索した。医中誌 Web では，（抗腫瘍剤 or 抗がん剤 or 抗がん薬 or 細胞毒性 or（腫瘍 and SH＝薬物療法）or 化学療法 or がん患者 or 癌患者）and（毛髪用剤 or 洗髪）の検索式を用いて，2015年1月〜2020年3月の期間で会議録を除く文献を検索した。J-STAGE では，がん患者 and 入浴の検索式を用い，2015〜2020年の期間の文献を検索した。合計247件がヒットした。このなかから主要な論文を抽出し，さらにハンドサーチでも関連文献を検索した。

参考文献

1）Okamoto K. Studies on the quantity and chemical composition of surface lipids of human scalp and hair. J Dermatol. 1980；7(2)：85-99.[PMID：6991574]

2) Meray Y, Gençalp D, Güran M. Putting it all together to understand the role of malassezia spp. in dandruff etiology. mycopathologia. 2018；183(6)：893-903.[PMID：29946996]　レビュー

3) 野澤桂子, 藤間勝子. 臨床で活かす がん患者のアピアランスケア. 東京, 南山堂, 2017. p.69.　レビュー

4) 池辺琴映, 岸田 恵, 土井美幸. 毛髪 頭皮・頭髪のケア 髪を洗っていたら, 絡んでしまいました どうすればよいですか？ がん看護. 2018；23(4)：385-8.　ケースシリーズ

5) 繊維応用技術研究会編, 花王株式会社ヘアケア研究所著. ヘアケアってなに？ 美しい髪・健康な髪へのアプローチ 改訂新版. 兵庫, ファイバージャパン, 2019. p.34-8.　レビュー

6) Lee Y, Kim YD, Hyun HJ, et al. Hair shaft damage from heat and drying time of hair dryer. Ann Dermatol. 2011；23(4)：455-62.[PMID：22148012]

7) 辻野義雄. 第13章 頭髪化粧品. 宮澤三雄編著. コスメティックサイエンス―化粧品の世界を知る―. 東京, 共立出版, 2014. p.184-6.　レビュー

8) 柿澤恭史. 皮膚をみる人たちのための化粧品知識 洗浄料とその作用. 日香粧品誌. 2018；42(4)：270-9.　レビュー

9) 独立行政法人製品評価技術基盤機構 化学物質管理センター. 身の回りの製品に含まれる化学物質シリーズ 化粧品. 改訂第六版. 独立行政法人製品評価技術基盤機構. https://www.nite.go.jp/data/000103622.pdf.(2021年3月14日閲覧)　レビュー

10) 厚生労働省医薬食品局審査管理課長. いわゆる薬用化粧品中の有効成分リストについて. 薬食審査発第1225001号, 平成20年12月25日. 厚生労働省. https://www.mhlw.go.jp/file/06-Seisakujouhou-11120000-Iyakushokuhinkyoku/yakuyou_kounou_1.pdf.(2021年3月14日閲覧)　レビュー

11) 日本皮膚科学会接触皮膚炎診療ガイドライン改定委員会. 接触皮膚炎診療ガイドライン2020. 日皮会誌. 2020；130(4)：523-67.　ガイドライン

12) Purohit P, Chandar P, Vilinska A, et al. Effect of mixed surfactants on stratum corneum：a drying stress and Raman spectroscopy study. Int J Cosmet Sci. 2014；36(4)：379-85.[PMID：24828034]

13) 坂本一民. アミノ酸系界面活性剤. 油化学. 1995；44(4)：256-65.　レビュー

14) 野澤桂子. アピアランスケア―がん治療に伴う毛髪の変化と患者支援―. 日香粧品誌. 2018；42(1)：21-5.　レビュー

15) Yoshida Y, Watanabe T, Yagata H, et al. Patients' recognition of long-term chemotherapy-related changes in their hair and differences among drugs. Support Care Cancer. 2015；23(Suppl 1)：S345.　横断

16) Nair B；Cosmetic Ingredients Review Expert Panel. Final report on the safety assessment of stearoxy dimethicone, dimethicone, methicone, amino bispropyl dimethicone, aminopropyl dimethicone, amodimethicone, amodimethicone hydroxystearate, behenoxy dimethicone, C24-28 alkyl methicone, C30-45 alkyl methicone, C30-45 alkyl dimethicone, cetearyl methicone, cetyl dimethicone, dimethoxysilyl ethylenediaminopropyl dimethicone, hexyl methicone, hydroxypropyldimethicone, stearamidopropyl dimethicone, stearyl dimethicone, stearyl methicone, and vinyldimethicone. Int J Toxicol. 2003；22 Suppl 2：11-35.[PMID：14555417]　レビュー

17) 杉林堅次, 藤堂浩明, 板見 智. シリコーンは毛穴詰まりの原因となるかを科学的に検証する. マルセル. 2013；237(11)：34-7.

18) Imokawa G. Comparative study on the mechanism of irritation by sulfate and phosphate type of anionic surfactants. J Soc Cosmet Chem. 1980；31(2)：45-66.

再発毛の促進や脱毛予防に化粧品・医薬部外品等の使用は勧められるか

ステートメント

・化学療法による治療中，治療後の脱毛に関して，再発毛の促進や脱毛予防の化粧品・医薬部外品等（ミノキシジルを除く）の使用については，一部検証が始められた。
・内分泌療法による治療中，治療後の脱毛に関して，高いレベルのエビデンスはないものの，ミノキシジル外用薬の使用は否定されない。
・分子標的薬，免疫チェックポイント阻害薬による治療中，治療後の脱毛に関して，再発毛の促進や脱毛予防の化粧品・医薬部外品等の使用については，検証は行われていない。

背景・目的

　がん薬物療法は薄毛から全脱毛までさまざまな程度の脱毛を起こし得る[1)2)]。医療者は，がん薬物療法中または薬物療法後の患者から「市販の育毛剤は脱毛に効果があるのか」という主旨の質問を受けることがある。

　発毛・育毛・頭皮ケアのための頭髪用製品は「医薬品，医療機器等の品質，有効性及び安全性の確保等に関する法律」により，医薬品，医薬部外品，化粧品に分類される。品目としては，毛を生やすことを目的とする発毛剤（医薬品），脱毛の防止および既にある毛を育てることを目的とする育毛剤（医薬部外品），毛髪，頭皮を清浄し，健康に保つことを目的とするヘアトニック（化粧品）がある[3)]。患者からの「市販の育毛剤は脱毛に効果があるのか」という問いは，この法律上の分類にかかわらず，薬局・ドラッグストア等で入手可能な発毛・育毛・頭皮ケアのための頭髪用製品全般を指すものと考えられる。また，医薬品，医薬部外品は，がん薬物療法による脱毛の予防や治療のデータに基づいて承認されたものではない。したがって，本 BQ では，薬局・ドラッグストア等で入手可能な頭皮ケアのための頭髪用製品全般（OTC 医薬品，医薬部外品，化粧品を含む）を一括して取り扱うものとした。

解　説

　細胞障害性抗がん薬，内分泌療法薬，分子標的薬，免疫チェックポイント阻害薬はいずれも脱毛を生じ得る。

　ミノキシジル外用薬は，男性型および女性型脱毛症診療ガイドライン 2017 年版（日本皮膚科学会）では推奨度 A（行うよう強く勧める）とされており[4)]，OTC 医薬品として薬局等で入手可能である。化学療法誘発脱毛に対するミノキシジル外用薬の有用性については FQ2 で取り扱う。内分泌療法誘発脱毛については，前向きに有効性を検討された試験は，検索範囲では見当たらなかった。乳がんの内分泌療法誘発脱毛と診断され，2009～2016 年にメモリアルスローンケタリングがんセンターの腫瘍皮膚科クリニックに紹介された女性 112 人についての後ろ向きコホート研究では，ミノキシジル外用薬を使用し，評価可能であった 46 人中 37 人（80％）で，写真評価での中等度以上の改善がみられたと報告されている[5)]。この研究は前向きの比較試験ではなく，ミノキシジルの使用

方法についての規定がされておらず，内分泌療法誘発脱毛に対する再発毛の促進や脱毛予防における ミノキシジル外用薬の有効性を十分に検証したデータとはいえない。しかし，内分泌療法誘発脱毛は，エストロゲンシグナルの阻害によりジヒドロテストステロンレベルが上昇して脱毛を誘発するという機序が想定されており実際に男性型脱毛と類似したパターンを呈すること[6]，また，諸外国およびわが国での臨床試験により安全性プロファイルが明らかにされていることから，使用は否定されない。分子標的薬，免疫チェックポイント阻害薬に関しては，検索範囲でミノキシジル外用薬の有効性を検討した試験は見当たらなかった。分子標的薬による脱毛は，多様な標的を有する薬剤にわたってみられており，そのメカニズムが不詳である[7]。MASCC の EGFR 阻害薬による皮膚障害の予防と治療に関するガイドライン[8]にも記載されているが，分子標的薬による非瘢痕性脱毛に対しては，非がん患者のエビデンスを参考に，ミノキシジル外用薬が使用されることがある。一方，分子標的薬による瘢痕性脱毛には，皮膚障害に準じてステロイド外用薬が用いられることがあり，ミノキシジル外用薬は一般的ではない。免疫チェックポイント阻害薬による脱毛についても免疫関連有害事象としてステロイド外用薬が使われることが多く[9]，ミノキシジル外用薬は一般的ではない。

　カルプロニウム塩化物の外用薬も OTC 医薬品として入手可能であり，男性型および女性型脱毛症診療ガイドライン 2017 年版での推奨度は C1（行ってもよい）である[4]。がん薬物療法による脱毛に対する有効性を検証する試験は，検索範囲では見当たらなかった。アデノシン（男性型脱毛症では B，女性型脱毛症では C1），t-フラバノン（C1），サイトプリンおよびペンタデカン（C1）は医薬部外品であり，市販の育毛剤に含まれる。検索した範囲では，がん薬物療法による脱毛に対するこれらの育毛剤の有効性を検証する試験は見当たらなかった。わが国の発毛剤は血管拡張作用があるものが多く，育毛剤は血行を促進するセンブリエキス，イチョウ葉エキス，ニコチン酸アミド等を含有することがある[2]。特に細胞障害性抗がん薬による治療中，発毛・育毛剤による頭皮の血流の増加が，毛包への抗がん薬の曝露を増やして脱毛を悪化させる可能性は指摘されているものの，これまで未検証である。

　α リポ酸誘導体 DHL-HisZnNa を配合したローションは，わが国で産学連携により開発中である。わが国でアンスラサイクリンまたはタキサン系抗がん薬による術後化学療法を行う乳がん患者を対象に多施設共同，単群の第 II 相試験が行われた[10]。患者は化学療法開始時から毎日ローションを塗布した。101 人中 101 人全員が，主要評価項目の Grade 2 以上の脱毛を発現し，DHL-HisZnNa による脱毛の予防効果は示されなかった。しかし，有効性解析を行った 100 人のなかで，71%（71 人）の患者において，化学療法後 3 カ月の時点で Grade 1 または 0 に脱毛の回復がみられた。この結果により，DHL-HisZnNa が化学療法誘発脱毛からの回復を促進する可能性が期待され，わが国で，補助化学療法を行う乳がんの患者を対象に，脱毛に対する DHL-HisZnNa の有効性を検証する単群の第 III 相試験（UMIN000014840）が行われた。症例登録は終了しており，結果は今後公表される予定である。

　CG428 ローションは，植物性成分（柑橘類，カカオ，ガラナ，タマネギ）を含有するローションであり，化粧品である。サムスンがんセンターにおいて，化学療法誘発脱毛を有する乳がん体験者における CG428 ローションの有効性を検討する小規模のパイロット研究が行われた[11]。ローションを塗布する介入群（18 人）とプラセボ群（17 人）に割り付けられ，6 カ月後，介入群とプラセボ群の毛髪密度は，ベースラインと比較してそれぞれ 34.7% と 24.9% 増加し（$p=0.37$），毛髪の太さはそれぞれ 19.8% と 35.6% 増加した（$p=0.23$）。毛髪密度については CG428 ローション塗布による改善傾向はあるものの統計学的な有意差はなく，現時点では，化学療法誘発脱毛の再発毛の促進を目

的として CG428 ローションの使用を推奨する根拠はない。また，化学療法中の使用の有効性・安全性については，わが国で，補助化学療法を受ける乳がん患者を対象とした化学療法誘発脱毛に対する外用薬 CG428 の有効性と安全性についての単群第Ⅱ相試験研究（UMIN000026955）が行われたが，結果は現時点では公表されていない。

　化粧品に分類されるヘアトニックは，再発毛の促進や脱毛予防を目的として使用することを推奨する科学的根拠はないものの，毛髪，頭皮を清浄し，健常に保つことを目的として使用することは，否定はされない。頭髪用製品全般について，頭皮に異常が発生した場合には，すぐに使用を中止し，皮膚科医に相談することが望ましい。

●検索キーワード・参考にした二次資料●

　PubMed・CINAHL で，"alopecia/chemically induced"，"alopecia"，"hair-loss"，"induced"，"cancer"，"antineoplastic agents/adverse effects"，"alopecia"，"hair-loss"，"alopecia/drug therapy" のキーワードを用い，2015 年 4 月〜2020 年 3 月の期間で英語または日本語文献を検索し，それぞれ 168 件，42 件がヒットした。医中誌 Web では，"癌看護"，"抗腫瘍剤"，"腫瘍"，"癌患者"，"がん患者"，"養毛剤"，"発毛剤"，"育毛剤"，"脱毛症"，"薬物療法"のキーワードを用いて，2000 年 1 月〜2020 年 3 月の期間の会議録を除いた原著論文または総説を検索し，74 件がヒットした。J-STAGE では，"がん患者"，"育毛"のキーワードを用いて，2015〜2020 年の期間の文献を検索し，5 件がヒットした。また，ハンドサーチにより，他のガイドラインや二次資料から重要と思われる文献を採用した。

参考文献

1) 野澤桂子．毛髪科学最前線　ヘアケアから再生医療まで　アピアランスケア─がん治療に伴う毛髪の変化と患者支援─．日香粧品誌．2018；42(1)：21-5．レビュー

2) Freites-Martinez A, Shapiro J, Goldfarb S, et al. Hair disorders in patients with cancer. J Am Acad Dermatol. 2019；80(5)：1179-96.[PMID：29660422] レビュー

3) 伊藤隆司．皮膚をみる人たちのための化粧品知識　頭髪用製品とその作用．日香粧品誌．2019；43(3)：199-208．レビュー

4) Manabe M, Tsuboi R, Itami S, et al；Drafting Committee for the Guidelines for the Diagnosis and Treatment of Male- and Female-Pattern Hair Loss. Guidelines for the diagnosis and treatment of male-pattern and female-pattern hair loss, 2017 version. J Dermatol. 2018；45(9)：1031-43.[PMID：29863806] ガイドライン

5) Freites-Martinez A, Shapiro J, Chan D, et al. Endocrine therapy-induced alopecia in patients with breast cancer. JAMA Dermatol. 2018；154(6)：670-5.[PMID：29641806] コホート

6) Trüeb RM. Molecular mechanisms of androgenetic alopecia. Exp Gerontol. 2002；37(8-9)：981-90.[PMID：12213548] レビュー

7) Belum VR, Marulanda K, Ensslin C, et al. Alopecia in patients treated with molecularly targeted anticancer therapies. Ann Oncol. 2015；26(12)：2496-502.[PMID：26387145] SR（メタ）

8) Lacouture ME, Anadkat MJ, Bensadoun RJ, et al；MASCC Skin Toxicity Study Group. Clinical practice guidelines for the prevention and treatment of EGFR inhibitor-associated dermatologic toxicities. Support Care Cancer. 2011；19(8)：1079-95.[PMID：21630130] ガイドライン

9) Zarbo A, Belum VR, Sibaud V, et al. Immune-related alopecia（areata and universalis）in cancer patients receiving immune checkpoint inhibitors. Br J Dermatol. 2017；176(6)：1649-52.[PMID：27943234] ケースシリーズ

10) Sagawa N, Ohno S, Hiratsuka T, et al. The utility of DHL-HisZnNa, a novel antioxidant, against anticancer agent-induced alopecia in breast cancer patients：a multicenter phase Ⅱ clinical trial. Breast Cancer Res Treat. 2019；176(3)：625-30.[PMID：30806921] 非ランダム

11) Kang D, Kim IR, Park YH, et al. Impact of a topical lotion, CG428, on permanent chemotherapy-induced alopecia in breast cancer survivors：a pilot randomized double-blind controlled clinical trial（VOLUME RCT）. Support Care Cancer. 2020；28(4)：1829-37.[PMID：31338640] ランダム

化学療法終了後に再発毛し始めた患者や脱毛を起こさない化学療法を施行中の患者は，縮毛矯正（ストレートパーマ）やウェーブパーマを施術してもよいか

ステートメント

患者のQOLが向上するならば，十分に毛髪が伸びた後，技術力のある理美容師が縮毛矯正（ストレートパーマ）またはウェーブパーマを行うことを否定しない。

背景・目的

抗がん薬などの化学療法を行った場合，薬の種類によって異なるが，脱毛した後に再発毛した場合には，くせ・縮れなどの形状変化が頭髪に現れることが多い[1)2)]。その原因は不明であるが，治療後の頭髪の形状変化は日常のQOLを損なう一つの要因であり，くせや縮れを伸ばし，治療前同様の髪にしたいとの患者からの要望がある。また，逆にカールをつけるウェーブパーマは頭髪全体にボリュームをもたせる効果があるため，近年は減少傾向にあるものの，髪にハリ・コシがない高齢者の使用率は比較的高い。脱毛を起こさない化学療法を施行中の患者のなかにはウェーブパーマを望む者がいる可能性がある。

化学療法中あるいは治療後の頭髪に変化が現れている患者に対する，パーマ剤・カーリング料の影響に関する研究はないため，検討した。

解 説

水に濡れても髪の形が元に戻らない永久セット剤として，医薬部外品のパーマ剤と化粧品のカーリング料がある。ともに，髪のくせやウェーブを伸ばす場合（縮毛矯正・ストレートパーマ）にも，逆にウェーブなどをつける場合にも使用される。

パーマ剤は毛髪のケラチン蛋白質の架橋構造を形成するジスルフィド結合（S-S結合）に作用し，毛髪を変形させる[3)4)]。この変化は不可逆性のものであり，洗髪などで元に戻ることはない。パーマ剤は化学反応を伴う還元剤や酸化剤を用いるため，頭皮に刺激を与え，毛髪の強度低下や水分量低下をもたらすことがあるので[4)5)]，使用に際しては注意が必要である。

化粧品のカーリング料でも髪を形付ける作用メカニズムは同じであるが[6)7)]，医薬部外品のパーマ剤のように配合する薬剤の種類や濃度などに制限はなく，メーカーの自己責任で設計されている。そのため消費者の安全確保を目的として「洗い流すヘアセット料に関する自主基準」が制定されているものの，パーマ剤と同程度までの還元剤を配合することができる。また，用いられる還元剤のなかには頭皮への刺激や感作性が報告されているものがあるため[8)]，使用に際してはパーマ剤の使用と同様の注意が必要である。

日本パーマネントウェーブ液工業組合の「パーマ剤の使用上の注意自主基準」によると，パーマ剤による施術を行うべきでない例として，病中，病後の回復期にある方が挙げられている[9)]。これに従うと，化学療法終了後に再発毛し始めた患者や脱毛を起こさない化学療法を施行中の患者は，パーマ施術ができないことになる。しかし，長期にわたり脱毛しない化学療法を継続する患者が増えている。また，がん患者に対するパーマ剤等による重篤な影響に関するエビデンスもない。そこ

で，一律にパーマ剤の使用を禁止するのではなく，QOL の視点から，医師が治療上の問題や皮膚トラブルがないと判断できる場合には，パーマ施術のリスクを患者に説明し，次の 4 項目を満たしたうえで，技術力のある理・美容師に施術してもらうことを否定しない。

①頭皮，顔，首筋，手等に腫脹，傷，皮膚病がないこと

②過去にパーマ剤で接触皮膚炎等のアレルギー症状を起こしたことがないこと

③十分な技術力のある理・美容師が，施術に適した長さまで成長した頭髪に対して施術すること

④頭皮に薬剤が付かないように施術すること。頭皮に薬剤が付く可能性を低くするため，頭皮から 1〜2 cm 離した位置から頭髪に塗布するとよい。

ただし，皮膚に問題が生じた際には，ただちに皮膚科医に相談することを勧める。

なお，くせ毛をストレートにすると，頭髪が頭の形に沿うようにぺたんとなりやすい。再発毛時や抗がん薬の影響で髪が薄くなっている場合には髪のボリュームがなくなり，思い通りのヘアスタイルにならなくなる場合があるので，事前によく考えてから行うことを勧める。

近年，有機酸と熱を組み合わせた頭髪形状セット技術が用いられている（酸熱トリートメントと呼ばれる）[10]。頭髪内の蛋白質間に新たな架橋を形成することで髪の形を変えるもので，持続的なセットができる[11]。ただし，高温のヘアアイロンを使うので，キューティクル間の剥離が生じるなど毛髪のダメージも伴う[12]。まだ新しい技術であり，各メーカーの責任で製品化されているものの，現段階では安全性に関して十分な知見がオープンになっていない。がん患者に対する影響に関するエビデンスもないので専門家による施術を否定はしないが，頭皮に炎症や傷がないことを確認したうえ，できる限り頭皮に付着しないように注意し，皮膚に問題が生じた際には，ただちに皮膚科医に相談することを勧める。

●検索キーワード・参考にした二次資料●

「がん患者に対するアピアランスケアの手引き 2016 年版」の同クエスチョンの参考文献に加え，次の検索を行った。PubMed・CINAHL で，（Cancer OR "Antineoplastic Agents" OR Alopecia OR "hair loss" OR Neoplasms）AND（Scalp OR Hair）AND（perm OR permanent OR wave OR straight* OR curl* OR relaxer）AND Humans の検索式を用い，2015 年 4 月〜2020 年 3 月の期間で英語または日本語文献を検索した。医中誌 Webでは，（抗腫瘍剤 or 抗がん剤 or 抗がん薬 or 細胞毒性 or（腫瘍 and 薬物療法）or 化学療法 or がん患者 or 癌患者）and（パーマ or 縮毛 or 美容業 or ストレート or 美容院）の検索式を用い，期間は絞らず会議録を除く文献を検索した。J-STAGE では，（脱毛 and パーマ）の検索式を用い，2015〜2020 年の期間の文献を検索した。合計 151 件がヒットした。このなかから主要な論文を抽出し，さらにハンドサーチでも関連文献を検索した。

参考文献

1) 野澤桂子．アピアランスケア―がん治療に伴う毛髪の変化と患者支援―．日香粧品誌．2018；42(1)：21-5．レビュー

2) Yoshida Y, Watanabe T, Yagata H, et al. Patients' recognition of long-term chemotherapy-related changes in their hair and differences among drugs. Support Care Cancer. 2015；23(Suppl 1)：S345　横断

3) 日本パーマネントウェーブ液工業組合．パーマの豆知識　パーマのメカニズム．http://www.perm.or.jp/（2021 年 9 月 21 日閲覧）レビュー

4) 辻野義雄．第 13 章　頭髪化粧品．宮澤三雄編著．コスメティックサイエンス―化粧品の世界を知る―．東京，共立出版，2014．p.186-9．レビュー

5) クラーレンス・R・ロビンス著（山口真主訳）．第 3 章　毛髪の還元　パーマ剤の安全性．毛髪の科学．第 4 版．東京，フレグランスジャーナル社，2006．p.170-1．レビュー

6）伊藤隆司．頭髪用製品とその作用．日香粧品誌．2019；43（3）：199-208．レビュー

7）岡野みのる．安全かつ機能性のあるパーマネントウエーブの開発．FRAGRANCE J. 2008；36（5）：102-4．レビュー

8）Landers MC, Law S, Storrs FJ. Permanent-wave dermatitis：contact allergy to cysteamine hydrochloride. Am J Contact Dermat. 2003；14（3）：157-60.［PMID：14744408］ケースシリーズ

9）日本パーマネントウェーブ液工業組合著．パーマの科学．東京，新美容出版，2015．p.62-4．レビュー

10）山内　力．トリートメントに関する最近の話題〜酸熱トリートメントとプレックス系を中心に〜．皮膚と美容．2020：52（2）：60-6．レビュー

11）Boga C, Taddei P, Micheletti G, et al. Formaldehyde replacement with glyoxylic acid in semipermanent hair straightening：a new and multidisciplinary investigation. Int J Cosmet Sci. 2014；36（5）：459-70.［PMID：24962464］

12）石森綱行，渡辺大介，新井幸三．グリオキシル酸で熱処理して調製したストレート毛髪の構造とその伸長特性．J Fiber Sci Technol. 2019；75（6）：72-92.

Ⅱ

日常整容編

BQ 35 化学療法終了後に再発毛し始めた患者や脱毛を起こさない化学療法を施行中の患者は, 染毛してもよいか

ステートメント

- 次の5項目を満たしたうえで, 専門家が注意深くヘアカラー剤による染毛を行うことを否定しない。
  - ①過去に染毛剤によるアレルギーや皮膚症状がないこと
  - ②頭皮に湿疹などがないこと
  - ③染毛剤の使用に適した長さまで毛髪が伸びていること
  - ④地肌に薬剤がつかないように染毛すること
  - ⑤使用前のパッチテストが陰性であること
- 上記の5項目を満たしたうえで, ヘナ・お歯黒式ヘアカラーを用いて染毛を行うことを否定しない。
- 製品に記載の使用上の注意に従ったうえで注意深く行うならば, ヘアマニキュアやカラーリンス, カラートリートメント, 一時染毛料を用いて染毛を行うことを否定しない。

背景・目的

　再発毛後, いつまでも白髪のままでウィッグを外せないと悩む患者や, 脱毛を起こさない化学療法を長期間継続しなければならない患者にとって, 頭髪を染めることは, 患者のQOLにかかわる重要な日常ケアの一つである。

　実際, 脱毛せずに最後まで化学療法を継続する患者が増加する状況にある。例えば, 進行大腸がんに対するキードラッグは数多くあるが, 脱毛をきたす薬剤はイリノテカンのみであり, その他の抗がん薬を使っても脱毛することはほとんどない。自毛に対して白髪染めなどの希望があるにもかかわらず, 「化学療法中は染毛禁止」と一律に扱うことは患者のQOLの視点から問題がある。

　ヘアカラーリング剤には多くの種類があり, 染色機構もさまざまである。その分類を**表1**にまとめる[1]。化学療法中あるいは化学療法後の頭髪に変化が現れている患者に対する, 各種ヘアカラーリング剤の影響に関する研究はないため, 検討した。

解説

1) ヘアカラー (酸化染毛剤) について

　ヘアカラー (酸化染毛剤) は, ヘアダイ, 白髪染めとも呼ばれ, 理美容室や市販品として一般に使用される染毛剤である。ヘアカラーの主成分である酸化染料はアレルギー性接触皮膚炎のポテンシャルが高いことが知られており[2][3], がん患者に特有の副作用ではないものの, アナフィラキシーショックを呈するような重篤な副作用の症例報告も年に1, 2例認められる[4]。また, 酸化染料とアルカリ剤を過酸化水素水等の酸化剤と混合して発色させるため, 強い酸化力とアルカリ性による皮膚刺激の可能性がある。ヘアカラー剤の使用には, アレルギー反応を起こす可能性を事前に試す皮膚アレルギー試験 (パッチテスト) の実施が強く推奨されている。しかし消費者に対する調査によると[3][5], パッチテストの認知度は高いもののパッチテストを毎回行っている人の割合は10%に満

表1　ヘアカラーリング剤の分類

種類			主な成分	通称	備考
染毛剤（医薬部外品）	永久染毛剤	酸化染毛剤	第1剤：酸化染料 第2剤：酸化剤（過酸化水素水等）	ヘアカラー/ヘアダイ/白髪染め/おしゃれ染め等	使用前に混合する。パッチテストが必要。
		非酸化染毛剤	第1剤：ポリフェノール，アルカリ剤 第2剤：硫酸第一鉄	オハグロ式白髪染め	パッチテストが必要。毛髪へ第1剤，第2剤の順に重ね塗りする。
	脱色・脱染剤		第1剤：アルカリ剤 第2剤：酸化剤（過酸化水素水等）	ヘアブリーチ/ヘアライトナー	使用前に混合する。過硫酸塩が配合されている製品もある。
染毛料（化粧品）	半永久染毛料		直接染料（酸性）	ヘアマニキュア	1回で染まる（使用後洗髪）
			直接染料（酸性/塩基性/ニトロ）	カラーシャンプー/カラーリンス/カラートリートメント	1回で染まる（使用後すぐ）
	一時染毛料		直接染料	ヘアマーカー	使用後放置でわずかに染まるものもある
			顔料	ヘアマスカラ/カラースプレー等	毛髪表面に固着させる
	その他		植物染料	ヘンナ（ヘナ）等	パッチテストが必要

たず，一層の啓発が必要とされている。

　また，ヘアカラーは強い酸化力とアルカリ剤により頭髪への影響も大きい。髪表面を保護している18-メチルエイコサン酸がヘアカラー剤の施術と日常のヘアケア行動の繰り返しで失われると[6]，髪表面の摩擦が大きくなって髪がからまりやすくなり，切れ毛が増える場合もある。化学療法で脱毛した患者の頭髪は，治療終了後2，3カ月で再発毛を実感できるが[7]，染毛できる長さ，量になるまでの期間は6カ月程度を要すると考えられる。酸化剤によって頭髪のケラチン蛋白質の架橋構造を形成するジスルフィド結合（S-S結合）が切れる[8]などの髪の傷みの可能性を考慮すると，再発毛初期の頭髪は比較的細く弱いこともあり，この程度の成長期間を置くことが必要であろう。

　日本ヘアカラー工業会による自主基準では，ヘアカラー剤に添付する文書に記載する使用上の注意において，使用を控えるべき対象として「頭皮あるいは皮膚が過敏な状態になっている方（病中，病後の回復期，生理時，妊娠中等）」が挙げられている[9]。これに従うと，化学療法終了後に再発毛し始めた患者や脱毛を起こさない化学療法を施行中の患者は，ヘアカラー剤による染毛ができないことになる。しかし，前述したように，長期にわたり脱毛しない化学療法を継続する患者が増えている。また，がん患者に対するヘアカラーの重篤な影響に関するエビデンスもない。そこで，QOLの視点から一律にヘアカラーによる染毛を禁止するのではなく，医師が治療上の問題や皮膚トラブルがないと判断でき，ヘアカラーのリスクを説明したうえでも患者が希望する場合には，前記5項目を満たしたうえで，ヘアカラー剤による染毛をすることを否定しない。ただし，頭皮への付着をできる限り避けるために，確実な技術をもった理・美容師が注意深く行うことが必要である。化学療法前から染毛していた場合には，なるべく以前から使用していたヘアカラー剤を使用することが望ましい。

　なお，近年，ヘアカラー剤の使用と各種のがん発生リスクとの関係が多く調査・報告されている。例えば，米国・フィンランド・イランにおける計8つの症例対照研究のメタアナリシスにより，ヘアカラーの使用による乳がん発生のリスク比は1.19で，さらなる研究が必要としながらも有意差が

あると報告されている[10]。一方，主に米国白人女性 117,200 人に対する 36 年間のコホート研究[11]によると，基底細胞がんがわずかに増加（ハザード比 1.05）したものの，その他のがんのリスクおよびがん関連死亡率との間に正の関連は認められなかった。ただし，ヘアカラー剤の累積使用回数が 100 回以上の場合にがんリスクが増加する例もあり，さらなる研究が必要であるとしている。そのほかにも多くの報告がなされているが[12]～[21]，まだ結論が出ていないのが現状である。国際がん研究機関（IARC）においても，ヘアカラー剤の個人使用については発がん性の十分な証拠がないとしており[22]，パラフェニレンジアミンなどの酸化染料はグループ 3（人に対する発がん性について分類できない）に分類されている。ヘアカラー剤の発がん性の問題とがん患者がヘアカラー剤を使ってよいか否かという問題とは直接関係ないが，特にがん患者にとってはセンシティブな問題であり，今後の研究の進展を注意深く見守る必要がある[21][23]。

2）ヘナ・お歯黒式ヘアカラーについて

ヘンナ（ヘナ）はミソハギ科の植物葉から得られる天然染料で，古代から使用されていたものである。ヘナ染料だけでは淡い赤系の色にしか染まらないので，濃く染められることを表示している製品ではなんらかの他の染料が添加されている。化粧品には認められていないパラフェニレンジアミンなどの酸化染料や植物性のインディゴなどを含むものが問題となったこともある[2][24]。現在では，ヘナを配合する頭髪用化粧品については，使用する前に必ず皮膚試験（パッチテスト）を行うよう表示することが義務付けられている[25]。

お歯黒式ヘアカラーとは，酸化染料を用いない永久染毛剤である。酸化染料が含まれないのでアレルギー性接触皮膚炎を引き起こしにくいと考えられるが，稀に使われている成分で接触皮膚炎を起こすことがあるので，ヘアカラーと同様に使用前には毎回必ずパッチテストを行うことが必要である[26]。

ヘナやお歯黒式ヘアカラーは，ヘアカラーと異なり過酸化水素などの酸化剤を使わないので髪の傷みはあまりない。また，がん患者に特有な問題点が報告されているわけでもない。そこで，前記 5 項目を満たしたうえで，ヘナ・お歯黒式ヘアカラーを用いて染毛することを否定しない。ただし，ヘアカラーと同様に接触皮膚炎の可能性があることから，頭皮への付着をできる限り避けるために，確実な技術をもった理・美容師が染毛を行うことが望ましい。

3）ヘアマニキュア・カラーリンス・カラートリートメント・一時染毛料について

半永久染毛料は，いずれも色をもつ直接染料を頭髪内に浸透させることで着色するものである。ヘアカラーと異なり過酸化水素などの酸化剤を使わないので，半永久染毛料は繰り返し染めても髪の傷みがあまりない。このなかでヘアマニキュアは，染料の頭髪への浸透・染着が強固で，塗布後洗髪しても 2～4 週間程度は色が維持できる[26]。ヘアマニキュアではあまりアレルギーがないが[26]，頭皮や皮膚への着色が問題となるため，専門家による施術が望ましい。一方，カラーリンスやカラートリートメントは，1 回の着色性・持続性は低いが，継続して使用することで徐々に頭髪を染色する製品である。

がん患者に対して安全な半永久染毛料に関するエビデンスはないが，がん患者特有の報告があるわけでもない。そこで，化学療法終了後に再発し始めた患者や脱毛を起こさない化学療法を施行中の患者が，ヘアマニキュア・カラーリンス・カラートリートメントを用いて染毛することを否定しない。ただし，カラートリートメントに使用されている染料には感作性の可能性が報告されているものもあるため[27]～[29]，パッチテストが必要であるとしている製品もある。製品に記載の使用上の注意に従い，頭皮に炎症や傷がないか確認したうえで，できる限り頭皮へ付着しないようにする

などの注意を要する。

　一時染毛料にはマスカラタイプ，エアゾールスプレー，ハケで塗るタイプなどさまざまなものがあるが，いずれも頭髪表面に染料や顔料を固着させることで着色するものである。一時染毛料による染毛を否定しないが，一時染毛料には酸化鉄を含むものがあり，MRI 検査の際にアーチファクトや発熱を起こすことが報告されているため[30]，検査の前には使用しないよう注意を喚起する。

●検索キーワード・参考にした二次資料●

　「がん患者に対するアピアランスケアの手引き 2016 年版」の同クエスチョンの参考文献に加え，次の検索を行った。PubMed・CINAHL で，（Cancer OR "Antineoplastic Agents" OR Alopecia OR "hair loss" OR Neoplasms）AND（Scalp OR Hair）AND（color* OR colour* OR dye OR bleach* OR lighten* OR "Hair Dyes" OR "Hair Bleaching Agents" OR "Hair Color"）AND Humans の検索式を用い，2015 年 4 月～2020 年 3 月の期間で英語または日本語文献を検索した。医中誌 Web では，（抗腫瘍剤 or 抗がん剤 or 抗がん薬 or 細胞毒性 or（腫瘍 and SH＝薬物療法）or 化学療法 or がん患者 or 癌患者）and（美容業 or 美容院 or 染毛 or 毛髪染剤 or ヘアダイ or ヘアカラー）の検索式を用い，期間は絞らず会議録を除く文献を検索した。J-STAGE では，（患者 and ヘアカラー）の検索式を用い，2015～2020 年の期間の文献を検索した。合計 134 件がヒットした。このなかから主要な論文を抽出し，さらにハンドサーチでも関連文献を検索した。

参考文献

1) 伊藤隆司. 皮膚をみる人たちのための化粧品知識　頭髪用製品とその作用. 日香粧品誌. 2019；43(3)：199-208. レビュー

2) 奥村陽子, 清島真理子. 染毛剤による接触皮膚炎. 皮膚と美容. 2012；44(2)：58-62. レビュー

3) 矢上晶子. ヘアケア製品（染毛剤, シャンプー, リンス）による皮膚障害. 日香粧品誌. 2018；42(2)：104-8. レビュー

4) 山口正雄, 高橋美圭, 小泉佑太, 他. 染毛剤によりアナフィラキシーショックを呈した 1 例. アレルギー. 2014；63(3-4)：590. ケースシリーズ

5) 日本ヘアカラー工業会 安全性委員会. ヘアカラーの使用に関する消費者実態と日本ヘアカラー工業会の取組み. Cosmet Stage. 2017；12(1)：55-68.

6) Tanamachi H, Inoue S, Tanji N, et al. Deposition of 18-MEA onto alkaline-color-treated weathered hair to form a persistent hydrophobicity. J Cosmet Sci. 2009；60(1)：31-44.[PMID：19296894]

7) Lacouture ME. Dr. Lacouture's skin care guide for people living with cancer. 1st edition. New York, Harborside Press, 2012. p.107.

8) 鈴田和之, 渡邉紘介, 前田貴章, 他. 赤外分光法によるブリーチ処理毛髪に生じるシステイン酸の評価. J Fiber Sci Technol. 2016；72(1)：1-8.

9) 日本ヘアカラー工業会. 染毛剤等に添付する文書に記載する使用上の注意事項自主基準. 2016 年 7 月 12 日更新. https://www.jhcia.org/pdf/i_jishu_shiyoujyounochuui_20160712.pdf（2021 年 3 月 14 日閲覧）

10) Gera R, Mokbel R, Igor I, et al. Does the use of hair dyes increase the risk of developing breast cancer? A meta-analysis and review of the literature. Anticancer Res. 2018；38(2)：707-16.[PMID：29374694] SR（メタ）

11) Zhang Y, Birmann BM, Han J, et al. Personal use of permanent hair dyes and cancer risk and mortality in US women：prospective cohort study. BMJ. 2020；370：m2942.[PMID：32878860] コホート

12) Qin L, Deng HY, Chen SJ, et al. A meta-analysis on the relationship between hair dye and the incidence of non-hodgkin's lymphoma. Med Princ Pract. 2019；28(3)：222-30.[PMID：30583293] SR（メタ）

13) Towle KM, Grespin ME, Monnot AD. Personal use of hair dyes and risk of leukemia：a systematic literature review and meta-analysis. Cancer Med. 2017；6(10)：2471-86.[PMID：28925101] SR（メタ）

14) Heikkinen S, Pitkäniemi J, Sarkeala T, et al. Does hair dye use increase the risk of breast cancer? A population-based case-control study of finnish women. PLoS One. 2015；10(8)：e0135190.[PMID：26263013] ケースコントロール

15) Tai SY, Hsieh HM, Huang SP, et al. Hair dye use, regular exercise, and the risk and prognosis of prostate cancer：

multicenter case-control and case-only studies. BMC Cancer. 2016；16：242.［PMID：26996776］ケースコントロール

16）Parodi S, Santi I, Marani E, et al. Lifestyle factors and risk of leukemia and non-Hodgkin's lymphoma：a case-control study. Cancer Causes Control. 2016；27(3)：367-75.［PMID：26759332］ケースコントロール

17）Eberle CE, Sandler DP, Taylor KW, et al. Hair dye and chemical straightener use and breast cancer risk in a large US population of black and white women. Int J Cancer. 2020；147(2)：383-91.［PMID：31797377］コホート

18）Vedel-Krogh S, Nielsen SF, Schnohr P, et al. Morbidity and mortality in 7,684 women according to personal hair dye use：the copenhagen city heart study followed for 37 years. PLoS One. 2016；11(3)：e0151636.［PMID：26986063］コホート

19）Llanos AAM, Rabkin A, Bandera EV, et al. Hair product use and breast cancer risk among African American and White women. Carcinogenesis. 2017；38(9)：883-92.［PMID：28605409］ケースコントロール

20）Jiann BP. Does hair dye use really increase the risk of prostate cancer? BMC Cancer. 2017；17(1)：724.［PMID：29115940］

21）Alipour S. Comments on：Hair dye and chemical straightener use and breast cancer risk in a large US population of black and white women. Int J Cancer. 2020；146(9)：2651.［PMID：31904111］

22）IARC Monographs Working Group on the Evaluation of Carcinogenic Risks to Humans. Some Aromatic Amines, Organic Dyes, and Related Exposures. IARC Monographs on the Evaluation of Carcinogenic Risks to Humans Vol. 99. Lyon, IARC, 2008. p.499-658.

23）野澤桂子．アピアランスケア―がん治療に伴う毛髪の変化と患者支援―．日香粧品誌．2018；42(1)：21-5．レビュー

24）仙﨑聖子，仁木真理子，村尾和俊，他．染毛剤による接触皮膚炎の2例．皮膚臨床．2014；56(3)：403-7．ケースシリーズ

25）厚生労働省医薬食品局安全対策課長．ヘンナ及びヘンナ由来物を含有する頭髪用化粧品類等の使用上の注意事項について．薬食安発第0906001号，平成18年9月6日．厚生労働省．https://www.mhlw.go.jp/web/t_doc?dataId=00tb3226&dataType=1&pageNo=1（2021年3月14日閲覧）

26）日本ヘアカラー工業会．ヘアカラーリング製品の分類(詳細)．https://www.jhcia.org/information/1_classification.html（2021年9月21日閲覧）レビュー

27）Scientific Committee on Consumer Products（SCCP）. Opinion on HC Blue No. 2, Doc. No. 1035. 2006. European Commission. https://ec.europa.eu/health/ph_risk/committees/04_sccp/docs/sccp_o_084.pdf （2021年3月14日閲覧）

28）Scientific Committee on Consumer Safety(SCCS). Opinion on Basic Brown 16. SCCS/1496/12. European Commission. 2013年2月26日更新. https://ec.europa.eu/health/sites/health/files/scientific_committees/consumer_safety/docs/sccs_o_117.pdf（2021年3月14日閲覧）

29）大原香子．ヘアカラートリートメントの成分である4-ヒドロキシプロピルアミノ-3-ニトロフェノールによるアレルギー性接触皮膚炎の1例．皮膚臨床．2015；57(13)：2009-12．ケースシリーズ

30）土井 司．MRIにおける患者サービスと安全確保の境界～歯科インプラント，タトゥー，化粧品などへの対応～．日磁気共鳴医会誌．2020；40(2)：72-81．レビュー

FQ 36　化学療法による眉毛脱毛に対してアートメイクは勧められるか

ステートメント

　アートメイクにより，がん患者の QOL が改善するエビデンスも，反対に，がん患者を対象とした合併症や MRI 検査への支障などの害のエビデンスもほとんどない。今後は，医療におけるタトゥー（瘢痕や植皮の色調修正，乳輪や口唇粘膜の描写，等）の普及に伴い，その QOL への効用や，色素素材の改良などによる安全面の研究が期待される。

背景・目的

　対人コミュニケーションにおいて，外見は重要な初期情報源となり，対人関係のあり方やそれに対する認知に大きく影響する可能性がある。実際，化学療法などのがん治療によって生じる眉毛の脱毛は，表情の印象を変えるため，患者に大きな苦痛を与える。

　眉毛の脱毛に対処する方法として，一般的には，化粧品を用いて美容的に眉を描く方法がとられる。近年は，眉ティントと称される描いた眉が数日持続する製品が登場するなど，脱毛対処の美容的方法にも選択肢が増えている。

　医学的な手法として，長期的な効果の維持を期待し「針で皮膚に色素を注入する技術」にアートメイクがある。アートメイクは，メディカル・タトゥーとも呼ばれ，乳がん術後の乳輪形成，眉毛の脱毛のカモフラージュ，頭皮の傷跡のカバー，白斑のカモフラージュなどを行うことができる[1]。がん領域でも取り入れられつつあり，眉毛や乳輪形成にも用いられているが，安全性の問題等の指摘もあるため[2]，その有効性について検討した。

解説

　QOL 改善効果については，院内にメディカル・タトゥー・センターを併設した施設からの単群試験が 1 編のみであった[3]。がん患者 56 人を対象に QOL などが心理測定法で評価され，Utrecht Questionnaire（平均 3.8→7.8, $p=1.1\times10^{-9}$）と Patient Scar Assessment Questionnaire で有意差をもって改善が認められている。しかし，対象は頭頸部にアートメイクを行った患者で，眉毛部へのタトゥーを含むものの，基本的には術後瘢痕へのカモフラージュ目的に施行された患者を対象にしている。つまり，目立つ瘢痕部へ，肌色の色素や眉毛に合わせた色素を用いている。さらに，単群試験での介入前後比較でしかなく，評価も VAS スケールでの主観的評価のみである。被験者のリクルートも患者の自発的意思によっているので，参加動機におけるバイアスは大きい。以上より，アートメイクによる QOL 改善効果のエビデンスレベルは極めて弱い。

　合併症については，感染性と反応性のものが報告されている。これまでに，局所的なアレルギー反応[4]，異常色素斑[5,6]，ウイルス[7,8]や真菌[9]などの特殊感染症，肉芽腫形成[10]が指摘されている。全身的な病変を示すサルコイドーシスは特に tattoo sarcoidosis と呼ばれている[11,12]。実施総数が公表されておらず，一般的なファッション・タトゥーも母数に含まれていることに鑑みれば，発現頻度については極めて低いことが予想される。検索ではがん患者の報告例はなかったが，がん化学療

法中の患者は免疫抑制状態にあり，感染リスクの増大が懸念される[2]。

MRI 検査における障害については，古い文献に 2 度熱傷が生じたという記録はあるものの[13]，最新の総説では，実際に熱傷が生じたという報告はなかった[14]。「注意深く検査する必要はあるものの，検査を行うこと自体に問題はない」という総説もある[15]。しかし，近年はテスラ数の大きな条件で撮影を行う施設もあり，そのような施設では原則的にアートメイクは禁止にしており，今後そのような施設が増えていく可能性がある。

アートメイクは皮膚の浅い層（表皮下）に色素を入れるので，長期的には自然に消退するとされているが，実際には半永久的に残存する場合もある。アートメイクの除去には患者の負担が伴う。除去方法としてはレーザー治療が第一選択だが，自費診療であるためコスト面での害は小さくない。また，複数回の照射が必要でダウンタイムが生じる。さらには，ほぼ永久脱毛になるという不可逆的変化も生じる。

まとめると，患者からアートメイクの施術希望の相談がある場合，以上の点を十分に説明することが肝要である。また，化学療法中または予定がある場合は，避けることを原則とする。しかしながら，リスクを承知のうえで強く施術を希望する場合には（例えば，脱毛が始まる前に，どうしても施術を受けておきたいという希望），それを制限するのは難しい。とりわけ例外的に，転移・再発がんで化学療法を長期に継続する患者が希望する場合は，感染リスクを十分に説明するとともに，免疫力の程度を総合的に評価して（例えば，好中球の最低値となる時期を避けるなど），施術することまでは否定できないであろう。

QOL について補足すると，先に触れたメディカル・タトゥーの普及と色素素材における問題が克服されれば，将来的には QOL 研究が増加していくことが期待される。

また，患者がアートメイクを必要と感じている背景には，単なる眉毛の喪失にとどまらず，そこから派生する対人関係上の不安や疾患の受け入れへの恐怖心など，複雑な要因が関係していることがあり，患者自身もそれに気づいていないことも多い。今後は，患者の外見の悩みを理解し，適切なアドバイスを行うことができるような医療者教育も必要であろう[16]~[18]。

なお，平成 13 年の厚労省の通達により，医師法 17 条を根拠に，アートメイクは医師免許をもつ者が行うものと解釈されてきた[19]。しかし，令和 2 年 12 月の最高裁判決で，刺青は医業に該当しない旨の見解が出されたため[20]，今後アートメイクの施術者に関する公式見解（令和 3 年 8 月時点では未発表）も影響を受ける可能性があることに留意が必要である。

●検索キーワード・参考にした二次資料●

"eyebrow"，"alopecia"，"tattoo"，"medical tattoo"，"cosmetic tattoo"，"neoplasms"，"cancer"，"antineoplastic agents"，"antineoplastic agents" のキーワードで，PubMed では 51 件（2015 年 4 月 1 日～2020 年 7 月 10 日）が，CINAHL では 5 件（2015 年 4 月 1 日～2020 年 7 月 11 日）が検索された。医中誌 Web では，「いれずみ」「刺青」「入れ墨」「入墨」「アートメイク」「眉」「会議録除く」で 19 件が検索された（2015 年 4 月 1 日～2020 年 7 月 4 日）。以上の検索 75 論文より，一次スクリーニングで 24 件を抽出した。さらにハンドサーチでも関連文献を検索した。

参考文献

1) Hou Z, Lee PK. The applications of medical tattooing in the head and neck region. Facial Plast Surg. 2019；35(3)：256-9.［PMID：31189198］レビュー

2) Kluger N, De Cuyper C. A practical guide about tattooing in patients with chronic skin disorders and other medical conditions. Am J Clin Dermatol. 2018；19(2)：167-80.[PMID：28993993]　レビュー

3) Drost BH, van de Langenberg R, Manusama OR, et al. Dermatography (medical tattooing) for scars and skin grafts in head and neck patients to improve appearance and quality of life. JAMA Facial Plast Surg. 2017；19(1)：16-22.[PMID：27657879]　単群試験

4) Greywal T, Cohen PR. Cosmetic tattoo pigment reaction. Dermatol Online J. 2016；22(7)：13030/qt3rc114rg.[PMID：27617722]　ケースシリーズ

5) Abtahi-Naeini B, Shahmoradi Z, Hadian M, et al. Multiple pigmented macules as a sequel of cosmetic lip micro-pigmentation：New clinical presentation of tattoo reactions. Niger Postgrad Med J. 2019；26(4)：244-6.[PMID：31621666]　ケースシリーズ

6) Thomas S, Gouk C, Jayasakeera N, et al. The sequelae of metallosis resulting in skin pigmentation and tattooing：A case presentation and literature review. Surg J（N Y）. 2016；2(4)：e143-6.[PMID：28825008]　レビュー

7) Nemer KM, Hurst EA. Confluent verruca vulgaris arising within bilateral eyebrow tattoos：successful treatment with ablative laser and topical 5% imiquimod cream. Dermatol Surg. 2019；45(3)：473-5.[PMID：29757860]ケースシリーズ

8) Begolli Gerqari A, Ferizi M, Kotori M, et al. Activation of herpes simplex infection after tattoo. Acta Dermatovenerol Croat. 2018；26(1)：75-6.[PMID：29782308]　レビュー

9) Ishizaki S, Sawada M, Suzaki R, et al. Tinea faciei by Microsporum gypseum mimicking allergic reaction following cosmetic tattooing of the eyebrows. Med Mycol J. 2012；53(4)：263-6.[PMID：23257727]　ケースシリーズ

10) Motoki THC, Isoldi FC, Ferreira LM. Pathologic scarring after eyebrow micropigmentation：a case report and systematic review. Adv Skin Wound Care. 2020；33(10)：1-4.[PMID：32694299]　レビュー

11) Naeini FF, Pourazizi M, Abtahi-Naeini B, et al. Looking beyond the cosmetic tattoo lesion near the eyebrow：Screening the lungs. J Postgrad Med. 2017；63(2)：132-4.[PMID：28272073]　ケースシリーズ

12) 奈古利恵，船坂陽子，神崎亜希子，他．アートメイクにより皮膚サルコイド反応が多発してみられ肺門リンパ節が腫脹した1例．臨皮．2017；71(4)：307-12．ケースシリーズ

13) Wagle WA, Smith M. Tattoo-induced skin burn during MR imaging. AJR Am J Roentgenol. 2000；174(6)：1795.[PMID：10845532]ケースシリーズ

14) Alsing KK, Johannesen HH, Hansen RH, et al. Tattoo complications and magnetic resonance imaging：a comprehensive review of the literature. Acta Radiol. 2020；61(12)：1695-700.[PMID：32216450]　レビュー

15) 土井 司．MRIにおける患者サービスと安全確保の境界〜歯科インプラント，タトゥー，化粧品などへの対応〜．日磁気共鳴医会誌．2020；40(2)：72-81．レビュー

16) 野澤桂子，藤間勝子編．臨床で活かす がん患者のアピアランスケア．東京，南山堂，2017.

17) 原田輝一，真覚 健編．アピアランス＜外見＞問題と包括的ケア構築の試み．東京，福村出版，2018.

18) アレックス・クラーク，アンドリュー・R・トンプソン，エリザベス・ジェンキンソン，他著（原田輝一，真覚 健 訳）．アピアランス＜外見＞問題介入への認知行動療法．東京，福村出版，2018.

19) 厚生労働省医政局医事課長．医政医発第105号 平成13年11月8日．厚生労働省．https://www.mhlw.go.jp/web/t_doc?dataId=00ta6731&dataType=1&pageNo=1

20) 日本経済新聞．タトゥー施術は医師免許不要 最高裁が初判断．2020年9月17日．https://www.nikkei.com/article/DGXMZO63999100X10C20A9CR8000/

がん薬物療法中の患者に対して勧められる紫外線防御方法は何か

ステートメント

　治療中，紫外線曝露を避ける必要のある患者は，外出時にはできるだけ皮膚を露出しない衣類（長袖・長ズボン等）を着用し，さらにサングラス，帽子や日傘などを利用し，物理的に紫外線防御を行う。衣類で遮蔽できない部分については，サンスクリーン剤（日焼け止め化粧品）を利用するとよい。

背景・目的

　がん治療に伴い皮膚障害を生じる患者[1]~[13]には，紫外線曝露の危険性の増大と皮膚障害の回復遅延が考えられる。また，抗がん薬の種類によっては，日光による皮膚障害を惹起する。そこで，抗がん薬治療患者における皮膚障害の予防の観点から，治療中から紫外線を防御する方法を概説する（関連情報：総論1.3）香粧品と紫外線防御，2.2）紫外線遮断生地）。

解説

1）抗がん薬と光線過敏症

　抗がん薬には光線過敏症を誘発するものがある。例えば，光線テスト（最小紅斑量：MEDの測定）や光パッチテストにより光線過敏性薬疹を生じる薬剤として，フルオロウラシルやその誘導体のテガフール[1)2)]，アルキル化薬のダカルバジン[3)4)]，前立腺がん治療薬のフルタミド[5)]やビカルタミド[6)]が報告されている。また，分子標的薬において，チロシンキナーゼ阻害薬のバンデタニブ[7)~10)]，エルロチニブ[11)]やクリゾチニブ[12)]が同様に皮膚障害を惹起することが報告されている。例えば，BRAF阻害薬のベムラフェニブを投与された患者においては[13)]，治療歴のない切除不能なⅢC期またはⅣ期黒色腫の患者（336人）を対象とした第Ⅲ相臨床試験（無作為化，非盲検，対照薬：ダカルバジン）で133人（39.6%）の患者に光線過敏症が生じた。さらに，治療歴のあるⅣ期黒色腫の患者（132人）および切除不能なステージⅢC期またはⅣ期黒色腫の患者（52人）を対象とした第Ⅱ相および第Ⅰ相臨床試験（非盲検，非対照）では，それぞれ83人（62.9%）および18人（34.6%）が光線過敏症を発症した。より良い状態で本治療を継続するためには光線過敏症の対策は重要であり，特に日照時間のピーク時には外出を避けることや，紫外線A波（UVA）および紫外線B波（UVB）に対する保護機能をもつ衣類の着用やサンスクリーン剤の使用などの二次予防策を講じることが望ましい[14)]。

2）紫外線を遮断する衣服等の利用について

　繊維の紫外線防御効果はUPFによって表され，素材の違い，織目・網目の詰まり度合い，色により影響を受ける[15)~20)]。例えば，綿布は紫外線をよく透過してしまうが，ポリエステル布は250〜320nmのUVB領域の紫外線を遮断する能力を有することが知られている[16)]。また，織目が密なほど，紫外線を透過しにくく，反射率も高くなる。色に関しては，染料に紫外線吸収能があるので，染色布は白色に比べて紫外線を吸収する能力が高くなる。ただし，黒色の生地は高い紫外線吸収率

をもつが，赤外線も吸収し熱をためやすくなるため，熱中症に注意する必要がある。紫外線遮蔽効果を高めるためには，厚手で織目の詰まったもので，白色や薄い色の布地で作った衣服等の着用が勧められる[15]。

さらに近年は，紫外線による皮膚への影響を減少させることを目的に，紫外線を遮蔽する加工を施した生地を利用した衣類や日傘などが多く市販されている。紫外線遮蔽効果を高める加工には，紫外線を反射させる無機微粒子（二酸化チタン，酸化亜鉛などの紫外線散乱剤，セラミックなど）を練り込む方法と，有機の紫外線吸収剤を後加工する方法があり，快適性とファッション性を損なわず紫外線対策ができる生地が多く開発されている。

今後，衣料メーカーの独自の表記方法も含めて UPF の表示が広まると考えられ，サンスクリーン剤とともに紫外線遮蔽率や UPF の表示がされている繊維商品をうまく利用して紫外線対策を行うことを心がけることが望ましい。

なお，紫外線遮蔽効果の表示がある日傘や帽子は，直射日光を遮断する効果があっても，地面等に反射して身体に照射される紫外線を防御できないことを理解しておく必要がある。

3）サンスクリーン剤（日焼け止め化粧品）について

（1）紫外線吸収剤と紫外線散乱剤

サンスクリーン剤の紫外線防御成分には，皮膚内部への浸透性の低い，無機系の微粒子酸化チタン（TiO_2）および微粒子酸化亜鉛（ZnO）などの紫外線散乱剤と，紫外線エネルギーを吸収し，熱エネルギーに変換して排出する有機系の紫外線吸収剤がある。サンスクリーン剤の多くは，紫外線散乱剤だけでなく紫外線吸収剤を組み合わせている。

有機系紫外線吸収剤のなかには，太陽光への曝露により光化学反応が起こり，異性化あるいは分解されるものがある[21]。その結果，経時的に紫外線吸収能の低下を引き起こし，皮膚への紫外線の曝露量を増加させるものもあるので注意が必要である。また，紫外線吸収剤は，その化学的性質から，極性が中等度であり，健常皮膚においても容易に角層を通過することが報告されており[22]，紫外線吸収剤による皮膚傷害に関する症例報告もある[23)24]。さらに皮膚に塗布したサンスクリーンに含まれている紫外線吸収剤が血中に移行するという報告もある[25)26]。現時点で，血中の紫外線吸収剤が全身に及ぼす影響については明らかになっていないが，心配な場合は，紫外線吸収剤を配合したサンスクリーン剤を選択しないことを勧める。

以上のことから，抗がん薬治療中に使用するサンスクリーン剤は無機系の紫外線散乱剤だけで紫外線防御効果を付与しているノンケミカルサンスクリーン剤の使用が勧められる。ただし，この製品は，酸化チタンと酸化亜鉛の含有量が多いため，塗布することによって，肌が不自然に白く見えるという欠点がある。また，皮膚が乾燥したり，汗や皮脂で落ちやすい（化粧崩れやすい）製品もあるので注意が必要である。

このような注意点を踏まえ，紫外線吸収剤を配合したサンスクリーン剤の使用を検討するのであれば，治療前に使用していた製品で，治療中に使用して問題がない場合には，そのまま使用することを否定しない。

（2）推奨される紫外線防御指数

The Society and College of Radiographers は放射線治療による皮膚過敏症や色素沈着の有害事象に対してとるべき予防措置として，根拠として強く推奨するデータはないが，紫外線曝露を避けるため，高い SPF 値，例えば SPF 50 のサンスクリーン剤の使用を勧めることを推奨している[27]。一方，健常人において，SPF 15 以上のサンスクリーン剤を毎日塗布することで，紫外線による慢性的

皮膚障害（光老化）の発症を予防できるとの報告もある[28)29)]。また，日本化粧品工業連合会では，日常生活においては SPF 15，PA＋＋程度のサンスクリーン剤の使用を勧めていることから[30)]，抗がん薬治療中であっても，日常生活を送る範囲では SPF 15，PA＋＋程度のサンスクリーン剤の使用でよいと考えられる。もし野外で長時間，紫外線にさらされるなど，紫外線による強い障害を受ける可能性が高まる場合には，より高い紫外線防御効果が期待できる SPF 50 以上，PA＋＋＋＋で，なおかつ落ちにくい製品を選ぶことが望ましい。例えば，W/O 乳化型で揮発性のシリコーンオイルを多めに配合し，水や汗によっても落ちにくいという耐水性を付与したウォータープルーフタイプが勧められる。

（3）サンスクリーン剤の塗布方法

　サンスクリーン剤は，紫外線防御が十分に得られるだけの量を塗り残しができないよう，鏡をみながら指で均一に伸ばしながら塗布する[30)]（目安 2 mg/cm^2：顔面には小豆大 6 個分または手のひらに 500 円玉大の量）。しかしながら，サンスクリーン剤の実使用量は目安の半分量，すなわち 1 mg/cm^2 しか塗布されていないことが報告されている[31)]。また，サンスクリーン剤を二度塗りすることでほぼ 2 mg/cm^2 になり，期待される SPF 値の効果が見込めることが報告されている[31)]。塗布量が少なければ SPF 値も減少する報告[32)33)]を踏まえると，実使用量を考慮して日常生活で推奨される SPF 値（SPF 15）を担保するためにも SPF 30 以上のサンスクリーン剤を選ぶか，二度塗りを心がける必要がある。さらに，サンスクリーン剤は皮脂や汗，衣類等との接触によりその効果が減弱するので，2～3 時間ごとに塗り直すこと，外出先から戻ったらクレンジングや洗浄料できれいに落とすことを心がける必要がある。なお，ウォータープルーフタイプのサンスクリーン剤は，洗浄剤の使用によっても洗い流すことが容易でなく，皮膚に残りやすい。そのため，使用後の洗浄は製品に指示されている方法で行うようにする。もしくは，容易に洗浄できる O/W 型（親水性）製品を選ぶことが勧められる。

●検索キーワード・参考にした二次資料●

　「がん患者に対するアピアランスケアの手引き 2016 年版」の同クエスチョンの参考文献に加え，PubMed・CINAHL で，"sunscreening agents"，"sun protection factor"，"neoplasms"，"drug therapy"，"antineoplastic agents"，"drug-induced photosensitivity" 等のキーワードで検索した。医中誌 Web では，"抗腫瘍剤"，"抗がん剤（薬）"，"がん（癌）患者"，"日焼け止め"，"紫外線吸収剤"，"紫外線防御"，"SPF"，"化粧品"，"光線過敏症" 等のキーワードで検索した。検索期間は 2020 年 3 月までとし，173 件がヒットした。このなかから主要な論文を抽出し，さらにハンドサーチでも関連文献を検索した。

参考文献

1) Horio T, Murai T, Ikai K. Photosensitivity due to a fluorouracil derivative. Arch Dermatol. 1978；114(10)：1498-500.［PMID：363059］ケースシリーズ

2) Horio T, Yokoyama M. Tegaful photosensitivity--lichenoid and eczematous types. Photodermatol. 1986；3(3)：192-3.［PMID：3092199］ケースシリーズ

3) Yung CW, Winston EM, Lorincz AL. Dacarbazine-induced photosensitivity reaction. J Am Acad Dermatol. 1981；4(5)：541-3.［PMID：7240460］ケースシリーズ

4) Treudler R, Georgieva J, Geilen CC, et al. Dacarbazine but not temozolomide induces phototoxic dermatitis in patients with malignant melanoma. J Am Acad Dermatol. 2004；50(5)：783-5.［PMID：15097966］ケースシリーズ

5) Martín-Lázaro J, Buján JG, Arrondo AP, et al. Is photopatch testing useful in the investigation of photosensitivity due to flutamide? Contact Dermatitis. 2004；50(5)：325-6.［PMID：15209825］ケースシリーズ

6）Lee K, Oda Y, Sakaguchi M, et al. Drug-induced photosensitivity to bicalutamide- case report and review of the literature. Photodermatol Photoimmunol Photomed. 2016；32(3)：161-4.［PMID：26663090］ケースシリーズ

7）Chang CH, Chang JW, Hui CY, et al. Severe photosensitivity reaction to vandetanib. J Clin Oncol. 2009；27(27)：e114-5.［PMID：19564539］ケースシリーズ

8）Kong HH, Fine HA, Stern JB, et al. Cutaneous pigmentation after photosensitivity induced by vandetanib therapy. Arch Dermatol. 2009；145(8)：923-5.［PMID：19687425］ケースシリーズ

9）Caro-Gutiérrez D, Floristán Muruzábal MU, Gómez de la Fuente E, et al. Photo-induced erythema multiforme associated with vandetanib administration. J Am Acad Dermatol. 2014；71(4)：e142-4.［PMID：25219736］ケースシリーズ

10）Goldstein J, Patel AB, Curry JL, et al. Photoallergic reaction in a patient receiving vandetanib for metastatic follicular thyroid carcinoma：a case report. BMC Dermatol. 2015；15：2.［PMID：25886034］ケースシリーズ

11）Fukai T, Hasegawa T, Nagata A, et al. Case of erlotinib-induced photosensitivity. J Dermatol. 2014；41(5)：445-6.［PMID：24801921］ケースシリーズ

12）Oser MG, Jänne PA. A severe photosensitivity dermatitis caused by crizotinib. J Thorac Oncol. 2014；9(7)：e51-3.［PMID：24926554］ケースシリーズ

13）Lacouture ME, Duvic M, Hauschild A, et al. Analysis of dermatologic events in vemurafenib-treated patients with melanoma. Oncologist. 2013；18(3)：314-22.［PMID：23457002］ランダム

14）Blakely KM, Drucker AM, Rosen CF. Drug-induced photosensitivity-an update：culprit drugs, prevention and management. Drug Saf. 2019；42(7)：827-47.［PMID：30888626］レビュー

15）佐々木政子．絵とデータで読む太陽紫外線─太陽と賢く仲良くつきあう法─．独立行政法人国立環境研究所：2006．p.78-83.

16）佐々木政子，三島栄治，加賀見悦成，他．白布の紫外線防御効果への素材と織の影響─透過率・反射率・空隙率およびUPFによる評価─．繊維学会誌．2008；64(7)：163-70.

17）美馬朋子．繊維製品の染色による紫外線遮蔽効果．繊維製品消費科学．2006；47(6)：360-5.

18）塩原みゆき，齊藤昌子．綿，ポリエステル布による紫外線防御．共立女子大学家政学部紀要．2011；57：23-29.

19）佐々木博昭．紫外線対策と衣服．新潟の生活文化：新潟県生活文化研究会誌．2011；17：37-40.

20）Ghazi S, Couteau C, Paparis E, et al. Interest of external photoprotection by means of clothing and sunscreen products in young children. J Eur Acad Dermatol Venereol. 2012；26(8)：1026-30.［PMID：21645123］

21）Hori N, Fujii M, Ikegami K, et al. Effect of UV-absorbing agents on photodegradation of tranilast in oily gels. Chem Pharm Bull（Tokyo）. 1999；47(12)：1713-6.［PMID：10748715］

22）Golmohammadzadeh S, Jaafarixx MR, Khalili N. Evaluation of liposomal and conventional formulations of octyl methoxycinnamate on human percutaneous absorption using the stripping method. J Cosmet Sci. 2008；59(5)：385-98.［PMID：18841304］ケースシリーズ

23）Schmidt T, Ring J, Abeck D. Photoallergic contact dermatitis due to combined UVB（4-methylbenzylidene camphor/octyl methoxycinnamate）and UVA（benzophenone-3/butyl methoxydibenzoylmethane）absorber sensitization. Dermatology. 1998；196(3)：354-7.［PMID：9621150］ケースシリーズ

24）de Groot AC, Roberts DW. Contact and photocontact allergy to octocrylene：a review. Contact Dermatitis. 2014；70(4)：193-204.［PMID：24628344］レビュー

25）Matta MK, Zusterzeel R, Pilli NR, et al. Effect of sunscreen application under maximal use conditions on plasma concentration of sunscreen active ingredients：a randomized clinical trial. JAMA. 2019；321(21)：2082-91.［PMID：31058986］ランダム

26）Matta MK, Florian J, Zusterzeel R, et al. Effect of sunscreen application on plasma concentration of sunscreen active ingredients：a randomized clinical trial. JAMA. 2020；323(3)：256-67.［PMID：31961417］ランダム

27）The Society and College of Radiographers. Radiation dermatitis guidelines for radiotherapy healthcare professionals（Second revised）. 2020.　ガイドライン

28）Green AC, Hughes MC, McBride P, et al. Factors associated with premature skin aging（photoaging）before the age of 55：a population-based study. Dermatology. 2011；222(1)：74-80.［PMID：21196710］コホート

29）Hughes MC, Williams GM, Baker P, et al. Sunscreen and prevention of skin aging：a randomized trial. Ann Intern Med. 2013；158(11)：781-90.［PMID：23732711］ランダム

30）環境省．紫外線環境保健マニュアル2015. 2015年3月改訂版．
https://www.env.go.jp/chemi/matsigaisen2015/full/matsigaisen2015_full.pdf

31）Teramura T, Mizuno M, Asano H, et al. Relationship between sun-protection factor and application thickness in high-performance sunscreen：double application of sunscreen is recommended. Clin Exp Dermatol. 2012；37 (8)：904-8.[PMID：23050556] ケースシリーズ

32）Faurschou A, Wulf HC. The relation between sun protection factor and amount of suncreen applied in vivo. Br J Dermatol. 2007；156(4)：716-9.[PMID：17493070] ケースシリーズ

33）Schalka S, dos Reis VM, Cucé LC. The influence of the amount of sunscreen applied and its sun protection factor (SPF)：evaluation of two sunscreens including the same ingredients at different concentrations. Photodermatol Photoimmunol Photomed. 2009；25(4)：175-80.[PMID：19614894] ケースシリーズ

手術瘢痕の顕著化を防ぐ方法としてテーピングは勧められるか

> **推奨**　手術瘢痕の顕著化を防ぐ方法としてテーピングを行うことを弱く推奨する。
> [推奨の強さ：2，エビデンスの強さ：C（弱），合意率：16/17（94%）]

背景・目的

　近年，がん手術において腹腔鏡手術など手術法の進化に伴い体表の切開創も小さくなってきている。しかし，乳がんなどの体表のがんや再建手術のため，その創が大きくなる場合も多い。この手術創は必ず瘢痕として治癒するが，瘢痕も肥厚したり，幅が広がったりなど顕著化が進むと，外見の醜形だけでなく拘縮などの機能障害，また痛みやかゆみの症状のためにQOLの低下を招くおそれがある。また，がん治療に伴う外見の変化を調査した報告では[1]，患者の58%が外見変化を体験しており，そのなかの85%が症状として手術の傷を挙げ，最多であった。このことからも瘢痕の顕著化を予防することは重要な問題と考える。この予防方法として手術創部にペーパーテープやシリコンジェルシートを貼付することが推奨されるかを検証した。

解説

　本CQの介入の目的は瘢痕治療でなく顕著化の予防である。したがって，基本的には瘢痕がまだほとんどみられない抜糸直後の手術創にテーピングを行う。既に顕著化した瘢痕の治療としてはシリコンジェルシートを含めさまざまな方法がある。瘢痕の治療と予防に関するガイドラインはすでに存在し[2]~[4]，わが国の「形成外科診療ガイドライン」においてペーパーテープやシリコンジェルシートの肥厚性瘢痕の予防法としての貼付はともにグレードC1（根拠はないが行うよう勧められる）として総体的には評価されている。本ガイドラインにおいては整容に関わる「アピアランスの改善」，「QOLの向上」，「副作用」を重要なアウトカムとして個別に取り上げ，アウトカムごとに検討を行った。

①アピアランスの改善

　介入は術後早期であるため「アピアランスの改善」とは「異常な瘢痕の出現を予防する」ことを意味する。異常な瘢痕とは，赤み，色素沈着，硬化などを含むが，各研究の評価に共通するのは肥厚化であり，基本的にはこの肥厚化した瘢痕を指す。

　ペーパーテープのランダム化比較試験（RCT）は2件[5][6]あり，瘢痕の肉眼的形態で主に肥厚した瘢痕が出現した患者数でメタアナリシスが行われ，有意差が認められた（RR 0.25，95%CI 0.15-0.42，$p<0.00001$）（図1）。同様の評価基準によるシリコンジェルシート研究5件[7]~[11]のメタアナリシスでは有意差が認められなかった（RR 0.55，95%CI 0.21-1.45，$p=0.23$）（図2）。

　Vancourver Scar Scale（VSS）あるいはParticipant and Observer Scar Assessment Scale（POSAS）で平均偏差（MD）を指標としたシリコンジェルシートのRCTは2件あり[12][13]，1件[12]は色素沈着，赤さ，硬さ，肥厚性においては有意差が認められ（$p=0.002$-0.0029），長さに関しては有意差が認められなかった（$p=0.7062$）。もう1件[13]では，色素沈着，硬さに関しては有意差が認められたが，

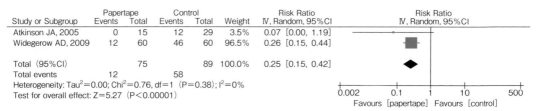

図1　メタアナリシス：ペーパーテープによるアピアランスの改善

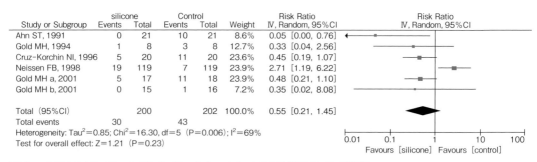

図2　メタアナリシス：シリコンジェルシートによるアピアランスの改善

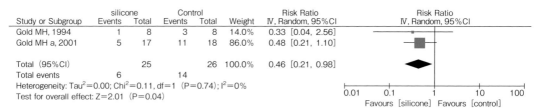

図3　メタアナリシス：ケロイド体質患者のシリコンジェルシートによるアピアランスの改善

肥厚性，赤さ，凹凸，面積，全体の印象に関しては有意差が認められなかった。Modified VSS を用い回帰係数を指標とした研究（1件）[14]では，肥厚性および瘢痕の幅に有意差は認められなかった（p ＝1.00）。瘢痕が顕著化するかどうかは体質にも依存するので，瘢痕の肥厚化やケロイド化の体質の有無で解析したシステマティックレビュー[15]がある。この体質を有する者では肥厚性での有意差は認められたが（RR 0.46, 95%CI 0.21-0.98, p＝0.04）（**図3**），その体質がない者では有意差が認められない（RR 0.35, 95%CI 0.02-8.08, p＝0.52）との結果であった。このシステマティックレビュー以後，体質を区分した研究はケロイド体質でない効果指標を MD とした研究1件[13]があったが，肥厚性について有意差は認められなかった（p＝0.56）。したがって，肥厚化やケロイド化体質の者にはシリコンジェルシートの介入は効果が明瞭となってくる可能性がある。以上の研究において，評価手段に関しては単なる肉眼的観察のほかに VSS も用いられているが，VSS は基本的には熱傷後の瘢痕の評価に広く用いられているものである。各研究は評価期間や対象瘢痕の部位に関してもさまざまであり，これらの相違は介入効果の評価にも大きく影響すると考えられる。リスク区分を含め，手術瘢痕に特化した信頼性の高い統一した評価方法の確立が望まれる。

②QOL の向上

　本 CQ の 10 件の研究のうち被験者自身による評価が行われているのは，各介入方法で RCT 1 件

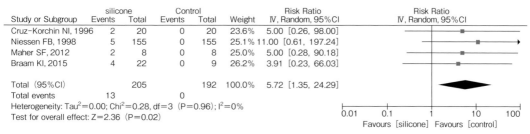

Study or Subgroup	silicone Events	Total	Control Events	Total	Weight	Risk Ratio IV, Random, 95%CI
Cruz-Korchin NI, 1996	2	20	0	20	23.6%	5.00 [0.26, 98.00]
Niessen FB, 1998	5	155	0	155	25.1%	11.00 [0.61, 197.24]
Maher SF, 2012	2	8	0	8	25.0%	5.00 [0.28, 90.18]
Braam KI, 2015	4	22	0	9	26.2%	3.91 [0.23, 66.03]
Total（95%CI）		205		192	100.0%	5.72 [1.35, 24.29]
Total events	13		0			

Heterogeneity: Tau^2=0.00; Chi^2=0.28, df=3 （P=0.96）; I^2=0%
Test for overall effect: Z=2.36 （P=0.02）

図4　メタアナリシス：シリコンジェルシートによる副作用の出現

ずつであり，基本的には，痛み，かゆみ，色，厚さ，硬さ，凹凸が評価された。ペーパーテープ[5]では介入対象群により差はあるが，かゆみや厚さに有意差は認められた。シリコンジェルシートでの研究では上記項目に有意差が認められない結果であったが[13]，この研究は低リスク者を対象とした研究であり，また対象への介入が抜糸直後ではない（10カ月以内）者も含まれることが影響しているかもしれない。上記評価要素で介入中に「QOLの向上」に関与するものは痛みとかゆみであると考えられるが，予防による「QOLの向上」の評価は介入後ある程度の期間をおいて，外観，症状，機能および心理の面で総合的に調査する必要がある。

③副作用

　ペーパーテープのRCTは皮膚刺激症状の出現をリスクとした1件[6]で有意差は認められなかった（RR 9.51，95%CI 0.53-170.3，p=0.13）。一方，シリコンジェルシートのRCTが3件，準RCTが2件あり，効果指標をRRとした4件[8)9)13)14]では有意差は認められたが（RR 5.72，95%CI 1.35-24.29，p=0.02）（**図4**），かぶれや発疹など軽微なものであった。効果指標をMDとした1件[12]（p=0.001-0.031）では，対照群より痛みやかゆみ，発疹などのスコアが有意に低く，副作用は少なかった。

　以上より，益と害のバランスをみると，ペーパーテープでは望ましい効果である「アピアランスの改善（肥厚の抑制）」，「QOL（かゆみの抑制）の向上」の両者ともに有意差が認められ，シリコンジェルシートでは「アピアランスの改善（肥厚の抑制）」において肥厚化やケロイド化体質の者に対して有意差が認められ，「QOL（痛み，かゆみの抑制）の向上」には有意差が認められなかった。一方，望ましくない効果である「副作用（皮膚刺激症状）」に関しては，ペーパーテープでは有意差が認められず，シリコンジェルシートではメタアナリシスで有意差が認められたが軽微であった。エビデンスに関しては，益のエビデンスはペーパーテープとシリコンジェルシートいずれもエビデンスの強さは「C（弱）」であった。害のエビデンスの強さは「B（中）」であった。異常な瘢痕を醜形として捉える考え方には個人差や特に男女差があり，一概に予防的介入を行わなければならないものではない。コストに関して，ペーパーテープは入手も容易で非常に安価であるが，シリコンジェルシートはわが国では保険適用とされておらず高価である。以上を考慮して推奨は「手術瘢痕の顕著化を防ぐ方法としてテーピングを行うことを弱く推奨する」とした。

　現時点のわが国での手術瘢痕の顕著化の予防におけるテーピングは，抜糸直後まずペーパーテープを貼付し，肥厚化やケロイド化体質であることが判明している患者には初めからシリコンジェルシートの使用を考慮するということになると考えられる。ただし，使用期間（両者とも長期継続），使用方法，使用部位（シリコンジェルシートは可動性の大きい関節や頭頸部ではずれや目立ちなど

の問題）に各々特徴があり，またコストの問題もある。術前に医師が手術創の瘢痕に関する説明を行い，前もって患者とよく相談しておくことが重要と考える。

●検索キーワード・参考にした二次資料●

　PubMed・CINAHL で，"scar"，"cicatrix"，"operation"，"surgical"，"hypertrophic"，"tape"，"sheet"，"dressing"，"bandage"，"postoperative" のキーワードで検索した。医中誌 Web・J-STAGE で，"手術創"，"瘢痕"，"肥厚性瘢痕"，"創傷被覆材"，"ドレッシング"，"シリコンジェルシート"，"シリコンゲル"，"サージカルテープ" のキーワードで検索した。検索期間は 2020 年 3 月 31 日までとし，176 件がヒットした。一次スクリーニングで 143 編の論文が抽出された。さらに，"scar management"，"paper tape"，"siliconegel sheet" のキーワードでハンドサーチした（PubMed，医中誌 Web）115 件を追加し，二次スクリーニングで内容が適切でないと判断した論文を除外し，ガイドライン 3 編，RCT 9 編，準 RCT 2 編を得た。

参考文献

1) 野澤桂子，藤間勝子. がん治療に伴う外見変化と対処行動；男女別部位別罹患率に対応した 1,035 名の患者対象調査から. 国立看研会誌. 2020；16(1)：15-26. 横断

2) 日本形成外科学会，日本創傷外科学会，日本頭蓋顎顔面外科学会編. 形成外科診療ガイドライン 2 急性創傷/瘢痕ケロイド. 東京，金原出版，2015. ガイドライン

3) Mustoe TA, Cooter RD, Gold MH, et al；International Advisory Panel on Scar Management. International clinical recommendations on scar management. Plast Reconstr Surg. 2002；110(2)：560-71.[PMID：12142678] ガイドライン

4) Monstrey S, Middelkoop E, Vranckx JJ, et al. Updated scar management practical guidelines：non-invasive and invasive measures. J Plast Reconstr Aesthet Surg. 2014；67(8)：1017-25.[PMID：24888226] ガイドライン

5) Widgerow AD, Chait LA, Stals PJ, et al. Multimodality scar management program. Aesthetic Plast Surg. 2009；33(4)：533-43.[PMID：19048338] ランダム

6) Atkinson JA, McKenna KT, Barnett AG, et al. A randomized, controlled trial to determine the efficacy of paper tape in preventing hypertrophic scar formation in surgical incisions that traverse Langer's skin tension lines. Plast Reconstr Surg. 2005；116(6)：1648-56；discussion 1657-8.[PMID：16267427] ランダム

7) Ahn ST, Monafo WW, Mustoe TA. Topical silicone gel for the prevention and treatment of hypertrophic scar. Arch Surg. 1991；126(4)：499-504.[PMID：2009067] ランダム

8) Cruz-Korchin NI. Effectiveness of silicone sheets in the prevention of hypertrophic breast scars. Ann Plast Surg. 1996；37(4)：345-8.[PMID：8905040] 非ランダム

9) Niessen FB, Spauwen PH, Robinson PH, et al. The use of silicone occlusive sheeting (Sil-K) and silicone occlusive gel (Epiderm) in the prevention of hypertrophic scar formation. Plast Reconstr Surg. 1998；102(6)：1962-72.[PMID：9810992] ランダム

10) Gold MH. A controlled clinical trial of topical silicone gel sheeting in the treatment of hypertrophic scars and keloids. J Am Acad Dermatol. 1994；30(3)：506-7.[PMID：8113473] 非ランダム

11) Gold MH, Foster TD, Adair MA, et al. Prevention of hypertrophic scars and keloids by the prophylactic use of topical silicone gel sheets following a surgical procedure in an office setting. Dermatol Surg. 2001；27(7)：641-4.[PMID：11442615] ランダム

12) Kim JS, Hong JP, Choi JW, et al. The efficacy of a silicone sheet in postoperative scar management. Adv Skin Wound Care. 2016；29(9)：414-20.[PMID：27538109] ランダム

13) Maher SF, Dorko L, Saliga S. Linear scar reduction using silicone gel sheets in individuals with normal healing. J Wound Care. 2012；21(12)：602, 604-6, 608-9.[PMID：23299270] ランダム

14) Braam KI, Kooijmans ECM, van Dulmen-den Broeder E, et al. No efficacy for silicone gel sheeting in prevention of abnormal scar formation in children with cancer：a randomized controlled trial. Plast Reconstr Surg. 2015；135(4)：1086-94.[PMID：25811573] ランダム

15) O'Brien L, Pandit A. Silicon gel sheeting for preventing and treating hypertrophic and keloid scars. Cochrane Database Syst Rev. 2006；(1)：CD003826.[PMID：16437463] SR（メタ）

BQ 39　分子標的治療に伴う爪障害に対する日常整容的介入として勧められる方法はあるか

ステートメント

　分子標的治療に伴う爪障害に対する日常整容的介入として，爪や爪周囲の基本的なスキンケア「清潔・保湿・保護（刺激の回避）」が勧められる。爪囲炎や爪周囲の肉芽腫の悪化予防のため，爪切り，テーピングを行うことは考慮してもよい。菲薄化・脆弱化した爪に，マニキュアを使用することは否定しない。

背景・治療

　分子標的治療は，爪床および爪母に変化をもたらし，爪甲縦裂や脆弱化，爪の成長速度の遅延などを生じる[1]。特に EGFR 阻害薬では爪の角化異常が起こり，爪甲の菲薄化・易刺激性がみられ，爪周囲の皮膚の炎症を持続的にきたし，爪囲炎や陥入爪が生じる[2]。爪囲炎は，爪甲周囲の疼痛，発赤，腫脹を主徴とし，次第に血管拡張性肉芽腫の形成や爪甲の亀裂，爪甲周囲膿瘍を生じ，強い疼痛を伴うこともある[3]。

　これらの爪障害は，衣服のボタンがかけにくい，歩行しづらい，軽くぶつけただけで爪が欠けるなど，日常生活に大きな影響を及ぼすだけでなく，症状が悪化すると治療薬の減量や休薬が必要になる場合もある。また，爪は他者の目に触れる機会が多いため，心理的・社会的にも負担となり，患者の QOL を著しく低下させる可能性がある[2)4)5)]。そこで，分子標的治療に伴う爪障害への日常整容的介入について概説する（関連情報：総論 1.6）爪用化粧品）。

用語について：爪甲上に塗布することで塗膜を形成し，爪を保護し美観を与える化粧品については，マニキュア・ネイルエナメル・ネイルラッカー・ネイルポリッシュなどさまざまな名称で表現されるが，ここでは「マニキュア」で統一する。なお，硬化樹脂を用いた義爪については，「アクリルネイル・ジェルネイル」と称する。

解説

　爪障害に対していくつかのケアが提案されているが，爪障害に焦点を当てたランダム化比較試験は実施されておらず，標準化されたものはない。日常整容的介入としては，治療前，治療開始早期から爪や爪周囲の皮膚への圧迫・摩擦・外傷など物理的刺激を最小限に抑える，保湿，清潔を保ち，二次感染を防ぐなどの悪化予防を行うことが基本となり，患者教育の必要性が示されている[6)～8)]。

1）清潔の保持と保湿

　通常，爪囲炎は細菌感染を伴わないが，爪郭に二次感染を併発しやすいといわれている[9)10)]。分子標的治療に関連した爪囲炎において，グラム陽性菌またはグラム陰性菌による感染や，ごく稀なケースとしてカンジダアルビカンスの存在も報告されている[9)～11)]。爪囲炎の二次感染予防として，石鹸などの洗浄剤をよく泡立てて，指趾，指間・趾間までを丁寧に洗浄し，清潔を保つことが勧められる。爪周囲の痛みにより洗浄が困難な場合は，泡で包み込むように優しく洗い，水圧を抑えて

よく洗い流し[2)10)12)～14)]，水分を拭き取る際はこすらずタオルで押さえるように行うとよい。

　薄くもろくなった爪は，乾燥すると亀裂や割れが生じやすい。そのため，洗浄後には，保湿剤を手や爪甲，その周囲にまでこまめに塗布することで爪の水分含有量を維持し，乾燥を防ぐことが勧められる[1)2)15)]。保湿剤はハンドクリームやネイルクリーム，オイル，ローションなどがあるが，特定の保湿剤を推奨または否定する根拠は示されていない。使用感や継続可能性を考慮し選択する[14)]。

2）刺激の回避

　治療中の爪，爪床への繰返す外傷，圧迫，摩擦などは，爪の亀裂や割れだけでなく，爪囲炎の促進因子になり得ることが指摘されている[16)]。非小細胞肺がん患者を対象に EGFR-TK 阻害薬による爪囲炎の部位を評価した研究[17)]では，爪囲炎は靴をはく，書く，食べるなどの日常の活動において圧迫が起きやすい部位で出現しており，局所的な組織の損傷を避けることによって悪化予防につながることが示唆されている。物理的刺激をできる限り回避する具体策として，「爪噛み・深爪・逆剥けに注意する」「履物は窮屈な靴ではなく，快適で広いフィット感のあるものを履き，綿の靴下を着用する」「掃除や皿洗いの際は，水との長時間の接触を避けるために手袋を着用する」「アクリルネイルやジェルネイル，積極的なマニキュアやリムーバーの使用は避ける」などが示されている[6)9)16)]。

　一方，分子標的治療により薄くもろくなった爪は欠けやすく，マニキュアを塗布して爪を保護し，厚さを増して補強することで生活しやすくなる場合がある[3)]。また，マニキュアの使用で爪の補強だけでなく，審美的にも改善できる場合もある。爪障害として菲薄化・脆弱化が気になる程度であれば，マニキュアを使用することは否定しない。ただし，痛みなどの異常を感じる場合には，使用を控える。

3）爪切り

　爪の両端を深く切りすぎると，陥入爪の原因になり，肉芽の形成を助長する可能性がある[14)]。爪はスクエアオフに切り（爪の先端は指先より短くせず四角い形に整える，爪の角は滑かになるようにやすりで削る），深爪を避け，定期的に爪を整えることが提案されている[1)6)18)]。薄くもろくなった爪を爪切りで切ると，割れや欠けにつながりやすいため，爪用ファイル（やすり）で長さを揃えると割れにくいとされている[2)15)]。その際，ファイルは往復させず，一定方向にのみ動かすようにするとよい[15)]。高齢者や男性はファイルに慣れていないこともあるため，入浴後など爪が柔らかい状態のときに爪切りを使用して切るとよい[19)]。

4）テーピング

　テーピングが爪囲炎の有意な改善を示すという根拠は示されてない[20)]。しかし，爪が皮膚に食い込むことで爪囲炎の症状が悪化する[2)]。爪甲と爪郭の接触により疼痛が生じる場合，テーピングにより爪周囲の圧迫を解除することで，疼痛の軽減が期待されている[2)3)14)]。テーピング法の一つにスパイラルテープ法がある。幅約 1.0～1.5 cm，長さ 5 cm 前後程度の粘着性・伸縮性のテープを，爪と皮膚の境目に貼り，そこからテープを外側に引っ張り螺旋状に巻く。テープの幅は爪囲炎の程度に応じて調整する。指の虚血を避けるため，巻き始めのみ圧をかけ，半周以降は緩やかに巻くとよい。外見上の変化への工夫として，ベージュ色に近いテープを選択するなどの配慮もできる。

　テーピングの課題として，特にパフォーマンスステータス（PS）の悪い状態や分子標的薬により手足症候群が生じている患者にとって毎日のテープ交換は容易ではなく，テーピングの有効性は患者とその家族に依存すること，さらに軟膏やクリームを使用している場合のテープの剝がれやすさが指摘されている[20)]。また，金芳らの調査では，陥入爪に対し粘着性綿布伸縮包帯（テープ）を使用した結果，11 人中 2 人（18％）が皮膚への負担を感じていたという結果が示されている[21)]。ただ

し，この報告は対象者数が限られているうえ，実施されていた管理方法や，粘着性綿布伸縮包帯を否定する根拠は明らかではない。指摘されているこれらの課題への対応として，軟膏や保湿剤はテーピング後に塗布する，日常生活で剝がれてしまう場合は，手作業をしない夜間だけ実施するなど，生活スタイルに合わせて工夫し，除圧の時間が長くとれる方法を検討するとよい[2][18]。また，テーピングは不潔にならないよう毎日もしくは1日おきの交換が良いとされているが，貼付部位に痛みやかゆみなどの異常が現れる場合は中止する[18]。

●検索キーワード・参考にした二次資料●

　PubMed・CINAHL で，"nail"，"nail diseases"，"paronychia"，"cancer"，"manicure"，"nail care"，"Anti-neoplastic Agents"，"Molecular Targeted therapy"，"EGFR"，"VEGFR"，"HER2"，"anaplastic lymphoma kinase"，"ALK"，"BCR-ABL" 等のキーワードで検索した。

　医中誌 Web では，"爪"，"爪疾患"，"分子標的治療"，"整容"，"美容法"，"アピアランス"，"がん"，"看護"，"患者"，"抗腫瘍薬" 等のキーワードで検索した。また，J-STAGE では，癌 and 爪 and 美容の検索式を用いて検索した。検索期間は 2000 年 1 月 1 日～2020 年 3 月 31 日の期間とし，482 件がヒットした。このなかから主要な論文を抽出し，さらにハンドサーチでも関連文献を検索した。

参考文献

1) Lacouture M, Sibaud V. Toxic side effects of targeted therapies and immunotherapies affecting the skin, oral mucosa, hair, and nails. Am J Clin Dermatol. 2018；19（Suppl 1）：31-9.［PMID：30374901］レビュー

2) 丸田章子．がん治療による爪囲炎・爪障害のケア．美容皮医 Beauty．2020；3(5)：64-9．レビュー

3) 長野　徹．確立されたエビデンスがないため，支持療法に迷う症状　皮疹/色素沈着．臨腫瘍プラクティス．2014；10(3)：299-302．レビュー

4) 藤川直美，升谷英子，荒尾晴惠．外来で EGFR 阻害剤治療を受ける進行・再発大腸がん患者の爪や指先の皮膚症状の体験とそのマネジメント．大阪大看誌．2019；25(1)：1-9．ケースシリーズ

5) 畠山明子，升谷英子，荒尾晴惠．進行再発大腸がん患者における上皮細胞増殖因子受容体阻害剤で出現する皮膚症状のつらさと関連要因．大阪大看誌．2019；25(1)：26-35．ケースシリーズ

6) Lacouture ME, Anadkat MJ, Bensadoun RJ, et al；MASCC Skin Toxicity Study Group. Clinical practice guidelines for the prevention and treatment of EGFR inhibitor-associated dermatologic toxicities. Support Care Cancer. 2011；19(8)：1079-95.［PMID：21630130］ガイドライン

7) Sibaud V, Casassa E, D'Andrea M. Are topical beta-blockers really effective "in real life" for targeted therapy-induced paronychia. Support Care Cancer. 2019；27(7)：2341-3.［PMID：30847700］レビュー

8) Kiyohara Y, Yamazaki N, Kishi A. Erlotinib-related skin toxicities：treatment strategies in patients with metastatic non-small cell lung cancer. J Am Acad Dermatol. 2013；69(3)：463-72.［PMID：23602600］レビュー

9) Robert C, Sibaud V, Mateus C, et al. Nail toxicities induced by systemic anticancer treatments. Lancet Oncol. 2015；16(4)：e181-9.［PMID：25846098］レビュー

10) 中原剛士．分子標的薬による皮膚障害とその対策．福岡医誌．2014；105(9)：175-81．レビュー

11) Eames T, Grabein B, Kroth J, et al. Microbiological analysis of epidermal growth factor receptor inhibitor therapy-associated paronychia. J Eur Acad Dermatol Venereol. 2010；24(8)：958-60.［PMID：20015177］ケースシリーズ

12) 山本有紀，上田弘樹，山本信之，他．EGFR 阻害薬に起因する皮膚障害の治療手引き―皮膚科・腫瘍内科有志コンセンサス会議からの提案―．臨医薬．2016；32(12)：941-9.

13) 松山　円．手足症候群，爪囲炎　今までの生活を維持するためにはどうしたらよいでしょうか？　がん看護．2018；23(4)：405-9．ケースシリーズ

14) 西川慶子．爪囲炎．がん看護．2020；25(2)：171-5．ケースシリーズ

15) 藤間勝子．がん患者のアピアランス支援　外見と心に寄り添うケア（第9回）アピアランスケアのスキル　爪トラブルへの対応．がん看護．2015；20(7)：722-5．レビュー

16) Robert C, Soria JC, Spatz A, et al. Cutaneous side-effects of kinase inhibitors and blocking antibodies. Lancet

Oncol. 2005；6(7)：491-500.［PMID：15992698］　レビュー

17) Masago K, Irie K, Fujita S, et al. Relationship between paronychia and drug concentrations of epidermal growth factor receptor tyrosine kinase inhibitors. Oncology. 2018；95(4)：251-6.［PMID：29902802］　ケースシリーズ

18) 金児玉青. 分子標的治療薬に伴う皮膚・爪障害に対する予防とケア，セルフケア支援. がん看護. 2014；19(1)：30-5.　レビュー

19) 藤間勝子. 諸症状と対処　爪の変色・変形，手足症候群. 看技. 2021；67(2)：146-51.　レビュー

20) Goto H, Yoshikawa S, Mori K, et al. Effective treatments for paronychia caused by oncology pharmacotherapy. J Dermatol. 2016；43(6)：670-3.［PMID：26596962］　ケースシリーズ

21) 金芳佳子，高埜敦子，飯嶋直美，他. がん化学療法での手足におこる皮膚障害時の被覆材統一に向けたフローチャート作成. 旭中病医報. 2017；39：76-82.　ケースシリーズ

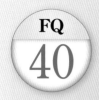

タキサン系薬剤による爪変化の予防に化粧品・医薬部外品等の使用は推奨されるか

ステートメント

タキサン系薬剤による爪変化の予防として，化粧品等を用いた予防効果はいくつか報告されているものの，確立した方法はまだない。

背景・目的

タキサン系薬剤による爪変化の予防として，治療中の手足の冷却による効果[1]も示されているが，さらに保湿や保護などを目的としてエモリエント剤やマニキュアの使用など化粧品等日常整容品を用いたケアも推奨されている。しかし，その推奨の根拠は明らかでないことから，今回論文検索を行い，日常整容品を用いたケアについての報告を検討した（関連情報：総論1.6）爪用化粧品）。

用語について：爪甲上に塗布することで塗膜を形成し，爪を保護し美観を与える化粧品については，マニキュア・ネイルエナメル・ネイルラッカー・ネイルポリッシュなどさまざまな名称で表現されるが，ここでは「マニキュア」で統一する。なお，硬化樹脂を用いた義爪については，「アクリルネイル・ジェルネイル」と称する。

解説

タキサン系薬剤による爪障害は，爪甲色素線条（melanonychia）・爪甲剥離症（onycholysis）・爪甲脱落症（onychomadesi）・ボーズライン Beau's line・爪囲炎（paronychia）として出現する[2]〜[4]。爪下血腫，出血，膿瘍の合併も珍しくない。タキサン系薬剤は，他の薬剤よりも頻繁に爪の変化を引き起こすことが報告されており，タキサンによる爪の変化の発現率を調査した報告では全 Grade の発現率がパクリタキセルで43.7％，ドセタキセルで34.9％であり，ナブパクリタキセル19.4％と推察されている。ドセタキセルによる爪障害の発現頻度はタキサン以外の抗がん薬の約10倍との報告もある[2]。

これらの爪障害に対して，治療中の手足の冷却による予防の効果が示されているが，その他の予防法として日常生活への注意や日常整容品を用いたケアがある。

タキサン誘発性爪障害の予防について，冷却療法とともに，化粧品にあたる爪用塗布剤（原文では nail solution）の有用性を検討したシステマティックレビューの論文が1件あり，2件のランダム化比較試験（RCT）がレビューされている[1]。

1件は，ドキソルビシンとシクロホスファミド併用療法後のドセタキセル投与患者を対象とした，爪甲剥離の予防と治療のために爪用塗布剤（原文では haydrating nail solution）を用いた RCT[5]であり，予防的な爪用塗布剤の使用により，NCI-CTCAE（Ver4.0）による評価で Grade 2 の爪甲剥離症が有意に減少した（使用群対非使用群：13.7％対28.8％，$p=0.034$）。また，すべての Grade の爪甲剥離症は使用群では29.4％，非使用群では61.5％と有意な差を認めた（$p=0.001$）。Grade 2 発現までのドセタキセルの平均サイクル数は，使用群で3.78（95％CI 3.57-3.99），非使用群では3.33（95％

CI 3.03-3.62）であり，使用群では非使用群に比較し，Grade 2 および全 Grade の爪甲剥離の発現に要する時間が有意に延長したと報告している。Grade 2 と判定後，使用・非使用両群とも 1 日 2 回爪用塗布剤を塗布したところ，13 例中 6 例（46.2％）で Grade の低下がみられた。これらの結果は先行研究と比較すると，爪用水溶液の有効性はフローズングローブよりわずかに劣っていたが準備や使用は簡便であり，また冷却から生じる不快感はなかった。

　2 件目は，化学療法が誘発する爪甲剥離症に対し，植物性のワックスにエッセンシャルオイル等植物由来の成分を配合した爪用塗布剤（原文では Nail Barm）を用いて行った RCT[4] である。この研究では，乳がん女性と前立腺がん男性を対象に，植物系原料にした爪用塗布剤の使用群（介入群）と石油系原料を基材とした爪用塗布剤の使用群（統制群）を比較し，患者の自己申告による QOL 測定とともに，3 つの指標を用いて爪の状態について評価した。Linear severity scale を用いた測定では患者が記録した爪の状態の平均値は，化学療法期間中に介入群で 2.63 mm 改善したのに対し，統制群では 64.1 mm 悪化した（差 66.72 mm；95%CI 52.97-80.47）。医師が爪の外観について，NAPSI（Nail Psoriasis Severity Index）を用いて評価した結果は，介入群−5.71，統制群 0.00 であった（差 5.71 mm，95%CI 4.29-7.12，$p < 0.00001$）。また，Linear Analogue Scale を用いた測定では介入群 −5.79 mm，統制群−66.1 mm であり（差−60.3 mm，95%CI 45.29-75.3，$p < 0.00001$），爪の状態について統計的に有意に差があった。ただし，この研究は，植物系爪用塗布剤と石油系爪用塗布剤を使用した場合との優位性の比較であり，まったくケアをしていない場合との比較はなされていない。

　レビューでは，これらの介入の日常的な使用方法，長期的な有効性および安全性の確立にはさらなる研究が必要であると結論付けている。

　また，爪障害を防ぐために，以下を推奨事項として挙げている論文もある[3]。

・美爪のための手入れやアクリルネイルやジェルネイルのような人工爪，爪噛み，さかむけ，甘皮除去などにより，爪や爪床を繰り返し傷つけたり，こすったり，圧迫しない。
・洗剤や有害な爪用製品（例：トルエンやホルムアルデヒドを含有する）との接触，除光液や爪硬化剤の使用は制限されるべきである。
・毎日，爪上皮と爪囲に外用エモリエント剤を塗布する。
・マニキュアは爪甲からの水分蒸散を防ぐために使用できる。

　しかし，推奨の根拠や作用機序，有効性についてのエビデンスの記載はまったくない。上記項目に加えて，濃い色のマニキュアは光誘発性爪甲剥離症の予防に有効であることが示唆されているものの，タキサンによる爪甲剥離については，紫外線照射との関連が明確に示されていないため，評価されていないとも記されている。

　以上のように，タキサン系薬剤による爪障害の予防として化粧品等日常整容品を用いたケアについては，その効果の検証は少ない。また，効果検証を試みた研究も評価の対象，症状や評価基準はさまざまである。化粧品等日常整容品がタキサン系薬剤による爪外観の変化や爪甲剥離の予防に使用できる可能性は示唆されているが，推奨に至るにはさらなる検証が必要である。

●検索キーワード・参考にした二次資料●

　PubMed・CINAHL で，"Taxoids" OR "taxane" OR "decetaxel" AND "nails" OR "nail" の検索式を用い，2015 年 4 月～2020 年 3 月の期間で英語文献を検索した。
　日本語文献については，医中誌 Web で，爪/or 爪疾患 and Taxoids or タキサン or ドセタキセルの検索式を用いて会議録を除いて検索した。同様に J-STAGE で，タキサン and 爪の検索式を用いて検索した。検索

期間は2015～2020年とし，結果，合計120件がヒットした。このなかから主要な論文を抽出し，さらにハンドサーチでも関連文献を検索した。

参考文献

1）Huang KL, Lin KY, Huang TW, et al. Prophylactic management for taxane-induced nail toxicity：A systematic review and meta-analysis. Eur J Cancer Care（Engl）. 2019；28(5)：e13118.［PMID：31184794］SR（メタ）
2）Sibaud V, Lebœuf NR, Roche H, et al. Dermatological adverse events with taxane chemotherapy. Eur J Dermatol. 2016；26(5)：427-43.［PMID：27550571］SR
3）Robert C, Sibaud V, Mateus C, et al. Nail toxicities induced by systemic anticancer treatments. Lancet Oncol. 2015；16(4)：e181-9.［PMID：25846098］レビュー
4）Thomas R, Williams M, Cauchi M, et al. A double-blind, randomised trial of a polyphenolic-rich nail bed balm for chemotherapy-induced onycholysis：the UK polybalm study. Breast Cancer Res Treat. 2018；171(1)：103-10.［PMID：29736742］ランダム
5）Kim JY, Ok ON, Seo JJ, et al. A prospective randomized controlled trial of hydrating nail solution for prevention or treatment of onycholysis in breast cancer patients who received neoadjuvant/adjuvant docetaxel chemotherapy. Breast Cancer Res Treat. 2017；164(3)：617-25.［PMID：28488142］ランダム

BQ 41　化学療法に起因した脱毛にウィッグは勧められるか

ステートメント

・ウィッグには病気の治療や予防の効果はなく，脱毛の状態そのものに影響することはない。
・ウィッグの使用ががん化学療法に起因した脱毛患者の QOL に与える影響については，十分に検証されていないが，脱毛した患者の多くはウィッグを必要としており，患者の希望に応じたウィッグの使用が勧められる。

背景・目的

　がん化学療法に起因した脱毛は，化学療法誘発性脱毛症（chemotherapy-induced alopecia；CIA）とされ，患者には苦痛の強いがん化学療法による副作用の一つである。細胞障害性抗がん薬は，頭髪の全脱毛（以下，脱毛）を引き起こす割合が高く[1]，脱毛は患者自身にがん患者であること強く意識させる[2]。脱毛は外見の大きな変化であり，精神的な苦痛が大きく[3]，自尊心の低下[4]，社会参加の減少など心理社会的な問題を生じやすい[5]。また，脱毛はがん治療の副作用として一般的に認知されるようになっており，脱毛した頭部には，「がん」や「がん治療」「がんがもたらす死」という負のイメージがある[6][7]。

　現在，がん化学療法は入院せずに通院治療として行えることも多く，治療を受けながら社会生活を送る人が増えている。患者が自分らしく以前と同じような人間関係を築いていくために，脱毛による容姿の変化を補う役割のあるウィッグの存在は大きい。そこで，ウィッグに関連した内容について概説する（関連情報：総論 2. 1）ウィッグ）。

解 説

　がん化学療法に起因した脱毛患者を対象として，ウィッグの有用性について測定尺度等を用いた研究は見当たらない。そのためここでは，円形脱毛症など，がん以外で脱毛した患者を対象とした調査報告を取り上げる。そして，がん患者を対象としたウィッグ使用に関する質的研究報告とウィッグに関連した調査等を取り上げる。

1）円形脱毛症患者など，がん以外の疾患を対象にしたウィッグ使用による心理社会的影響（測定尺度を用いた調査）について

　円形脱毛症など，がん以外で脱毛した者を対象にウィッグを使用した際の心理社会的影響について，測定尺度を用いて調査したものが国内外で 5 件ある。いずれもウィッグ装着により，心理社会的に改善した結果が得られている。

　円形脱毛症の韓国人 40 人（10〜64 歳，平均年齢 32.48±14.58 歳，男性 11 人，女性 29 人）を対象とした調査では，認知的な QOL 測定尺度（PIADS）で 1.46 点と，合計スコアの有意な増加がみられた[8]。ウィッグ着用後には，実行力（1.46 点），適応力（1.75 点），自尊心（1.50 点）に有意差（$p<0.001$）がみられた。また，ウィッグ装着後のコンピテンス得点は，女性 1.73 点，男性 1.20 点で有意差（$p=0.007$）がみられた。

　円形脱毛症の日本人 75 人（40～59 歳の男性 26 人，14～76 歳の女性 49 人）を対象とした調査では，認知的な QOL 測定尺度（PIADS）において，男女とも，実行力，適応性，自尊心の項目別評価と総合的評価では，有意差（$p < 0.001$）がみられた[9)10)]。また，ウィッグを装着した外見上の満足度について VAS（0-10）を用いた評価では，男性平均 7.75±1.34，女性平均 7.91±1.74 であり，ウィッグに対する患者の満足度は高い結果だった。

　日本人の瘢痕禿髪を含む患者 50 人を対象とした調査では，田中式職業検査 DE-H を用いて，ウィッグ装着前，1 週間後，1 年後，5 年後に調査しており，情緒の不安定性，不適応感，劣等感について改善したことを報告している[11)]。

　がん化学療法に起因した脱毛を除く，脱毛症と診断されたイギリス人 325 人（13 歳以上の女性 329 人，男性 5 人，不明 1 人）を対象とした調査では，ウィッグの使用と，社会的不安，不安，抑うつのレベルの関連について，質問紙とインタビューにより調査している[12)]。社会不安は Social Phobia Inventory，不安と抑うつは Hospital Anxiety and Depression Scale を用いて評価しており，社会不安（47.5％），不安（35.5％），抑うつ（29％）と臨床的に有意なレベルであると報告された。ウィッグをつけていないことへの不安を報告した参加者では，抑うつのレベルが有意に高かった。全体では，46％の参加者が，ウィッグを着用することで日常生活にプラスの影響があったと報告し，脱毛に関して他者から指摘される可能性が 23％減少し，人前に出ることに自信がもてるようになった（32％）と報告している。しかしその一方で，ウィッグが周囲の人に気付かれることへのおそれがあり，それらに関連する否定的な経験も報告されている。

　イギリス人の脱毛症患者 23 人を対象としたインタビュー調査では，脱毛患者がウィッグを装着する際には「脱毛を隠すだけでなく，ウィッグだと周囲に気づかれないことが最も重要な因子」であると報告している[13)]。

2）がん化学療法に起因した脱毛にウィッグを使用した効果について

　がん化学療法を受けて脱毛した患者を対象とした調査は，乳がん女性を対象としたものが多くの割合を占めており，国内外でインタビュー調査を中心に行われている。

　がん化学療法を受けた 34～70 歳（平均 53 歳）のイタリア人女性 20 人（うち 18 人は乳がん）の調査では，ウィッグの装着は，脱毛をカモフラージュし，病気の側面を軽減すること，自分に自信をもつこと，より気持ちを強くもつことなどの効果があると報告している[14)]。

　ブラジル人乳がん患者 13 人，29～65 歳（平均 42.86 歳）を対象とした半構造化インタビュー調査では，治療を受けることにより脱毛は避け難いものであるが，いつかは過ぎることと認識されていることを報告している。そして脱毛への対処には，ウィッグだけでなく，スカーフや帽子を状況に応じて使用しており，ウィッグを肯定的に捉える者や否定的に捉える者などがいたことを報告している[15)]。

　日本人乳がん患者 78 人の質問紙調査では，これまで使用（着用）したウィッグの良かった点，不満や要望についての自由記載を分析した報告がある[16)]。ウィッグを使用してポジティブな意見として最も多かったのは，「社会性」だった。ウィッグを使用することにより，「社会との関わり」が可能となり，「脱毛と気づかれない」などウィッグの着用により良かった点が報告されている。

　そのほか，ウィッグには，脱毛を隠す効果があり，その結果，病気の側面を軽減するという報告[17)18)]や，患者の気持ちが前向きになる[2)19)20)]，などの効果について報告がある。その一方で，ウィッグ装着の効果に関する日本人を対象としたインタビュー調査では，「ウィッグを着けた外見に慣れない」，「以前と同じような自分自身ではないと感じる」という報告[21)22)]や，「ウィッグの装着

が精神的な安心感につながらない」という報告[23]がある。また，男性の調査では，高いウィッグを買う経済的な余裕はなく，安いウィッグの装着は見抜かれるため，あえてウィッグを購入しないという報告もある[24]。

　以上のことから，ウィッグ着用による有用性については，個人差があるといえる。脱毛の対処は，性別や年齢で方法を考えるのではなく，すべての対象に脱毛の苦痛や不安があることを考慮しながら，患者が自分に合う対処方法を選択すること，対象のニーズを見極めることが重要である。とりわけ，患者がウィッグの選択に積極的でないときに医療者が率先して勧めることは，「隠さなければいけない症状である」というメッセージを与える危険をはらむ。多様な選択肢のなかから自分らしく以前と同じような人間関係を築いていると患者自身が感じるように，患者の希望に応じたウィッグの使用が勧められる。

3）ウィッグの使用について

（1）ウィッグ使用期間について

　乳がんで化学療法を受けて5年以内に終了した無病歴の日本人を対象に行った多施設横断的質問紙調査（47病院および診療所）では，回答率は81.5％（1,511/1,853人）で，1,478人から回答が得られた[25]。脱毛は99.9％の患者で発現し，頭皮の発毛は98％の患者に認められた。化学療法の終了から発毛が始まるまでの平均期間は3.3カ月，化学療法終了から2年後の段階で，頭髪の回復率が30％未満だった患者が約4％であった。この回復率は化学療法終了から5年経っても改善しなかった。患者の84％が当初ウィッグを使用していたが，化学療法終了から1年後には47％，2年後には15.2％に減少し，ウィッグの平均使用期間は12.5カ月であった。しかし，化学療法終了から5年後もウィッグを使用している患者が数人いたと報告している。

（2）ウィッグの購入数と購入価格について

　がん患者を対象としたウィッグの購入数と購入価格についての調査では，回答者は126人と少ないが，ウィッグ購入個数は，1人平均1.9個だった[25]。ウィッグ購入価格については，女性50人から回答があり，1,900円から70万円と幅広いことが報告されている。2標準偏差を超える価格を除外して算出した結果，ウィッグの平均価格は76,785±88,324円，中央値（範囲）38,000（3,000〜350,000）円だった。

（3）医療用ウィッグの温熱特性について

　ウィッグの温熱特性について調査したものがある。人工毛と人毛の割合別に6つのウィッグを用いたサーマルマネキンによる調査では，人工毛の割合が8割と多いものが，潜熱抵抗が最も高く，頭部のみの部位別熱抵抗値は $0.23℃ \cdot m^2/W$（放射照度）だった[26]。また，人工毛と人毛割合が5割のもので人工皮膚のないものが，潜熱抵抗が最も低く，頭部のみの部位別熱抵抗値 $0.17℃ \cdot m^2/W$ と報告している。そして，被験者による夏季を想定した人工気候室でのウィッグの着用実験では，10人中9人が「暑い」と感じ，8人が「蒸れ」を感じており，ウィッグ着用の不快感が深刻であると報告している。

●検索キーワード・参考にした二次資料●
　「がん患者に対するアピアランスケアの手引き2016年版」の同クエスチョンの参考文献に加え，PubMed・CINAHL・PsycINFO・Cochrane Library で，"wig"，"wigs"，"hairpiece"，"hairpieces"，"Hair Prostheses"，"Alopecia"，"hair loss"，"neoplasms"，"cancer"，"chemotherapy"，"chemically-induced" のキーワードで検索した。医中誌Web・J-STAGEでも同等のキーワードで検索した。検索期間は2000年1月1日〜2020

年 3 月 31 日とし，317 件がヒットした．このなかから主要な論文を抽出し，さらにハンドサーチでも関連
文献を検索した．

参考文献

1) 国立がん研究センターがん情報サービス．脱毛．2020 年 03 月 11 日更新．https://ganjoho.jp/public/support/condition/alopecia.html（2021 年 2 月 19 日閲覧）

2) Hilton S, Hunt K, Emslie C, et al. Have men been overlooked? A comparison of young men and women's experiences of chemotherapy-induced alopecia. Psychooncology. 2008；17(6)：577-83.［PMID：17957733］ケースシリーズ

3) Barthakur MS, Sharma MP, Chaturvedi SK, et al. Body image and sexuality in women survivors of breast cancer in India：qualitative findings. Indian J Palliat Care. 2017；23(1)：13-17.［PMID：28216857］ケースシリーズ

4) Donovan JC, Shapiro RL, Shapiro P, et al. A review of scalp camouflaging agents and prostheses for individuals with hair loss. Dermatol Online J. 2012；18(8)：1.［PMID：22948051］レビュー

5) Nozawa K, Shimizu C, Kakimoto M, et al. Quantitative assessment of appearance changes and related distress in cancer patients. Psychooncology. 2013；22(9)：2140-7.［PMID：23436588］横断

6) 藤間勝子，野澤桂子．がん患者のアピアランス支援　外見と心に寄り添うケア（第 4 回）アピアランスケアのスキル　脱毛における頭髪への対応　ウィッグについての基礎知識．がん看護．2015；20(1)：79-82.

7) 飯野京子．副作用対策　脱毛．臨婦産．2015；69(12)：1131-35.

8) Park J, Kim DW, Park SK, et al. Role of hair prostheses（wigs）in patients with severe alopecia areata. Ann Dermatol. 2018；30(4)：505-7.［PMID：30065604］ケースシリーズ

9) Inui S, Inoue T, Itami S. Psychosocial impact of wigs or hairpieces on perceived quality of life level in female patients with alopecia areata. J Dermatol. 2013；40(3)：225-6.［PMID：23252418］横断

10) Inui S, Inoue T, Itami S. Effect of wigs on perceived quality of life level in androgenetic alopecia patients. J Dermatol. 2013；40(3)：223-5.［PMID：23216344］横断

11) 中島荘吉，中山雅史．21 世紀を迎えてのアンチエイジング—髪を美しく保つために　「かつら」と患者の心理 Q. O. L. を考える．日香粧品会誌．2002；26(1)：28-32.　ケースシリーズ

12) Montgomery K, White C, Thompson A. A mixed methods survey of social anxiety, anxiety, depression and wig use in alopecia. BMJ Open. 2017；7(4)：e015468.［PMID：28473521］ケースシリーズ

13) Wiggins S, Moore-Millar K, Thomson A. Can you pull it off? Appearance modifying behaviours adopted by wig users with alopecia in social interactions. Body Image. 2014；11(2)：156-66.［PMID：24582351］ケースシリーズ

14) Zannini L, Verderame F, Cucchiara G, et al. 'My wig has been my journey's companion'：perceived effects of an aesthetic care programme for Italian women suffering from chemotherapy-induced alopecia. Eur J Cancer Care (Engl). 2012；21(5)：650-60.［PMID：22339814］ケースシリーズ

15) Reis APA, Gradim CVC. Alopecia in breast cancer. J Nurs UFPE on line. 2018；12(2)：447-55.　ケースシリーズ

16) 川端博子，藤本菜月，山本直佳，他．がん治療の脱毛時に使用するウィッグに関する研究．日家政会誌．2017；68(2)：60-9.

17) Brunet J, Sabiston CM, Burke S. Surviving breast cancer：women's experiences with their changed bodies. Body Image. 2013；10(3)：344-51.［PMID：23490552］ケースシリーズ

18) Hansen HP. Hair loss induced by chemotherapy：an anthropological study of women, cancer and rehabilitation. Anthropol Med. 2007；14(1)：15-26.［PMID：26873797］ケースシリーズ

19) 澤田侑旗子．がん化学療法中の脱毛に対する患者の心理状態の変化　アギュララの危機問題解決モデルを用いて振り返る．三沢病医誌．2015；22(1)：40-3.　ケースシリーズ

20) 永崎智子．思春期にある児の identity と闘病意欲を支える看護　悪性疾患を抱える児の body image の変化から学んだこと．神奈川看教大事例研集．2000；23：44-8.　ケースシリーズ

21) Münstedt K, Manthey N, Sachsse S, et al. Changes in self-concept and body image during alopecia induced cancer chemotherapy. Support Care Cancer. 1997；5(2)：139-43.［PMID：9069615］ケースシリーズ

22) 小西玲奈，秋元典子．がん薬物療法に起因する脱毛が発現した成人男性患者の職場復帰時の感情・考え・対処．日がん看会誌．2016；30(1)：64-72.　ケースシリーズ

23) 濱田麻美子，大路貴子，福井玲子，他．がん化学療法により脱毛を経験した壮年期男性の思いと対処行動．神戸看大紀．2007；11：19-26　ケースシリーズ

24）Watanabe T, Yagata H, Saito M, et al. A multicenter survey of temporal changes in chemotherapy-induced hair loss in breast cancer patients. PLoS One. 2019；14（1）：e0208118.［PMID：30625139］　横断

25）野澤桂子，藤間勝子．がん治療に伴う外見変化と対処行動；男女別部位別罹患率に対応した 1,035 名の患者対象調査から．国立看研会誌．2020；16（1）：15-26．横断

26）山本直佳，川端博子，小柴朋子，他．医療用ウィッグの温熱特性．繊維製品消費科学．2016；57（8）：606-13．横断

乳房再建術後に使用が勧められる下着はあるか

ステートメント

乳房再建術後に使用する下着の着用時期や素材・機能性などについて，検証は行われていない。

背景・目的

乳房再建術後，下着の選択について悩む患者は少なくない。そこで，乳房再建術後に使用することが適切な下着について検討した（関連情報：総論 2.3）乳房切除術後の補正パッドや下着）。

解説

乳房再建術後は，再建方法や術後経過を踏まえた下着の着用が必要となるが，該当する研究はなかった。また，臨床においてもさまざまな視点からの意見があり，着用時期や下着の素材・機能性などについて，検証されておらず，現時点では統一された見解はなかった。

例えば，乳房再建術のプロセスで大胸筋下に組織拡張器を挿入する場合は，組織拡張器の上方移動を予防するための圧迫が必要となるが，バストバンドを用いるか否かや，1週間から1カ月程度の上肢挙上運動の制限を設けるかなど，その方法は医師によって異なる。また，自家組織移植による再建後早期では，再建乳房への圧迫を避けることが望ましいという考え方がある一方で，後療法として部分的にガーゼやスポンジで再建乳房を圧迫する場合もある。さらに，健側の乳房下垂の予防のために術後早期からの下着の着用が望ましいという考え方もある。シリコンインプラントの入れ替え後の下着については，再建乳房が揺れないよう適切に圧迫をすることを推奨する意見がある一方で，術前の下着で構わないという考え方もある。しかし，乳房再建に伴う感覚鈍麻によって，下着との擦れに気づきにくいときもあるため注意が必要である。

形成外科治療に関するガイドライン[1]~[3]においては，下着に関する記述はない。医療機関のホームページ[4]~[6]などでは，当該医療施設内の医療者による検討のもと，患者向けの情報が掲載されていると考えられる。

乳房再建は，患者一人ひとりの乳房の特徴を捉えて，医師の高度な技によって整容性を追究した手術が行われる。統一した術式やケアがない領域においては，個々の再建乳房の状況に応じて，術後の下着の選択や日常生活での留意点などの患者教育と，患者−医療者間のコミュニケーションがより重要である。

今後は，各施設による臨床対応の現状把握，臨床対応の差異を生じさせる要因，適切な下着に関する検証，患者の生活に及ぼす影響，患者の情報探索行動，看護師の相談対応の現状把握や検証などの研究を行うことが期待される。

●検索キーワード・参考にした二次資料●

PubMed・CINAHL で，（((("breast neoplasms/surgery" OR "mastectomy") OR "breast/surgery") OR "breast cancer") AND (((("brassiere" OR "bra") OR "undergarment") OR "underwear") OR "underclothing")) AND ("English"[Language] OR "Japanese"[Language]) AND 2015/1/1：2020/3/31[Date-Publication] の検索式を用い，2015 年 1 月〜2020 年 3 月の期間で，英語または日本語文献を検索した。

　医中誌 Web で，(((((乳房腫瘍/TH or 乳癌/AL)) or ((乳房切除術/TH or 乳房切除/AL))) and (((下着/TH or 下着/AL)) or (ブラジャー/AL)))) and (PT＝会議録除く) の検索式を用いて，1985 年 1 月〜2020 年 3 月の期間で検索した。J-STAGE にて，乳癌 and 下着の検索式を用い，2015〜2020 年の期間の文献を検索した。さらにハンドサーチでも関連文献を検索した。

参考文献

1) 日本形成外科学会，日本創傷外科学会，日本頭蓋顎顔面外科学会編．形成外科診療ガイドライン 7 体幹・四肢疾患．東京，金原出版，2015．ガイドライン

2) Mureau MAM；Breast Reconstruction Guideline Working Group. Dutch breast reconstruction guideline. J Plast Reconstr Aesthet Surg. 2018；71(3)：290-304.[PMID：29325808] ガイドライン

3) Lee BT, Agarwal JP, Ascherman JA, et al. Evidence-based clinical practice guideline：autologous breast reconstruction with DIEP or pedicled TRAM abdominal flaps. Plast Reconstr Surg. 2017；140(5)：651e-64e.[PMID：29068921] ガイドライン

4) 静岡県立静岡がんセンター．乳房再建術後の経過とケア．https://www.scchr.jp/book/乳房再建術後の経過とケア-2.html（2021 年 3 月 15 日閲覧）

5) Harcourt R, Jha B, Hazelden S. Going home after your breast reconstruction the latissimus dorsi flap. 2021 年 7 月 8 日更新．https://www.nnuh.nhs.uk/publication/download/going-home-after-your-breast-reconstruction-the-latissimus-dorsi-flap-33-0-6/(2021 年 3 月 15 日閲覧)

6) Harcourt R, Jha B, Hazelden S. Going home after your breast reconstruction the DIEP/SIEA flap. 2018 年 8 月 15 日更新．https://www.nnuh.nhs.uk/publication/download/going-home-after-your-breast-reconstruction-the-diep-siea-flap-v8/(2021 年 3 月 15 日閲覧)

がん治療に伴う外見変化に対する心理・社会的介入は，QOL の維持・向上等に勧められるか

> **推奨**　乳がんや頭頸部がんでは，患者本人の QOL や自尊感情の維持・向上のほか，抑うつ感や不安の低減，ボディイメージの改善などのために，治療に伴う外見変化に関する心理・社会的介入（化粧プログラム，カウンセリング，情報提供など）を行うことを弱く推奨する。　　〔推奨の強さ：2，エビデンスの強さ：C（弱），合意率：100%（17/17）〕

背景・目的

　がん治療に限らず，外見の問題は抑うつ感や社会活動の回避などさまざまな心理・社会的問題を生じさせる[1]。そのため，外見変化に対する支援ニーズは高く，さまざまな支援が実際に行われているが，支援方法が標準化されていない，組織的な取り組みが少ないなどの問題点も指摘されている[2]。そこで，がん治療に伴う外見変化に対する心理・社会的介入は，QOL や自尊感情の維持・向上，抑うつ感や不安の低減，ボディイメージの改善などに有用かを検討した。

　なお，患者のなかには外見変化によって深刻な心理・社会的問題を抱え，認知行動療法（cognitive behavioral therapy；CBT）などの治療的な心理的介入が必要となる者もいる。このような介入の効果については，本 CQ とは別の検討が必要である。

解説

　化学療法や放射線療法などによる髪や眉毛・睫毛の脱毛，手術による組織の除去や瘢痕など，がん治療はさまざまな外見の変化をもたらす。Nozawa らによれば，がん患者の 8 割が治療による外見変化を気にしているだけでなく，一般的な身体症状のなかでも，苦痛を強く感じている[3]。そのため，日常生活にも大きな影響を及ぼし[4]，ボディイメージや自尊感情の低下，社会回避など，心理・社会的問題を生じさせたり，治療を中断する事例もある[5]。

　外見変化に対する支援ニーズは高く，がん専門病院にアピアランス支援センターが設置されるなど専門的ケアが期待されている[2]。

1）対象および介入手段による検討

　心理・社会的介入方法は多様であるが，得られた文献からは，「乳がん患者への心理的介入」「頭頸部がん患者への心理的介入」「乳がん患者への美容的介入」「頭頸部がん患者への美容的介入」の 4 つの介入が分類できた。最終セッションにおける介入群と非介入群のアウトカムの差によって，それぞれの介入ごとに効果を検討した。

（1）乳がん患者への心理的介入

　ランダム化比較試験（RCT）2 編[6,7]が抽出された。心理的介入として，乳房全切除術を受けた患者に対して，動機づけに焦点を当てたカウンセリングにより，ボディイメージや性的障害の改善を図ったもの[6]と，乳腺や腫瘍切除術を受けた患者に対して集団療法によるイメージ訓練とボディイメージや性的機能についての情報提供を実施し，ボディイメージの改善や QOL の向上を図ったもの[7]である。

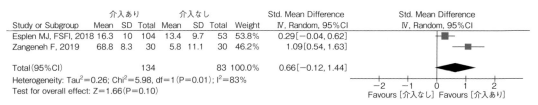

図1　メタアナリシス：性的機能や満足度に関する QOL について

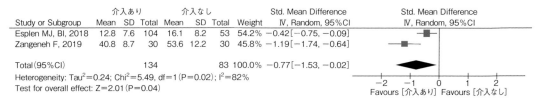

図2　メタアナリシス：ボディイメージについて

①QOL について

　QOL については，性的機能や満足度についての検討が両研究で行われていた。メタアナリシスの結果，介入による性的側面での QOL の向上傾向がみられた（SMD 0.66，95％CI −0.12−−1.44）。

　Functional assessment of cancer therapy（FACT）を指標とした一般的な QOL については，全体指標では介入の効果はみられないものの，乳がん関連サブスケールで介入によるQOLの向上がみられている（SMD 0.44，95％CI 0.10-0.78）[7]。

②ボディイメージについて

　一般的なボディイメージ指標についてのメタアナリシスの結果，ボディイメージについては有意な向上がみられた（SMD −0.77，95％CI −1.53−−0.02：尺度は低い値ほど良好なボディイメージを示す）。

　The body image after breast cancer questionnaire（BIBCQ）による測定では，2 つのサブスケールともに介入によるボディイメージの改善が示されている（スティグマで SMD −0.42，95％CI −0.80−−0.09，脆弱性で SMD −0.47，95％CI −0.80−−0.14）[7]。

（2）頭頸部がん患者への心理的介入

　RCT 1 編[8]，非 RCT 2 編[9][10]が得られた。頭頸部がん患者への心理的介入では，抑うつ感や不安，嚥下や発話等の患者が抱える問題の一つとして外見の変化を捉え，それらへ対処するための介入がなされていた。心理教育的冊子を用いた心理的介入[8]，冊子や DVD，双方向コンピュータブースなどの複合手段を用いた心理的介入[9]，CBT をベースにした心理的介入[10]が行われた。

①QOL について

　QOL（UWQOL）については，有意な向上はみられなかった（SMD 0.22，95％CI −0.34-0.79）[10]。

②抑うつ・不安等について

　冊子による心理的介入を行った RCT では，状態-特性不安尺度（STAI）で測定し，状態不安で有意差はみられなかったが，特性不安では有意な低減がみられている（状態不安で SMD −0.55，95％CI −1.46-0.36，特性不安で SMD −0.79，95％CI −1.76-0.13）[8]。

　複合手段による介入と CBT ベースの介入では hospital and depression scale（HADS）を指標とし，抑うつ感の低減（SMD −0.34，95％CI −0.34−−0.02）[9][10]と不安感の低減（SMD −0.41，95％

CI −0.74−−0.09)[9)10)]がみられた。社会的障害尺度では，CBT をベースにした心理的介入による有意な改善が報告されている（SMD −0.57, 95%CI −1.13−−0.00)[10)]。

ただし，これらの研究は外見の変化のみを対象とした心理的介入ではないので，非直接性の問題がある。

（3）乳がん患者への美容的介入

RCT 1 編[11)]と非 RCT 1 編[12)]が得られた。いずれも，乳がん治療によるネガティブなボディイメージや女性性の喪失感などの向上・改善を目的として，メイクの指導だけでなく，美容専門家によるスキンケア，フェイシャルマッサージ，ボディマッサージ，マニキュアやペディキュアなど多様な指導が美容的介入として行われた[11)12)]。

①QOL について

欠落も多くエビデンスレベルは低いが，性的満足度に関する QOL の改善が報告されている（SMD 0.43, 95%CI −0.08-0.94)[12)]。

②ボディイメージについて

RCT では，ボディイメージの改善（SMD 0.38, 95%CI −0.01-0.77）がみられた[11)]。

③抑うつ・不安等について

いずれの研究でも，抑うつ感の低減（SMD −0.39, 95%CI −0.78-0.00)[11)]（SMD 0.20, 95%CI −0.71-0.30)[12)]や，不安感の低減（SMD −0.34, 95%CI −0.73-0.06）がみられた[11)]。自尊感情については介入の効果はみられなかった（SMD 0.01, 95%CI −0.49-0.52)[12)]。

ただし，外見の変化とは関係のない美容指導も行われていることに注意が必要である。

（4）頭頸部がん患者への美容的介入

RCT 1 編[13)]が抽出された。瘢痕や肌の状態に問題のある頭頸部がんの女性患者に対する美容的介入として肌の状態を目立たなくさせるカモフラージュメイクを指導する介入が行われた。その際，外見の影響や化粧の使用による効果についての一般的な情報提供も行われている。外見変化の程度が介入群で小さいといったバイアスリスクの問題があった。

①ボディイメージについて

ボディイメージの向上（SMD −2.55, 95%CI −3.03−−2.07）がみられているが，介入前のボディイメージに大きな問題がなかった点に留意が必要である。

②抑うつ・不安等について

抑うつ感の低減（SMD −0.82, 95%CI −1.26−−0.34）がみられ，社会的不安では比較的大きな低減が示された（社会参加への恐怖で SMD −2.39, 95%CI −2.87−−1.91, 社会参加の回避で SMD −1.96, 95%CI −2.43−−1.48）。自尊感情については介入の効果はみられなかった（SMD 0.20, 95%CI −0.28-0.68）。

2）まとめ

以上のように，外見変化に対する心理・社会的介入は QOL の維持・向上等に有用である可能性があり，害について言及した研究もなかった。しかし，分析対象となった研究数は少なく，対象が日本人ではないという非直接性の問題，介入対象者は外見の問題に介入を受けていることに気づいているといったバイアスリスクの問題がある。また，介入技法や評価指標の選択基準についても明確ではないことから，エビデンスの強さは「C（弱）」とした。

外見変化の心理・社会的問題への影響力には個人差があり，どのような心理・社会的介入を行うかは，介入の目的やがんの特性などを検討して決定する必要がある。しかし，現時点ではその選択

基準や技法も明確ではないため、「行うことを弱く推奨する」とした。

推奨決定会議の投票では、「行うことを弱く推奨する」が 100％（17/17）であった。

3）今後の課題

外見に大きな問題がなくても社会回避をする患者もいれば、外見上の問題を抱えても良好な社会参加をする患者もいる。外見の問題は社会との関係のなかで生じる問題であり[14]、さらに患者の性別や年齢などの影響を受ける[15]。外見変化の症状の大きさだけでなく、外見変化の捉え方も影響する。外見に顕著な変化を伴った頭頸部がん患者の社会参加について、鈴木・松井は社会参加が良好な患者では外見変化について肯定的な受け止め方をしていることを報告している[16]。再発リスクや機能障害の大きさなどのがんの特性も含め、さまざまな要因が交絡したものとして外見の変化による心理・社会的問題が生じる。さまざまな介入方法があるが、問題に関連した要因を明確にし、そこに焦点を当てた介入方法を選択して効果を評価する必要がある。また、評価指標も多様であり、指標の選択基準の明確化も必要であろう。

今回の検討では、治療前や手術直後といった比較的早い段階での介入が多かったが、時間の経過によってがんの再発の不安や死の恐怖が遠ざかった後に、外見変化の問題に患者が直面することもある[17][18]。介入時期の検討も必要であろう。

●検索キーワード・参考にした二次資料●

PubMed で、"Body Image"、"Image"、"appearance"、"visible"、"cosmetic*"、"camouflage"、"make-up"、"disfigurement"、"Sociological Factors"、"Quality of Life"、"psycho-social"、"survivors/psychology"、"Neoplasms"、"cancer"、"neoplasms/psychology" のキーワードで検索した。CINAHL・PsycINFO・医中誌 Web・J-STAGE でも同等のキーワードで検索した。検索期間は 2015 年 4 月 1 日〜2020 年 3 月 31 日とし、807 件がヒットした。一次スクリーニングで 34 編の論文が抽出され、二次スクリーニングで内容が適切でないと判断した論文を除外し、RCT 2 編[6][7]を得た。

本 CQ とは別項目としてメイクアップや補正具の使用効果の検討を予定して、PubMed で、"head and neck neoplasms/surgery"、"breast neoplasms/surgery"、"cancer"、"postoperative"、"Prostheses and Implants"、"cosmetics"、"Cosmetic Techniques"、"Body Image"、"camouflage" のキーワードで検索した。検索サイトおよび検索期間は同上である。676 件がヒットした。一次スクリーニングで 16 編の論文が抽出され、二次スクリーニングで内容が適切でないと判断した論文を除外し、RCT 1 編[13]を得た。

得られた論文数が少なかったため、合議の結果、両者を統合して一つの CQ として扱うこととした。「がん患者に対するアピアランスケアの手引き 2016 年版」の同クエスチョンの参考文献、ハンドサーチでの関連文献の検索の結果を加え、RCT 5 編[6]〜[8][11][13]、非 RCT 介入 3 編[9][10][12]の計 8 編をもとに、定性的・定量的システマティックレビューを行った。

参考文献

1) ニコラ・ラムゼイ，ダイアナ・ハーコート著（原田輝一，真覚 健 訳）．アピアランス〈外見〉の心理学．東京，福村出版，2017.
2) 飯野京子，長岡波子，野澤桂子，他．がん治療を受ける患者に対する看護師のアピアランス支援の実態と課題および研修への要望．Palliat Care Res. 2019；14(2)：127-38.
3) Nozawa K, Shimizu C, Kakimoto M, et al. Quantitative assessment of appearance changes and related distress in cancer patients. Psychooncology. 2013；22(9)：2140-7.[PMID：23436588] 横断
4) 森 恵子，三原典子，宮下茉記，他．がん化学療法に伴う脱毛体験が患者の日常生活へ及ぼす影響．JNI. 2013；11(1-2)：14-23. ケースシリーズ
5) 山口昌子，小松浩子．がん化学療法を受けた患者の外見の変化とそれに伴う心理的苦痛の実態 システマティックレビュー．日がん看会誌．2018；32：170-9. SR（メタ）

6）Zangeneh F, Masoumi Z, Shayan A, et al. The effect of motivational interviewing-based counseling on women's sexual satisfaction and body image. Evid Based Care J. 2019；9（3）：58-62. ランダム

7）Esplen MJ, Wong J, Warner E, et al. Restoring body image after cancer（ReBIC）：results of a randomized controlled trial. J Clin Oncol. 2018；36（8）：749-56.［PMID：29356610］ ランダム

8）Katz MR, Irish JC, Devins GM. Development and pilot testing of a psychoeducational intervention for oral cancer patients. Psychooncology. 2004；13（9）：642-53.［PMID：15334532］ ランダム

9）D'Souza V, Blouin E, Zeitouni A, et al. An investigation of the effect of tailored information on symptoms of anxiety and depression in Head and Neck cancer patients. Oral Oncol. 2013；49（5）：431-7.［PMID：23295073］ 非ランダム

10）Semple CJ, Dunwoody L, Kernohan WG, et al. Development and evaluation of a problem-focused psychosocial intervention for patients with head and neck cancer. Support Care Cancer. 2009；17（4）：379-88.［PMID：18626666］ 非ランダム

11）Quintard B, Lakdja F. Assessing the effect of beauty treatments on psychological distress, body image, and coping：a longitudinal study of patients undergoing surgical procedures for breast cancer. Psychooncology. 2008；17（10）：1032-8.［PMID：18322903］ ランダム

12）Park HY, Kim JH, Choi S, et al. Psychological effects of a cosmetic education programme in patients with breast cancer. Eur J Cancer Care（Engl）. 2015；24（4）：493-502.［PMID：25651297］ 非ランダム

13）Chen SC, Huang BS, Lin CY, et al. Psychosocial effects of a skin camouflage program in female survivors with head and neck cancer：A randomized controlled trial. Psychooncology. 2017；26（9）：1376-83.［PMID：27859893］ ランダム

14）野澤桂子. 医療者が行うがん患者の外見支援の意義. 日皮免疫アレルギー会誌. 2018；1（1）：46-53.

15）Nozawa K, Tomita M, Takahashi E, et al. Distress from changes in physical appearance and support through information provision in male cancer patients. Jpn J Clin Oncol. 2017；47（8）：720-7.［PMID：28595360］ 横断

16）鈴木浩美，松井和子. 手術によって容貌が変容した頭頸部がん患者の社会参加とその関連要因. がん看護. 2002；7（2）：161-5. ケースコントロール

17）Ellis MA, Sterba KR, Brennan EA, et al. A systematic review of patient-reported outcome measures assessing body image disturbance in patients with head and neck cancer. Otolaryngol Head Neck Surg. 2019；160（6）：941-54.［PMID：30744514］ SR（メタ）

18）Furness P, Garrud P, Faulder A, et al. Coming to terms：a grounded theory of adaptation to facial surgery in adulthood. J Health Psychol. 2006；11（3）：453-66.［PMID：16774898］ ケースシリーズ

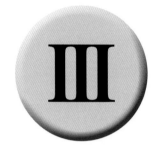

参考資料

1．分子標的療法による皮膚症状の治療選択

1）ざ瘡様皮疹・皮膚乾燥・爪囲炎

<予防>
- テトラサイクリン系抗菌薬(投与6〜8週間) CQ17，推奨の強さ：2，エビデンスの強さ：B(中) 薬品分類：a
  ※エビデンスがあるのはざ瘡様皮疹のみ
- 保湿薬 BQ12 薬品分類：d

| ざ瘡様皮疹 | 皮膚乾燥 | 爪囲炎 |

ざ瘡様皮疹

<治療>
外用薬
- 保湿薬 BQ12
- ステロイド薬 BQ13 薬品分類：c
- 抗菌薬 BQ14 薬品分類：e
- アダパレン FQ15 薬品分類：f
- 過酸化ベンゾイル FQ16 薬品分類：f

内服薬
- テトラサイクリン系抗菌薬
  (予防投与中であれば継続・投与終了後なら再開)
  CQ17，推奨の強さ：2，
  エビデンスの強さ：B(中)
- マクロライド系抗菌薬 FQ18 薬品分類：a

皮膚乾燥

<治療>
外用薬
- 保湿薬 BQ20 薬品分類：d
- ステロイド薬 BQ21 薬品分類：c
  (瘙痒，皮膚炎を伴う場合)
  ステロイド含有テープ(亀裂部)
  薬品分類：g

内服薬
- 抗ヒスタミン薬 BQ22 薬品分類：b
  (瘙痒を伴う場合)

爪囲炎

<治療>
洗浄・保護

発赤・腫脹

外用薬
- ステロイド薬
  BQ26
  薬品分類：c

皮膚科的処置
- テーピング法

内服薬
- テトラサイクリン系
  抗菌薬

肉芽形成・疼痛

外用薬
- ステロイド薬
  BQ26
  薬品分類：c

皮膚科的処置：BQ26
- 凍結療法
- 硝酸銀法
- モーズペースト
- 爪切り
- テーピング法
- フェノール法

内服薬
- テトラサイクリン系
  抗菌薬

二次感染

内服薬・外用薬
- 抗菌薬

外用薬
- ステロイド薬中止

＊ステロイド外用薬は外用部位，臨床症状により外用ランクを検討する。
＊Grade3などに重症化した場合，抗がん薬を休薬したうえで対症療法を実施し，Grade2以下に回復した後に投与再開する。
　必要に応じて抗がん薬の減量を考慮する。重症化しないように早期の薬剤マネジメントが重要である。
＊ざ瘡様皮疹が悪化し，頭部に膿疱・痂皮を形成した場合の処置も検討されている（分子標的療法総論を参照）。

2）手足症候群

<予防>
- 保湿薬 CQ23，推奨の強さ：2，エビデンスの強さ：C(弱) 薬品分類：d

手足症候群

<治療>　浮腫性紅斑・角質増殖

外用薬
- 保湿薬 CQ23，推奨の強さ：2，エビデンスの強さ：C(弱)　薬品分類：d
- ステロイド薬(very strong-strongest) FQ24(悪化防止目的の使用は考慮してもよい) 薬品分類：c

創傷被覆材
- 高すべり性スキンケアパッド FQ25 薬品分類：h

角質剥離・水疱
びらん・出血　　**重症化**

内服薬
- テトラサイクリン系抗菌薬
- ステロイド薬(プレドニゾロン10mg/日程度)

二次感染

内服薬・外用薬
- 抗菌薬

＊ステロイド外用薬は外用部位，臨床症状により外用ランクを検討する。
＊Grade3などに重症化した場合，抗がん薬を休薬したうえで対症療法を実施し，Grade2以下に回復した後に投与再開する。
　必要に応じて抗がん薬の減量を考慮する。重症化しないように早期の薬剤マネジメントが重要である。

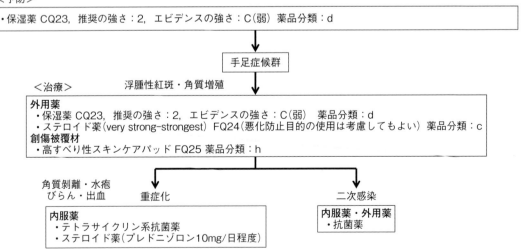

薬品分類対応表

薬品分類	剤形	薬効分類	一般名	処方例	
a	内服	テトラサイクリン系抗菌薬	ミノサイクリン塩酸塩	ミノマイシン錠 50 mg　2 錠　分 2[注]	
				ミノマイシンカプセル 100 mg　1 Cap　分 1[注]	
			ドキシサイクリン塩酸塩	ビブラマイシン錠 100 mg　1 錠　分 1[注]	
			テトラサイクリン塩酸塩	アクロマイシンカプセル 250 mg　2 Cap　分 2[注]	
		マクロライド系抗菌薬	ロキシスロマイシン	ルリッド錠 150 mg　1 錠　分 1[注]	
b		抗ヒスタミン薬			
		第 1 世代	d-クロルフェニラミンマレイン酸塩	ポララミン錠 2 mg　2 錠　分 2	
			ヒドロキシジン塩酸塩	アタラックス-P カプセル 25 mg　2 Cap　分 2	
		第 2 世代	ロタラジン	クラリチン錠 10 mg　1 錠　分 1	
			セチリジン塩酸塩	ジルテック錠 10 mg　1 錠　分 1	
			フェキソフェナジン塩酸塩	アレグラ錠 60 mg　2 錠　分 2	
			ビラスチン	ビラノア錠 20 mg　1 錠　分 1	
c	外用	ステロイド薬			
		Strongest	クロベタゾールプロピオン酸エステル	デルモベート軟膏 0.05%	塗布 1 日 2 回
			ジフロラゾン酢酸エステル	ダイアコート軟膏 0.05%	
		Very Strong	ジフルプレドナート	マイザー軟膏 0.05%	塗布 1 日 2 回
			ベタメタゾン酪酸エステルプロピオン酸エステル	アンテベートクリーム 0.05%	
			酪酸プロピオン酸ヒドロコルチゾン	パンデルローション 0.1%	
		Strong	ベタメタゾン吉草酸エステル	リンデロン-V 軟膏 0.12%	塗布 1 日 2 回
			デキサメタゾンプロピオン酸エステル	メサデルムクリーム 0.1%	
			デプロドンプロピオン酸エステル	エクラーローション 0.3%	
		Mild	アルクロメタゾンプロピオン酸エステル	アルメタ軟膏	塗布 1 日 2 回
			ヒドロコルチゾン酪酸エステル	ロコイドクリーム 0.1%	
		Weak	プレドニゾロン	プレドニゾロンクリーム 0.5%	塗布 1 日 2 回
d	外用	保湿薬	ヘパリン類似物質	ヒルドイドソフト軟膏 0.3%	塗布 1 日 2 回 適宜追加
				ヒルドイドクリーム 0.3%	
				ヒルドイドローション 0.3%	
			尿素	ケラチナミンコーワクリーム 20%	
				ウレパールクリーム 10%	
			白色ワセリン	プロペト	塗布 1 日 2 回
e	外用	抗菌薬	クリンダマイシンリン酸エステル	ダラシン T ゲル 1%	塗布 1 日 2 回
			ナジフロキサシン	アクアチムクリーム 1%	
f	外用	ざ瘡治療薬	アダパレン	ディフェリンゲル 0.1%	塗布 1 日 1 回
			過酸化ベンゾイル	ベピオゲル 2.5%	
g	外用	ステロイド薬	フルドロキシコルチド	ドレニゾンテープ	貼付 1 日 1 回
h	外用	創傷被覆材	高すべり性スキンケアパッド	リモイスパッド	貼付

[注] 予防内服時における処方例。症状増悪時には通常用量に適宜増量することを推奨する。

2.　放射線皮膚炎の治療選択

皮膚炎の重症度と推奨される処置方法のエビデンス

CTCAE v5.0 10061103　Dermatitis radiation （放射線性皮膚炎）		わずかな 紅斑や 乾性落屑	中等度から高度の 紅斑；まだらな湿 性落屑。ただしほと んどが襞や皺に限 局している；中等 度の浮腫	襞や皺以外の部 位の湿性落屑； 軽度の外傷や擦 過により出血す る	生命を脅かす；皮膚 全層の壊死や潰瘍； 病変部より自然に出 血する；皮膚移植を 要する
		Gr.1	Gr.2	Gr.3	Gr.4
【CQ28】 　保湿処置		△	○	○	◎
【CQ29】 ステロイド外用薬	総線量 50〜60 Gy	○	○	○	
	総線量 60 Gy<	▲	○		
放射線治療		継続	継続	全身状態をみて 継続	休止
				皮膚科との連携	

◎：基本的な処置として必須である

○：恩恵があるとする報告がある

△：適切な処置と考えられるがエビデンスが乏しい

▲：エビデンスが乏しく，適切な処置か不明である

放射線皮膚炎の grade については放射線皮膚炎グレーディングアトラスを参照（文献）
https://www.ncc.go.jp/jp/ncce/clinic/radiation_oncology/radiation_oncology_01.pdf

参考文献

Zenda S, Ota Y, Tachibana H, et al. A prospective picture collection study for a grading atlas of radiation dermatitis for clinical trials in head-and-neck cancer patients. J Radiat Res. 2016; 57(3): 301-6.

3. CTCAE

＊有害事象共通用語規準 v5.0 日本語訳 JCOG 版より抜粋

CTCAE v5.0 Term	Grade 1	Grade 2	Grade 3	Grade 4	Grade 5	用語の定義(注)
脱毛症 (Alopecia)	遠くからではわからないが近くで見るとわかる 50% 未満の脱毛；脱毛を隠すために，かつらやヘアピースは必要ないが，通常と異なる髪形が必要となる	他人にも容易にわかる 50% 以上の脱毛；患者が脱毛を完全に隠したいと望めば，かつらやヘアピースが必要；社会心理学的な影響を伴う	—	—	—	年齢，部位に相応の量よりも毛髪が減少
爪変色 (Nail discoloration)	症状がない；臨床所見または検査所見のみ	—	—	—	—	爪の変色
爪脱落 (Nail loss)	症状のない爪の剥離または爪の脱落	爪の剥離または爪の脱落による症状；身の回り以外の日常生活動作の制限	—	—	—	爪のすべてまたは一部の脱落
爪線状隆起 (Nail ridging)	症状がない；臨床所見または検査所見のみ；治療を要さない	—	—	—	—	垂直方向または水平方向の爪の隆起
皮膚色素過剰 (Skin hyperpigmentation)	体表面積の ≤10% を占める色素沈着；社会心理学的な影響はない	体表面積の >10% を占める色素沈着；社会心理学的な影響を伴う	—	—	—	メラニンの過剰による皮膚色素沈着
手掌・足底発赤知覚不全症候群 (Palmar-planter erythrodysesthenia syndrome)	疼痛を伴わない軽微な皮膚の変化または皮膚炎(例：紅斑，浮腫，角質増殖症)	疼痛を伴う皮膚の変化(例：角層剥離，水疱，出血，亀裂，浮腫，角質増殖症)；身の回り以外の日常生活動作の制限	疼痛を伴う高度の皮膚の変化(例：角層剥離，水疱，出血，亀裂，浮腫，角質増殖症)；身の回りの日常生活動作の制限	—	—	手掌や足底の，発赤，著しい不快感，腫脹，うずき手足症候群としても知られている
顔面浮腫 (Edema face)	顔面に限局する浮腫	顔面に限局する中等度の浮腫；身の回り以外の日常生活動作の制限	高度の腫脹；身の回りの日常生活動作の制限	—	—	顔面組織への過剰な水分貯留による腫脹
四肢浮腫 (Edema limbs)	四肢間の差が最も大きく見える部分で，体積または周長の差が 5-10%；腫脹または四肢の解剖学的構造が不明瞭になっていることが注意深い診察でわかる	四肢間の差が最も大きく見える部分で，体積または周長の差が >10-30%；腫脹または四肢の解剖学的構造が不明瞭になっていることが診察で容易にわかる；皮膚の皺の消失；解剖学的な輪郭の異常が容易にわかる；身の回り以外の日常生活動作の制限	四肢間の体積の差が >30%；解剖学的な輪郭の異常が著明である；身の回りの日常生活動作の制限	—	—	上肢または下肢への過剰な水分貯留による腫脹

Ⅲ 参考資料

CTCAE v5.0 Term	Grade 1	Grade 2	Grade 3	Grade 4	Grade 5	用語の定義(注)
ざ瘡様皮疹 (Rash acneiform)	体表面積の<10%を占める紅色丘疹および/または膿疱で、そう痒や圧痛の有無は問わない	体表面積の10-30%を占める紅色丘疹および/または膿疱で、そう痒や圧痛の有無は問わない；社会心理学的な影響を伴う；身の回り以外の日常生活動作の制限；体表面積の>30%を占める紅色丘疹および/または膿疱で、軽度の症状の有無は問わない	体表面積の>30%を占める紅色丘疹および/または膿疱で、中等度または高度の症状を伴う；身の回りの日常生活動作の制限；経口抗菌薬を要する局所の重複感染	生命を脅かす；紅色丘疹および/または膿疱が体表のどの程度の面積を占めるかによらず、そう痒や圧痛の有無も問わないが、抗菌薬の静脈内投与を要する広範囲の局所の二次感染を伴う	死亡	典型的には顔面，頭皮，胸部上部，背部に出現する紅色丘疹および膿疱
皮膚乾燥 (Dry skin)	体表面積の<10%を占め、紅斑やそう痒は伴わない	体表面積の10-30%を占め、紅斑またはそう痒を伴う；身の回り以外の日常生活動作の制限	体表面積の>30%を占め、そう痒を伴う；身の回りの日常生活動作の制限	—	—	鱗屑を伴った汚い皮膚；毛孔は正常だが，紙のように薄い質感の皮膚
そう痒症 (Pruritus)	軽度または限局性；局所的治療を要する	広範囲かつ間欠性；掻破による皮膚の変化(例：浮腫，丘疹形成，擦過，苔癬化，滲出/痂皮)；内服治療を要する；身の回り以外の日常生活動作の制限	広範囲かつ常時；身の回りの日常生活動作や睡眠の制限；副腎皮質ステロイドの全身投与または免疫抑制療法を要する	—	—	強いそう痒感
爪囲炎 (Paronychia)	爪襞の浮腫や紅斑；角質の剝脱	局所的治療を要する；内服治療を要する(例：抗菌薬/抗真菌薬/抗ウイルス薬)；疼痛を伴う爪襞の浮腫や紅斑；滲出液や爪の分離を伴う；身の回り以外の日常生活動作の制限	外科的処置を要する；抗菌薬の静脈内投与を要する；身の回りの日常生活動作の制限	—	—	爪周囲の軟部組織の感染
多毛症 (Hypertrichosis)	体毛の長さ，太さ，密度の増加で，定期的なシェービングや脱毛で隠すことができる，または何らかの脱毛処理を行うほどではない	少なくとも通常露出する身体の部位(顔のあごひげ，口ひげ，腕に限らない)の体毛の長さ，太さ，密度の増加で，隠すために頻回のシェービングや永久脱毛が必要；社会心理学的な影響を伴う	—	—	—	年齢や人種別に通常受け入れられる限度を超えた，身体のある部位の体毛の密度または長さ
皮膚疼痛 (Pain of skin)	軽度の疼痛	中等度の疼痛；身の回り以外の日常生活動作の制限	高度の疼痛；身の回りの日常生活動作の制限	—	—	皮膚の著しく不快な感覚
皮膚および皮下組織障害，その他(具体的に記載) (Skin and Subcutaneous tissue Disorders-Other, specify)	症状がない，または軽度の症状；臨床所見または検査所見のみ；治療を要さない	中等症；最小限/局所的/非侵襲的治療を要する；年齢相応の身の回り以外の日常生活動作の制限	重症または医学的に重大であるが，ただちに生命を脅かすものではない；入院または入院期間の延長を要する；身の回りの日常生活動作の制限	生命を脅かす；緊急処置を要する	死亡	

和文索引

欧文索引

がん治療における
アピアランスケアガイドライン 2021 年版

2016年8月1日　　第1版（2016 年版）発行
2021年10月20日　　第2版（2021 年版）第1刷発行
2023年9月5日　　　　　　　　　第3刷発行

編　集　　一般社団法人　日本がんサポーティブケア学会

発行者　　福村　直樹

発行所　　金原出版株式会社

　　　　　〒113-0034 東京都文京区湯島 2-31-14

　　　　　電話　編集　（03）3811-7162
　　　　　　　　営業　（03）3811-7184

　　　　　FAX　　　　（03）3813-0288

　　　　　振替口座　00120-4-151494

　　　　　http://www.kanehara-shuppan.co.jp/

©JASCC, 2016, 2021

検印省略

Printed in Japan

ISBN 978-4-307-70241-6　　　　　　　　印刷・製本／三報社印刷㈱

WEB アンケートにご協力ください

読者アンケート（所要時間約3分）にご協力いただいた方の中から
抽選で毎月 10 名の方に図書カード 1,000 円分を贈呈いたします。
アンケート回答はこちらから ➡

https://forms.gle/U6Pa7JzJGfrvaDof8